PROF. DR. FREERK BAUMANN

Unter Mitarbeit von Elisa Zavatta,
Jane Kersten, Siam Schoofs

Und jetzt aufs

LAND

Wie die Natur unsere Gesundheit fördert

lübbe*life*

Dieser Titel ist auch als Hörbuch und E-Book erschienen.

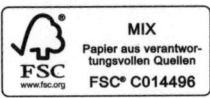

Originalausgabe

Vermittelt durch die Agentur Stefan Linde

Copyright © 2021 by Bastei Lübbe AG, Köln

Textredaktion: Burkard Miltenberger, Berlin
Umschlaggestaltung: ·Guter Punkt, München | www.guter-punkt.de
Einband-/Umschlagmotiv: © rclassenlayouts/iStock/Getty Images Plus
Satz: two-up, Düsseldorf
Gesetzt aus der Chaparral
Druck und Einband: GGP Media GmbH, Pößneck

Printed in Germany
ISBN 978-3-43107033-0

1 3 5 4 2

Sie finden uns im Internet unter luebbe-life.de
Bitte beachten Sie auch: lesejury.de

Inhalt

Einleitung

Über die ewige Frage: Was ist eigentlich besser? Das Leben auf dem Lande oder das Leben in der Stadt? Und, ist die Frage überhaupt berechtigt?

Schon seit vielen Jahren messen sich Autoren, Blogger, Wissenschaftler und Kreative der schreibenden Zunft im Wettstreit, was denn nun eigentlich besser sei: das Leben in der Stadt oder das Leben auf dem Lande. Als bekennendes Landei bin ich natürlich nicht ganz unparteiisch, aber ich durfte in meinem Leben beides kennenlernen. Eine allgemeingültige Antwort auf die Frage, was denn nun vorteilhafter ist, werden Sie in diesem Buch trotzdem nicht finden. Zu verschieden sind unsere Vorstellungen eines idealen Lebensplanes. Zu verschieden unsere Herkunft, unsere Prägung und unsere Interessen und Vorlieben. Vielleicht sollte die Frage vielmehr lauten, wie wir uns alle ein Stück Landleben sichern und es verinnerlichen können. Auch ein Stadtmensch, der sein geliebtes Viertel nicht verlassen möchte, hat die Möglichkeit, für sich ein wenig Landleben zu schaffen.

Wenn ich an die Vorteile der Stadt denke, dann an den Kultur- und Versorgungsreichtum, die beruflichen Möglichkeiten, aber auch an Autoabgase, Wohnungsnot und Parkplatzsuche. Oft argumentiert der Städter mit dem barrierearmen Zugang zu kulturellen und kulinarischen Angeboten wie Restaurants, Theatern, Kinos, Kneipen und vielem mehr. Der Landmensch punktet dagegen mit Natur und Garten, Freiraum und Freiheit sowie großem und günstigem Wohnraum. Dem stehen argumentativ wiederum schlechtere berufliche Perspektiven, der Landarztmangel sowie die Überalterung, die digitale Wüste und Mobilitätsprobleme gegenüber.

Im Jahr 2021 stellt sich die Frage, ob die genannten Argumente weiterhin zutreffen oder ob sich diese womöglich im Angesicht der Corona-Krise wandeln. Doch nicht nur COVID-19 sorgt für ein wachsendes Umdenken, sondern auch eine andere Krise, der vor dem Hintergrund der Pandemie derzeit nicht die Beachtung geschenkt wird, die sie verdient hätte: der Klimawandel. Nicht wenige Soziologen und Psychologen sehen eine Zeit des Umbruchs heraufziehen, die unsere Gesellschaft fundamental verändern wird. Krisen bedeuten in der Regel auch Chancen, unsere Lebensweise zu hinterfragen, unser Handeln anders auszurichten und insgesamt neue Prioritäten zu setzen. Die derzeit zu beobachtenden Dynamiken lassen den Rückschluss zu, dass das Landleben an Attraktivität gewinnt.

Ein Freund von mir arbeitet in einem Baumarkt und berichtete, dass der Lockdown bei ihm zu einem wahren Massenansturm geführt habe. Der Handelsverband Heimwerken, Bau und Garten (BHB) berichtet für 2020 von einer Umsatzsteigerung von etwa fünfzehn Prozent gegenüber dem Vorjahr. Es gab nicht nur Engpässe in der Klopapierlieferung, sondern auch bei Bauholz, Farben und Werkzeugen. Sicherlich trugen die fehlenden Reisemöglichkeiten zu dem Heimwerkerboom bei, aber insbesondere die steigende Wertschätzung für das eigene Zuhause. Es scheint, dass die in den letzten Jahrzehnten erwachsene, durch Landleben-Hochglanzliteratur und Rosamunde-Pilcher-Film-Infiltration befeuerte romantische Sehnsucht nun zumindest teilweise in eine Fakten schaffende, und hoffentlich nachhaltige gesellschaftliche Bewegung übergeht. Es reicht scheinbar nicht mehr, nur vom Landleben zu träumen, jetzt wird angepackt!

Fragt man das bekennende Landei, dann gibt es zahlreiche positive Aspekte des Landlebens: Die Bewegung in der Natur, der Aufenthalt im Wald, das Essen aus dem eigenen Gemüsegarten, das soziale Miteinander haben gesundheitliche Effekte, die inzwischen wissenschaftlich nachweisbar sind. Zudem bedeutet das Leben auf dem Lande weniger Lärm, bessere Luft und weniger Stress. Die Natur hilft uns zu entspannen, zu entschleunigen. Aktuelle Studien zeigen beispielsweise, dass der Wald positive Effekte auf unser Immunsystem hat. Die medizinische Rehabilitation wird von jeher in ländlichen Regionen umgesetzt, dort, wo ein besonderes Reizklima vorherrscht. Studien zeigen darüber hinaus, dass Kinder, die auf dem Land aufwachsen, aufmerksamer und kreativer sind. Wissenschaftliche Publikationen beschreiben sogar positive Effekte bei Patienten, die nach der Operation ins Grüne blickten und dadurch schneller regenerierten.

Dass funktionierende Sozialstrukturen von großer Bedeutung für die Lebensqualität sind, ist bekannt. Aber dass auch unmittelbare Effekte auf die Gesundheit beobachtet werden können, sind neuere Erkenntnisse: Nicht nur Schnupfen ist ansteckend, sondern auch das Wohlbefinden. Soziale Strukturen können helfen, gesund zu bleiben – und glücklich: die heilsame Kraft der sozialen Beziehung. Mediziner, Hirnforscher und Statistiker finden immer neue Belege dafür, wie Menschen vom Zusammenleben mit anderen profitieren. Bei Menschen in einer engen Beziehung heilen Wunden schneller, sie werden seltener krank, sind weniger anfällig für Depressionen und Ängste und haben sogar eine längere Lebenserwartung. Demografische Untersuchungen zeigen schon lange, dass Verheiratete im Schnitt gesünder sind und länger leben als Singles. Das Fehlen sozialer Beziehungen ist ein ebenso hohes Gesundheitsrisiko wie Zigarettenkonsum, hoher Blutdruck, Übergewicht und Bewegungsmangel. Abnehmen, regelmäßige körperliche Aktivität, das Rauchen aufgeben – das alles dient der Gesundheit. Ebenso nützlich für das Wohlbefinden ist es zudem, einem Verein beizutreten oder sich einer intakten Dorfgemeinschaft anzuschließen.

Aber zahlreiche Häuser in deutschen Dörfern sind verwaist, es gibt Leerstandsquoten zwischen fünf und vierzig Prozent. Die Jugend zieht in die strukturstarken Gegenden, Dörfer überaltern und drohen auszusterben. Dabei sehen sich Städte gezwungen, Mietpreisbremsen einzuführen, und können nur tatenlos zusehen, wie die Immobilienpreise mit jährlichen Wachstumsraten durch die Decke gehen, während gleichzeitig auf dem Lande die Häuser leer stehen. Deshalb ist es mehr als verwunderlich, dass Landflucht, überalterte Gesellschaften und ungenutzter Wohnraum viele ländliche Regionen prägen. Aber dies scheint sich derzeit zu ändern, die Pandemie führt zu einer steigenden Nachfrage nach Immobilien auf dem Lande.

Neben politischen Neuausrichtungen und damit verbundenen mutigen neuen Schritten, die unternommen werden müssen, trägt die Gesellschaft selbst dafür ebenso Verantwortung. Unbestritten ist, dass das Leben auf dem Lande nicht nur das Einpflanzen von irgendwelchen Ziersträuchern bedeutet oder das Nachkochen überlieferter Marmeladenrezepte. Denn eines ist klar: Ohne Eigeninitiative und Eigenantrieb funktioniert gesundes Landglück nicht. Es bedeutet stetiges und ständiges Daran -Arbeiten. Dass es auf das Engagement des Einzelnen ankommt, zeigt das Beispiel von ländlichen Regionen, in denen junge Dorfgemeinschaften hervorragend zusammenleben und florieren, während nur wenige Kilometer entfernt veraltete Dörfer mit leer stehenden Häusern das Bild prägen.

Es mag vermessen klingen: Ein Beitrag zur Lösung gesellschaftlich bedeutsamer Themen wie der Klimakrise könnte aus der Corona-Epidemie erwachsen, und zwar in Form einer Stärkung des Landlebens. Dabei spielt die Landwirtschaft eine bedeutende Rolle, die vor ganz neuen Herausforderungen steht. Die Probleme Klimawandel, Ernährung und Gesundheit oder die Weiterentwicklung ländlicher Räume werden ohne die Landwirtschaft nicht zu lösen sein. Die Wissenschaft ist sich weitgehend einig, dass die Klimakrise für die Menschheit weit bedeutender und gefährlicher ist als die Corona-Pandemie. Was wäre wohl, wenn man dort ein ähnlich einschneidendes Engagement aus der Politik erfahren würde? Die Stärkung der ländlichen Region durch den Ausbau von Internet-Autobahnen, kreativer Nutzungskonzepte für leer stehende Häuser, durch die Stärkung regenerativer Mobilitätsmöglichkeiten sowie die Weiterentwicklung der gesundheitlichen Versorgungsstrukturen sind notwendige Schritte, um die Gesellschaft in dem jetzigen Prozess der Neuorientierung zu unterstützen. Noch nie war die Bereitschaft für Veränderung so groß wie heute. Wissenschaft und Politik können uns dafür zwar die Basis schaffen, das Problem als Ganzes jedoch können nur wir als Gesellschaft gemeinsam lösen.

Dieses Buch ist keine systematische, wissenschaftliche Abhandlung und hat nicht den Anspruch auf Vollständigkeit. Ich habe mir als Autor des Buches immer die Freiheit genommen, Themengebiete auszuwählen, die uns Landeier stark beschäftigen, die Dörfer umtreiben und mit denen wir konfrontiert sind. Das Buch soll keinesfalls mit dem erhobenen Zeigefinger daherkommen, und schon gar nicht das Stadt- und Landleben gegeneinander ausspielen. Es möchte vielmehr für Land und Dorf sensibilisieren, es will informieren und den Bogen über wissenschaftliche Erkenntnisse zum realen Dorfleben schlagen.

Kapitel 1: **Kindheit auf dem Lande**

Dinge, die kein Stadtkind kennt

Ach, die unbeschwerte Kindheit auf dem Lande verursacht in unserer Vorstellung und Fantasie Gänsehaut: Abenteuer, Natur entdecken, Spielen ohne Kontrolle, Freiheit ohne Grenzen, unendliche Weiten, Wild- und Haustiere, Entdeckungstouren und so weiter. Der Gedanke daran erzeugt romantisierende, sehnsüchtige Bilder, die Klassiker wie »Michel aus Lönneberga«, »Wir Kinder aus Bullerbü«, »Heidi« oder »Fünf Freunde« bedienen und nicht selten bis in das Erwachsenenalter für das Landleben schlechthin stehen. Stadtkinder – so das Klischee – sind die weltgewandten Coolen, Dorfkinder die von der Außenwelt abgehängten Landeier.

Jenseits allen Schwarz-Weiß-Denkens und abgesehen von den zahlreichen Klischees gibt es einige Dinge, die man als Kind nur machen kann oder nur kennt, wenn man auf dem Land aufgewachsen ist, so zum Beispiel:
- durch das wenige Streulicht viel mehr Sterne als in der Stadt sehen
- als Mutprobe an den Stromzaun fassen
- endlose Weiten und Wege erkunden und jede Abkürzung kennen
- mit dem Zelt im Garten übernachten
- Lagerfeuer machen
- Baumhäuser und Waldhütten bauen
- eine Astschaukel bauen

- auf Bäume klettern (und auch mal runterfallen)
- vom Bauern gejagt werden, weil man versucht hat, eine Kuh umzuschubsen (was gar nicht funktioniert)
- durch das Mais- oder Kornfeld rennen oder dort Verstecken spielen
- auf einen Strohballen klettern
- im Bach oder Teich schwimmen gehen
- Milch und Eier frisch und direkt vom Bauernhof abholen
- Glühwürmchen fangen (oder sie überhaupt sehen)
- draußen spielen, bis man zum Essen gerufen wird
- Dorffeste, die Highlights des Jahres, feiern
- beim Kindergeburtstag Schnitzeljagden oder Schatzsuchen im Freien erleben
- fast jeden, der einem über den Weg läuft, kennen und ihn grüßen
- im Dorfladen des Bauernhofs das Obst und Gemüse erst testen dürfen, bevor es gekauft wird
- Früchte direkt vom Baum und Beeren direkt vom Strauch essen

Sicherlich hat sich die Art und Weise, auf dem Land aufzuwachsen im Vergleich zu vor einigen Jahrzehnten verändert. So machen die Landkinder von heute vermutlich nicht mehr die gleichen Dinge wie ich als Kind. Eine Entwicklung, an der neue Medien, Handys, Computer und das Internet ihren Anteil haben.

Wie bin ich auf dem Land aufgewachsen? Auf jeden Fall in dem meiner Meinung nach schönsten Dorfe der Welt: Lückert. Dieses Dorf mit heute 104 Einwohnern liegt im schönen Rheinland, umgeben von riesigen Wäldern, unzähligen Bächen und einer unberührten Natur.

Ob bei schönstem Sonnenschein oder bei starkem Regen – ich musste immer mit Freunden, Bruder und Schwester vor die Tür. Als wir erwachsen wurden, verstanden wir, dass Natur und menschliches Leben eins sind, und das bereits seit Jahrtausenden. Beide Bereiche sind voneinander abhängig, und stehen sie im Einklang, erzeugen sie Zufriedenheit, Glück und Ruhe. Trennung von der Natur bedeutet Entfremdung – und damit Stress! Der Jahreszeitenwechsel mitten in der Stadt kann nur schwer mit den eigenen Augen beobachtet werden, und lässt sich allein am Temperaturwechsel und dem Auf- und Abbau des Weihnachtsmarktes ausmachen. Meine Lieblingsjahreszeit ist der Winter, weil der Schnee die Landschaft verzaubert, der Klang sich ändert und alles so rein aussieht. Haben Sie jemals bemerkt, dass ein gesprochenes Wort in einem Schneegestöber ganz anders klingt als im Sommer, wenn die Sonne scheint?

In Lückert unternahmen wir Kinder regelmäßig Ausflüge in den Wald, die sich mal nur über den Nachmittag nach der Schule und manchmal über mehrere Tage erstreckten. Abenteuer schlechthin waren unsere Nachtwanderungen, Schatzsuchen oder Schnitzeljagden auf mehreren Hektar Land. Jeden Sommer campten wir viele Tage im Wald, wanderten und schwammen in den Seen. Und selbst wenn dies eine dumme Mutprobe war, haben wir natürlich auch Kuh- und Hühnermist probiert. Man hat grundsätzlich das Gefühl, dass die Uhr auf dem Lande langsamer läuft. Ich erinnere mich noch daran, wie erschöpft wir als Kinder waren, als wir die ganze Zeit in der freien Natur verbrachten, wie wir bequem und warm im Bett einschliefen. Fernsehen und Computer spielten bei uns keine Rolle. Ja, wir lebten nicht in der Hightech-Ära, aber wir waren reich, reich an Leben, reich an Erfahrung und reich an Kindheit.

Spielen im Dreck – wie Landkinder ihr Immunsystem schulen und dadurch weniger unter Allergien leiden

Kinder, die auf dem Land aufwachsen, insbesondere auf einem Bauernhof, gelten im Allgemeinen als gesünder, ausgestattet mit einem besseren Abwehrsystem und weniger anfällig für Allergien als vergleichbare Kinder, die in der Stadt groß werden. Neue Untersuchungen führen dies auf den Kontakt mit sogenannten Mikroben zurück, die das Immunsystem ankurbeln. Mikroben sind mikroskopisch kleine Organismen, die aus einzelnen Zellen oder Zellaggregaten bestehen. Sie kommen in der Erde, im Wasser, in der Luft und in oder auf anderen Organismen vor und sind demnach besonders in der Natur weit verbreitet. Millionen dieser Mikroorgansimen besiedeln unseren Körper, von denen einige krank machend und wiederum andere durchaus wichtig für die Gesundheit sind. Wir kennen sie vielleicht besser als Viren, Bakterien und Pilze. Es wird davon ausgegangen, dass eine übertrieben hygienische Lebensweise dem Immunsystem schadet und auf diese Weise Allergien leichter entstehen können und Städter häufiger davon betroffen sind als Landbewohner. Wie ist das zu erklären?

Neuere Studien lassen vermuten, dass bei der Entstehung von Allergien die Belastung mit Mikroorganismen eine Rolle spielt. Früher konnten sich Krankheitserreger leichter verbreiten, da man sich den Wohnraum mit Tieren teilte und folglich auch in unmittelbaren Kontakt mit deren Keimen und Bakterien kam. Hygiene und Sauberkeit standen zu damaligen Zeiten noch nicht in dem Maße im Vordergrund wie heute, und in Verbindung mit mangelnden sanitären Anlagen kamen nicht nur Land-, sondern auch Stadtbewohner anhaltend mit einer Fülle von Krankheitserregern in Kontakt. Heute tragen die hygienischen Verhältnisse dazu bei, dass der Gesundheitszustand der Bevölkerung im Vergleich zu damals bedeutend besser ist. Dennoch kann der Kontakt mit Mikroorganismen in einem gewissen Maß für das Immunsystem von Vorteil sein, insbesondere für Kinder. Denn im Normalfall ist das Immunsystem in der Lage, Bakterien, Viren oder Pilze gut abzuwehren und sich gegen Krankheiten zu verteidigen. Zwar spielen beim Immunsystem genetische Faktoren eine Rolle, es lässt sich aber dennoch trainieren. Denn jede neue Infektion führt zur Bekämpfung des neuen Erregers. Heute werden Kinder in allen Lebensbereichen tendenziell vor Schmutz und potenziellen Erregern abgeschirmt (Hygiene-Hypothese), sodass dem jungen Immunsystem das Training fehlt, neue Erreger zu bekämpfen. Je weniger Kinder mit verschiedenen Mikroben in Berührung kommen, desto schwächer ist das Immunsystem, da es nicht gelernt hat, diese erfolgreich abzuwehren. So kann es bei zunächst harmlos erscheinenden Einwirkungen aus der Umwelt, wie Pollen oder Tierhaaren, zu einer Überreaktion kommen, und das Abwehrsystem reagiert mit einer Allergie. Kinder, die auf traditionellen Bauernhöfen aufwachsen, sind in ständigem Kontakt mit Erregern, sei es über Tierkot, Heu oder Staub, wodurch das Immunsystem andauernd angeregt und stimuliert wird und besser vor Asthma, Heuschnupfen und allergischer Sensibilisierung geschützt ist. Infolge des steten Kontakts mit den Mikroorgansimen lernt das Immunsystem, diese zu erkennen und entsprechend darauf zu reagieren.[1]

Die wichtigsten Orte, an denen sich heutzutage das Immunsystem vor allem schult, das sind der Kindergarten oder die Kindertagesstätte sowie die Grundschule. Wenn meine Kinder aus dem Kindergarten nach Hause gekommen sind, dann hatte ich immer den Eindruck, dass mich jede Woche eine neue Tropenkrankheit heimsucht. Wenn viele Kinder zusammenkommen, begünstigt das den freien Austausch von

Keimen, der für das Immunsystem von großer Bedeutung ist. Mit jeder Infektion lernt das Immunsystem fürs Leben. Ein Immunsystem, das nicht (mehr) lernt, ist ein schwaches System. In Corona-Zeiten mache ich mir zunehmend Sorgen, wie sich die Quarantänesituation und die deutlich reduzierten Kontaktzeiten unter den Kindern auf die Qualität des Immunsystems auswirken werden. Es fehlen etwa eineinhalb Jahre Immun-Schulung. Die Hoffnung bleibt, dass die Immunisierung später aufgeholt werden kann, aber sicher ist dies nicht, da der Keim-Kontakt besonders in den frühen Lebensjahren entscheidend ist.

Eine Studie mit über tausend Kindern aus der Schweiz, aus Österreich und Süddeutschland hat gezeigt, wie Kleinkinder, die früh mit Mikroben in Kontakt kommen, ihr Allergierisiko im Vergleich mit Kindern, die in relativ sterilen Umgebungen aufgewachsen sind, minimieren. Der frühzeitige Kontakt mit Tieren und deren Futter sowie der Konsum von unverarbeiteter Kuhmilch wurden als wirksame Schutzexpositionen identifiziert. Bei Kindern mit einer Allergie, wie Asthma oder allergische Rhinitis, war der Kontakt mit Endotoxinen (Zellmembranbaustein von Bakterien) in der Wohnung deutlich geringer als bei Kindern ohne Allergie. In dieser Studie wird ebenfalls der Aspekt aufgegriffen, dass jegliche Infektionen im frühen Kindesalter vor allergischen Erkrankungen schützen könnten: Das Risiko von Kindern, die in ihrem ersten Lebensjahr in einer Krippe waren, wiesen ein geringeres Risiko für Allergien auf als Kinder, die gar nicht oder erst nach ihrem ersten Lebensjahr in die Krippe gingen.[2] Bereits in früheren Studien wurde gezeigt, dass bei Kindern, die auf Bauernhöfen heranwachsen, das Allergierisiko durch einen häufigeren Endotoxin-Kontakt geringer ist. Eine Studie mit 2283 österreichischen Kindern zeigte, dass die Anfälligkeit für zum Beispiel Heuschnupfen bei Stadtkindern dreimal höher ist als bei

Kindern, die auf dem Bauernhof aufwachsen (10,3 Prozent gegenüber 1,3 Prozent). Die Anfälligkeit für Asthma lag bei 1,1 Prozent unter den einbezogenen Landkindern gegenüber 3,9 Prozent der Stadtkinder. Interessanterweise blieben die Unterschiede zwischen Stadt- und Landkindern auch unter Einbezug weiterer Faktoren, wie etwa Veranlagung, signifikant.[3]

Forscher haben in zwei Querschnittstudien, Kinder, die auf Bauernhöfen leben, mit denen einer Referenzgruppe derselben Region im Hinblick auf das Auftreten von Asthma und einer Atopie (direkt einsetzende allergische Reaktion) sowie in Bezug auf die Diversität der mikrobiellen Exposition miteinander verglichen. In beiden Studien hatten die Bauernhokinder ein geringeres Auftreten von Asthma und Atopie. Darüber hinaus waren sie einer größeren Vielfalt von Mikroorganismen, also mehr Umweltpilzen und -bakterien ausgesetzt, sogar in Innenräumen. Die größere Vielfalt mikrobieller Umweltexpositionen stand umgekehrt mit den Asthmadiagnosen im Zusammenhang, aber nicht mit der Atopie. Mit diesen Ergebnissen wird die These unterstützt, dass der Kontakt mit einer Vielzahl von Mikroben in Verbindung mit dem Schutz vor der Entwicklung einer Asthmaerkrankung steht.[4]

Die niedrigere Häufung allergischer Erkrankungen in ländlichen Gebieten im Vergleich zur Stadtbevölkerung wurde in einer weiteren Studie als Hinweis auf einen Effekt durch die Luftverschmutzung interpretiert. Demnach sollte untersucht werden, inwiefern Kinder, die auf einem Bauernhof aufwachsen, für gewöhnliche Aeroallergene (Inhalationsallergene, die über die Atmung aufgenommen werden, wie beispielsweise Haselnussallergene) sensibilisiert wurden und an allergischen Krankheiten leiden, im Vergleich zu Kindern, die in denselben Dörfern, aber in nicht-landwirtschaftlichen Familien leben. Hierfür wurden drei Altersgruppen von Schulkindern

(6–7 Jahre, 9–11 Jahre, 13–15 Jahre), die in drei ländlichen Gemeinden leben, in die Analysen miteinbezogen. Das Ergebnis: Bauernhofkinder hatten deutlich weniger Niesattacken während der Pollensaison. Das heißt, Faktoren, die direkt oder indirekt mit der Landwirtschaft zusammenhängen, verringern das Risiko, dass Kinder eine Allergie-Neigung und Symptome eines allergischen Schnupfens (allergische Rhinitis) entwickeln.[5]

Inzwischen wurde auch gezeigt, dass Stadtkinder nicht nur häufiger unter Asthma, Ekzemen und Heuschnupfen leiden als Landkinder, sondern auch öfter von Nahrungsmittelallergien betroffen sind. Dies ergab 2012 eine Studie in den USA, in der Gesundheitsauskünfte von ungefähr 40 000 Kindern und Jugendlichen im Alter von bis zu 18 Jahren gesammelt und analysiert wurden. So reagierten 9,8 Prozent der Stadtkinder und 6,2 Prozent der Landkinder allergisch auf manche Lebensmittel. Von einer Erdnussallergie waren 2,8 Prozent der Stadt- und 1,3 Prozent der Landkinder betroffen. Bei Meeresfrüchten lagen die entsprechenden Unterschiede bei 2,4 gegenüber 0,8 Prozent. Hinsichtlich einer Milch- oder Sojaallergie zeigten sich keine Unterschiede zwischen Stadt und Land, ebenso wenig bei der Schwere der Allergieverläufe.[6] Noch immer sind die zugrunde liegenden Ursachen für die Unterschiede nicht gänzlich geklärt. Neben der bereits erwähnten Hygiene-Hypothese vermuten Forscher, dass auch der verkehrsbedingte Feinstaub in Städten mitverantwortlich für eine höhere Allergenexposition sein könnte. Feinstaub, der generell eine negative Auswirkung auf die Gesundheit hat, wird in Verbindung mit Pollen zu einer noch gefährlicheren Belastung. Die schädlichen Feinstaubpartikel werden von den Pollen in der Luft »eingesammelt« und machen sie damit aggressiver. Folglich verstärkt sich auch die allergische Reaktion. Dass Landkinder über ein besseres Immunsystem verfügen, zeigte eine Studie aus dem Jahr 2018, bei der nachgewiesen werden konnte, dass Landbewohner Stresssituationen durch die in unmittelbarer Nähe lebenden Nutztiere auf immunologischer Ebene deutlich besser kompensieren konnten. Dies war bei Männern der Fall, die in etwa bis zur Pubertät auf Höfen mit Nutztierhaltung aufgewachsen sind. Sie konnten im Vergleich zu Männern, die in Städten ab 100 000 Einwohnern aufwuchsen und in keinem direkten Kontakt zu Tieren lebten, Stress insgesamt besser verarbeiten. Um dies herauszufinden, wurden 40 gesunde männliche Probanden einem Test unterzogen, bei dem sowohl Stresshormone als auch immunologische Parameter erhoben wurden. Der Test in Form eines standardisierten Laborexperiments, genannt Trier-Social-Stress-Test, bestand aus einer fiktiven Bewerbungssituation, in der die Teilnehmer immer wieder aufs Neue unter Druck gesetzt wurden, indem sie dabei zusätzlich Kopfrechenaufgaben lösen mussten. Bei Fehlern mussten die Probanden von vorn beginnen. Zur Messung wurden zu Beginn und am Ende des Verfahrens Blut- und Speichelproben entnommen, damit bestimmte Immunzellen (zum Beispiel mononukleäre Zellen des peripheren Blutes) oder Stressparameter wie Cortisol erhoben werden konnten. Das Ergebnis war, dass die Landbewohner im Test zwar einerseits höhere Stresswerte (sowohl beim basalen Stresshormonlevel als auch beim abgefragten subjektiven Stressempfinden) zeigten als die Großstädter, dabei ließ sich aber das Immunsystem der Landbewohner nicht im gleichen Ausmaß zu einer Reaktion verleiten wie das der Großstädter. Bei den Probanden, die in der Großstadt ohne Kontakt zu Tieren lebten, war sowohl der stressinduzierte Anstieg der mononukleären Zellen des peripheren Blutes größer als auch die Werte des Entzündungsmarkers Interleukin 6, die länger erhöht blieben. Darüber hinaus konnte in der Studie gezeigt werden, dass die Landbewohner Stress besser verkraften. Dies wurde anhand der Ausschüttung von Interleukin 10 untersucht, das eine antientzündliche Wirkung hat. Es kam heraus, dass nach dem Stresstest die Abgabe dieser Substanz bei den Stadtbewohnern deutlich verringert war, nicht aber bei den Landbewohnern.[7] Der Ulmer Psychoneuroimmunologe Stefan Reber erklärt dazu, dass überschießende Immunantworten für die Gesundheit ein Problem seien, weil diese häufig zu chronischen Entzündungsreaktionen führen würden. Diese Prozesse würden etwa bei der Entstehung von Asthma und allergischen Erkrankungen eine Rolle spielen und das Risiko für psychische Erkrankungen wie Depression und Posttraumatische Belastungsstörungen erhöhen. Es sei ohnehin länger bekannt, so Reber, dass die Anfälligkeit für Asthma und Allergien sowie für psychische Erkrankungen für Großstädter überdurchschnittlich hoch sei. Dabei spiele der fehlende Kontakt zu bestimmten Bakterien eine wesentliche Rolle.[8]

Es wurde auch untersucht, wie sich neben den Einflüssen durch die Landwirtschaft das Trinken von Rohmilch im Kindesalter speziell auf die Lungenfunktion auswirkt. Dazu wurden 3061 Erwachsene untersucht, die in landwirtschaftlich geprägten Regionen aufgewachsen sind. Das Ergebnis: Das Trinken von Rohmilch in der Kindheit konnte mit einer besseren Lungenfunktion in Verbindung gebracht werden. Dies ist zwar eine neue Erkenntnis, doch der Verzehr von Rohmilch wurde bereits in den 1970er-Jahren eingeschränkt, da sie eine Vielzahl an Krankheitserregern enthält und insbesondere bei einem schwachen Immunsystem gesundheitsgefährdend sein kann.[9]

Die Ergebnisse dieser Studien sind vor dem Hintergrund weltweit steigender Prävalenzzahlen allergischer Erkrankungen besonders interessant. An einer Allergie erkranken in Deutschland im Laufe ihres Lebens mehr als dreißig Prozent der Erwachsenen und mehr als zwanzig Prozent der Kinder. Bei Kindern sind Jungen häufiger betroffen als Mädchen, bei Erwachsenen sind Frauen (35 Prozent) häufiger betroffen als Männer (24 Prozent). Allergien sind, wie auch andere Erkrankungen, mit erheblichen Einbußen der Lebensqualität verbunden.[10] Zudem können Lebensmittelallergien, insbesondere (Erd-)Nussallergien, tödlich enden. Indem Kinder also immer mehr in allzu reinlichen, teils in einem nahezu klinischen Umfeld aufwachsen, wird dem Immunsystem verwehrt, anhand von Erregern zu trainieren und stärker zu werden. Die Intention, durch allzu saubere Verhältnisse die Kinder zu schützen, kann langfristig genau das Gegenteil bewirken und sie eher anfällig für Umwelteinflüsse machen. Die Konsequenz sollte nicht sein, Kinder nicht mehr zu waschen oder sie unkontrolliert mit Dreck in Kontakt zu bringen als eine Art »Impfung durch Dreck«. Der förderliche Effekt mancher Mikroben auf das Immunsystem lässt sich nicht ohne weiteres auf Kinder, die nicht auf einem Bauernhof aufwachsen, übertragen. Denn sofern bereits eine Allergie besteht, kann ein Aufenthalt im Stall oder auf dem Bauernhof auch nachteilig sein. Völlig normal und unbedenklich ist aber, dass Kinder sich beim Spielen auch mal eine Portion Sand genehmigen.

Naturerfahrung in der Kindheit –
kreative und kognitive Schulung

»Während die moderne Lebenswelt nicht genügend Freiräume für eine gesunde Entwicklung von Körper und Geist bietet, ist die Natur für Kinder ein idealer Entwicklungsraum«, so der Hirnforscher Gerald Hüther, der sich dafür ausspricht, »Kinder möglichst viel Zeit draußen verbringen zu lassen und so das spielerische Erkunden in der Natur zu fördern.«[11]

Und deshalb klage ich an: dass sich die Lebensumwelt der Kinder so verändert hat, dass sie sich immer mehr von der Natur entfremden und man ihnen damit etwas Bedeutendes wegnimmt oder verwehrt. Gezeigt hat dies auch der Jugendreport Natur von 2016 (1253 befragte Schüler der Klassenstufen sechs bis neun). Das Wissen über die Natur nimmt stark ab, und immer mehr Jugendliche (hier 57 Prozent der Befragten) nutzen mindestens drei Stunden am Tag Handy, Tablet, PC, Konsole oder Fernseher. Auch hier zeigten sich Unterschiede zwischen Stadt und Land: Jugendliche, die häufig in der Natur unterwegs sind oder auf dem Land leben, haben eine engere Beziehung zur Natur und verfügen über ein größeres Naturwissen. Dass die Aufenthalte in der Natur und die dabei erworbenen Kenntnisse immer mehr abnehmen, liegt nicht ausschließlich an den neuen Medien; auch die Eltern tragen zu dieser Entwicklung bei. Während jedes zweite Landkind sich unbeaufsichtigt in der Natur aufhalten darf, kann die Mehrzahl der Stadtkinder nur nach draußen, sofern sie ein Mobiltelefon, einen Erwachsenen oder Freunde mit im Gepäck haben.[12]

Noch vor einigen Jahrzehnten war das Entdeckungsland Natur für Kinder ein wichtiger und vollkommen selbstverständlicher Bestandteil ihres Alltags. Abseits von Zäunen, Begrenzungen, abgetrennten Spielplätzen und Straßen waren Mädchen und Jungen nahezu bei jedem Wetter draußen. Nicht ohne Grund bedeutet Kindheit für Erwachsene in der sehnsuchtsvollen Rückschau eine Zeit ohne Stress, Druck und Aneinanderreihungen von Terminen, eine Zeit des sorglosen Spiels im Freien. Das soll keinesfalls bedeuten, dass früher alles besser gewesen sei, allerdings ist es so, dass das kindliche Alltagsleben heute oftmals genauso durchgetaktet ist wie das eines Erwachsenen. Neben Zeit- und Termindruck wachsen, wie bereits erwähnt, der Medienkonsum und die Ängste der

Eltern vor den Gefahren in der Natur. Mit einem gestiegenen Verkehrsaufkommen (sowohl in Städten als auch Dörfern) und einer veränderten Raumnutzung (mehr Wohn- und Arbeitsflächen) werden der Bewegungsspielraum sowie der Platz freier Spielflächen für Kinder zunehmend eingeschränkt. In einem bewegungsarmen Umfeld mit vorgegebenen Terminen bleibt wenig Zeit übrig, um eigenständig und frei spielen zu können, was wesentlich zur zunehmenden Entfremdung von der Natur mit beiträgt. Die Kindheit verlagert sich nach drinnen.[13]

Im Folgenden möchte ich darauf eingehen, warum Naturerfahrungen in der Kindheit beziehungsweise für die kindliche Entwicklung so bedeutsam sind und welche Auswirkungen sie auf die motorischen, kognitiven und kreativen Fähigkeiten haben. Dies zu verdeutlichen erscheint umso wichtiger, da es, so der Physiker und Natursoziologe Rainer Brämer, hierzulande nur ein geringes Bewusstsein für die Naturentfremdung der Kinder gebe. Die Literatur zur Kleinkindentwicklung liefert Hinweise darauf, dass die Natur eine wichtige Rolle in der Persönlichkeitsentwicklung von Kindern spielt und insofern psychisch wirksam ist. Der Erziehungswissenschaftler Ulrich Gebhard:

> Der psychische Wert von »Natur« besteht u. a. in ihrem ambivalenten Doppelcharakter: Sie vermittelt die Erfahrung von Kontinuität und damit Sicherheit, und zugleich ist sie immer wieder neu.[14]

Das traditionelle zweidimensionale Persönlichkeitsmodell, in dem sich die Persönlichkeitsstruktur durch die Beziehung zu sich selbst und zu anderen Menschen ausbildet – etwa das sogenannte Urvertrauen von Kindern in den ersten Lebensjahren –, wäre daher, wie Gebhard vorschlägt, um die psychodynamische Bedeutung nichtmenschlicher Natur (Dinge, natürliche Umwelt) als dritte Beziehungskomponente zu erweitern. Naturbeziehungen führen zu Naturerfahrungen, die zugleich immer auch Kulturerfahrungen sind, da es sich bei der Natur in der Regel um vom Menschen geformte Natur handelt. Eine möglichst facettenreiche Reizumgebung wirkt sich positiv auf die Gehirnentwicklung und die psychische Entwicklung von Kindern aus. Eine Reizumwelt, die sich durch eine relative Kontinuität und durch Wandel auszeichnet, in der Neues auf Vertrautes trifft, ist die naturnahe Umgebung. »Eine solche ›reizvolle‹ Umgebung«, so Gebhard, »lädt ein zur Exploration, zur Erkundung, weil sie neu und interessant ist und eben zugleich vertraut.« Ebenso kann sie Abenteuer- und Freiheitssehnsüchte befriedigen, wirkt dem Übermaß an Medienkonsum, »Verhäuslichung« und der organisierten Kindheit zumindest ein Stück weit entgegen und fördert ein komplexes, kreatives und selbstbestimmtes Kinderspiel. Gebhard zufolge kann zwar nicht davon gesprochen werden, dass es ein dem Kind innewohnendes »Naturbedürfnis« als anthropologische Konstante gibt, dass aber die Natur beziehungsweise Naturerfahrung »den eigentlich widersprüchlichen Forderungen nach sicherer Vertrautheit einerseits und ständiger Neuigkeit andererseits sehr gut entspricht« und viele »kindliche Anliegen nebenbei und ohne pädagogisches Arrangement ausgelebt werden können«. Der Erfahrungsraum Natur erhält in der spielerischen Auseinandersetzung eine persönliche, subjektivierende Bedeutung und wird hierdurch zu einer erlebnisbezogenen Sinninstanz, mit der Wohlbefinden und Glücksmomente verbunden sind. Zugleich werden die Objekte in der Natur mit symbolischen Deutungen und Bedeutungen aufgeladen, wodurch äußere Objekte zu inneren werden. Dieses Symbolsystem beeinflusst auch das eigene Selbst und wirkt daher identitätsbildend. In diesem Sinne wird die Erfahrung des »Naturschönen« zu einer wichtigen Bedingung für das Gelingen eines »guten Lebens«.[15]

Wie eingangs erwähnt, plädiert der Hirnforscher Gerald Hüther dafür, dass Kinder so viel Zeit wie möglich draußen verbringen. In einem Interview spricht er über den idealen Entwicklungsraum Natur:

Weil sie lebendig ist, wie die Kinder selbst, sich ständig verändert und mit allen Sinnen wahrgenommen werden kann. Dort haben Mädchen und Jungen ausreichend Platz, um neue Bewegungen auszuprobieren – rückwärtslaufen, klettern, hüpfen, schwimmen. Sie treffen auf Widerstände, an denen sie wachsen können. Etwa, wenn sie über einen Baumstamm balancieren, in Wipfel klettern, so hoch wie sie sich trauen, oder über einen Bach springen. So werden sie von Mal zu Mal geschickter, bewegen sich immer sicherer, lernen sich selbst und ihre Möglichkeiten immer besser kennen. Gerade kleine Kinder beziehen allein aus solchen motorischen Erfolgserlebnissen viel Selbstbewusstsein. Sie brauchen das Abenteuer – und sie suchen es. Es ist Ausdruck ihrer angeborenen Entdeckungs- und Gestaltungslust.[16]

Er plädiert nicht dafür, Kinder den von der Natur ausgehenden Gefahren auszusetzen, die das Sicherheitsbedürfnis der Eltern triggern und sie dazu veranlassen, ihre Kinder nicht nach draußen zu lassen, um sie davor zu beschützen. Doch Kinder würden in der Natur auf die spätere Lebenswelt vorbereitet werden, indem sie in der Natur aus »wohldosierten Risiken« lernen und an ihnen üben können. So hilft es Kindern, nicht nur ihre Motorik zu schulen, sondern auch ihre Selbstsicherheit. Beim Klettern, Hüpfen, Springen und beim Rennen fallen die Kinder ohne weiteres auch mal hin oder schrammen sich das Knie auf. Oder beim Erkunden der Umwelt macht das Kind eine lehrreiche Erfahrung: Wenn es zum Beispiel an eine Brennnessel fasst und die Haut darauf reagiert, wird es dies wohl kaum noch einmal tun. Mit der eigenständigen Erkundung sammeln die Kinder Erfahrungen. Darüber hinaus werden Kognition und Kreativität angeregt. In der Natur, in der sich ständig alles verändert, sich bewegt und nichts gleich bleibt, können die Kinder viel entdecken und ausprobieren und ihrem natürlichen Drang nach Bewegung, Neugier und Fantasie gerecht werden. »Kleinkinder«, so Hüther, »geraten bis zu 50-mal am Tag in neugieriges Staunen.« Auf dem Spielplatz, bei Computerspielen oder Spielzeugen ist den Kindern meist vorgegeben, was sie machen können oder sollen. In der Natur dagegen werden sie selbst erfinderisch, und dabei werden alle Sinne aktiviert. Der Wald bietet eine besonders gute Atmosphäre, um den kindlichen Erfinder- und Entdeckergeist zu animieren. Jedes Spiel, von der Umleitung eines Bachlaufs über das Bauen einer Waldhütte bis hin zum Suchen nach Baum- und Buschfrüchten und unendlich vielem mehr, ist eine Form der Kreativität, die das Gehirn fordert und ein gutes Gefühl mit sich bringt. Mit jeder neuen Idee wird das Belohnungszentrum im Gehirn aktiviert, was zur Ausschüttung spezieller Botenstoffe führt und sich folglich positiv auf die Motivation auswirkt. Mit der gleichzeitigen Vernetzung der Nervenzellen läuft der Prozess des Lernens unter freudvollem Tun und Spaß mit und bestärkt den intrinsischen Antrieb, etwas zu bewirken und sich weiter auszuprobieren.

Dies lässt sich auch gut mit dem Flow-Erleben veranschaulichen. Die Möglichkeit, sich und die Welt im Spiel zu entdecken, kann zu einem Flow- und Kohärenzgefühl führen, also einem Moment im Hier und Jetzt, der höchsten Konzentration auf eine Beschäftigung und der Selbstvergessenheit. Ein Glücksmoment! Im Gehirn werden Botenstoffe ausgeschüttet und neuronale Netzwerke erweitert und gefestigt. Ein solcher Zustands bewirkt Freud- und Glücksgefühle und bestärkt Kinder in ihrem eigenen Erleben.[17]

Für die neuronale Entwicklung – so zeigen Studien – ist eine Umgebung, die vielfältige Reize hervorbringt, von großer Bedeutung. Solche Reize können der Kontakt zu Tieren sein, wechselnder Wind, Gerüche, Temperaturen, Lichteffekte oder verschiedene Umrisse, die die Fantasie anregen. Bei Kindern, die in einer reizarmen Umgebung aufwachsen, zeigt sich der präfrontale Kortex weniger komplex vernetzt. Dieses Hirnareal ist dafür verantwortlich, Handlungen zu planen, Konsequenzen abzuschätzen, Empathie zu bilden und Aggressionen besser zu kontrollieren.[18]

Nicht jedes Kind kann auf dem Land aufwachsen und hat die Natur quasi vor der Haustür. Da die Naturerfahrung aber einen elementaren Bestandteil für eine gesunde kindliche Entwicklung darstellt, sollte das Draußenspiel auch Stadtkindern ermöglicht werden, indem es in Kindergärten und Ganztagsschulen mitberücksichtigt und angeboten wird. Während Naturbegegnungen früher ganz nebenbei und alltäglich stattfanden, müssen sie heutzutage organisiert werden.

Empirische Belege sind zwar noch mau, dennoch bieten Natur- bzw. Waldkindergärten eine gute Alternative, wenn man nicht auf dem Land wohnt. Hier findet alles im Freien statt; egal zu welcher Jahreszeit wird die Natur bei jedem Wetter zum Erfahrungs- und Erlebnisraum. Die Kinder sollen in ihrem Tempo die Natur erkunden und über alle Sinne wahrnehmen, Naturmaterial kennenlernen, ihrem natürlichen Bewegungsbedürfnis nachkommen und sich im Umgang mit Pflanzen und Tieren üben. In Erfahrungsberichten und Befragungen von Eltern wurde benannt, dass sich das Wissen der Kinder über die Natur verbessere, unter ihnen weniger Konflikte bestünden, sie gleichzeitig konzentriert und emotional ausgeglichener seien, die Kinder seien weniger anfällig für Erkrankungen, die Motorik verbessere sich und sie seien kreativ gefordert. Kurzum gaben die Eltern jene Aspekte an, die Kinder durch die Naturerfahrung beim Aufwachsen auf dem Land automatisch auf ihren Lebensweg mitbekommen.

In einigen Studien mit kleinen Stichproben konnten Hinweise für positive Einflüsse auf Konzentrationsfähigkeit, Krankheitsresistenz, Sozialverhalten, Motorik und Kreativität nachgewiesen werden.

Verschiedene Studien zeigten, dass Kinder eines Naturkindergartens gegenüber Kindern eines konventionellen Kindergartens eine höhere Konzentrationsfähigkeit aufwiesen sowie mehr Ausdauer und Motivation später in der Schule zeigten. Sie ließen sich vergleichsweise weniger leicht ablenken, konnten besser zuhören und sich konzentrieren, befolgten problemloser Anweisungen und wirkten weniger rastlos und frustriert.

Hinsichtlich der Krankheitsresistenz wurde herausgefunden, dass es im Regelkindergarten mehr Krankheitsfälle als im naturnahen Kindergarten gibt. In Studien mit Kreativitätstests und -übungen zeigten die Kinder mehr Ideen, Ausdauer im Spielen ohne Hilfsmittel und kreativeres Basteln als ihre Mitstreiter. Dies ergaben nicht nur die Auswertungen der Tests, sondern auch die Bewertungen der Lehrpersonen und der Eltern. Ähnliche Beobachtungen konnten im Sozialverhalten gemacht werden.

In der Motorik zeigte sich in den verschiedenen Studien, dass es bezüglich der Feinmotorik (Stifthaltung, Hand- und Fingergeschicklichkeit etc.) zwischen dem Natur- und Regelkindergarten keine großen Unterschiede gab. Allerdings schnitten Naturkindergartenkinder in der grobmotorischen Entwicklung – etwa in Sachen Bewegungsgeschicklichkeit und Ausdauer – besser ab. Zudem machten Kinder in Waldkindergärten vor allem schnellere Fortschritte in ihrer motorischen Entwicklung, wenn sie fünf Tage die Woche die Einrichtung besuchten.[19]

Die Idee der Wald- und Naturpädagogik stammt ursprünglich aus Schweden. Der erste Waldkindergarten in Deutschland wurde 1993 in Flensburg eröffnet. Mittlerweile gibt es bundesweit rund 1500 Natur- und Waldkindergärten und über 500 Waldkindergruppen in konventionellen Einrichtungen. Hinzu kommen weitere Projekte wie »Kinder-Garten im Kindergarten«. Das Ziel dabei ist es, einen respektvollen Umgang mit der Natur zu erlernen, sich früh mit den verschiedenen Tier- und Pflanzenwelten und deren Ökosystem in einem naturnah gestalteten Garten auseinanderzusetzen. Wie auch bei Natur- und Waldkindergärten soll den Heranwachsenden vermittelt werden, sich souverän in der Natur zu bewegen, spielerisch ein Bewusstsein für ökologische Zusammenhänge zu entwickeln und dieses dauerhaft zu verinnerlichen.[20]

[1] Wagner S (2018): Warum Dreck eine saubere Sache ist, [online]. Verfügbar unter: https://www.beobachter.ch/gesundheit/medizin-krankheit/allergien-warum-dreck-eine-saubere-sache-ist [Zugriff am: 12.4.2021].

[2] Mutius E von, Vercelli D (2010): Farm living: effects on childhood asthma and allergy. Nature Reviews Immunology; 10: 861–868.

[3] Riedler J, Eder W, Oberfeld G et al. (2000): Austrian Children Living on a Farm Have Less Hay Fever, Asthma and Allergic Sensitization. Clin Exp Allergy; 30(2): 194–200.

[4] Ege MJ, Mayer M, Normand AC et al. (2011): Exposure to Environmental Microorganisms and Childhood Asthma. N Engl J Med; 364(8): 701–709.

[5] Braun-Fahrländer, Gassner, Grize et al. (2001): Prevalence of hay fever and allergic sensitization in farmer's children and their peers living in the same rural community. Clin Exp. Allergy; 29(1): 28–34.

[6] Gupta RS, Springston EE, Smith B et al. (2012): Geographic Varia-

bility of Childhood Food Allergy in the United States. Clin Pediatr; 51(9): 856–861.
[7] Böbel TS, Hackl SB, Langgartner D et al. (2018): Less immune activation following social stress in rural vs. urban participants raised with regular or no animal contact, respectively. PNAS; 115 (20): 5259–5264.
[8] Mayer C (2018): Ländler bauen Stress besser ab als Städter, [online]. Verfügbar unter: https://www.swp.de/suedwesten/staedte/ulm/laendler-bauen-stress-besser-ab-als-staedter-26642557.html [Zugriff am: 12.4.2021].
[9] Wyss AB, House JS, Hoppin JA et al. (2018): Raw Milk Consumption and Other Early-Life Farm Exposures and Adult Pulmonary Function in the Agricultural Lung Health Study. Thorax; 73(3): 279–282.
[10] Robert Koch-Institut (RKI) (2013): Allergien und atopische Erkrankungen, [online]. Verfügbar unter: https://www.rki.de/DE/Content/Gesundheitsmonitoring/Themen/Chronische_Erkrankungen/Allergien/Allergien_node.html [Zugriff am: 12.4.2021].
[11] Kirady M, Botzenhardt T (2016): Natur: die beste Gesundheitsschule, GEO Wissen Gesundheit 3. Verfügbar unter: https://www.geo.de/magazine/geo-wissen-gesundheit/205-rtkl-naturerfahrung-natur-die-beste-gesundheitsschule [Zugriff am: 21.4.2021].
[12] Brämer R, Koll H, Schild HJ (2016): Jugendreport Natur 2016, [online]. Verfügbar unter: https://www.wanderforschung.de/files/jugendreport2016-web-final-160914-v3_1903161842.pdf [Zugriff am: 12.4.2021].
[13] Richard-Elsner C (2018): Draußen spielen – ein unterschätzter Motor der kindlichen Entwicklung. Konrad-Adenauer-Stiftung Analysen & Argumente; 315: 1–12.
[14] Gebhard U (2009): Kind und Natur. Wiesbaden: VS Verlag für Sozialwissenschaften, 84.
[15] Gebhard U (2014): »Wie viel ›Natur‹ braucht der Mensch? ›Natur‹ als Erfahrungsraum und Sinninstanz«, in: Hartung G, Kirchhoff T (Hrsg.): Welche Natur brauchen wir? Analyse einer anthropologischen Grundproblematik des 21. Jahrhunderts. Freiburg/München: Verlag Karl Alber, 249–274.
[16] Kirady M, Botzenhardt T (2016): Natur: die beste Gesundheitsschule.
[17] Ebd.
[18] Ebd.; Sebba R (1991): The landscapes of childhood: The reflection of childhood's environment in adult memories and in children's attitudes. Environment and Behavior; 23(4): 395–422.
[19] Kiener S (2004): Zum Forschungsstand über Waldkindergärten. Zeitschrift für Forstwesen; 155 (3-4): 71–76.

[20] BvNW – Bundesverband der Natur- und Waldkindergärten e.V. (2020): Was ist ein Natur- oder Waldkindergarten, [online]. Verfügbar unter: https://bvnw.de/was-ist-ein-natur-oder-waldkindergarten/ [Zugriff am: 13.4.2021]; FiBL – Forschungsinstitut für biologischen Landbau Deutschland e.V. (2016): Kinder-Garten im Kindergarten Gemeinsam Vielfalt entdecken!, [online]. Verfügbar unter: https://www.kinder-garten.de/kiga-leitfaden/kiga-leitfaden-garten.html [Zugriff am: 13.4.2021].

Kapitel 2: **Gesundes Landleben**

Gesundheit – »Zustand des vollständigen körperlichen, seelischen und sozialen Wohlergehens«

Ich glaube, ich spreche im Namen vieler, wenn ich behaupte, dass wir uns oft erst dann Gedanken um unsere Gesundheit machen, wenn sie beeinträchtigt ist, sei es auf physischer, psychischer oder sozialer Ebene. Aber sobald es dazu kommt, sei es nur ein Wehwehchen oder eine schwerwiegende Krankheit, sind wir motiviert, unsere Gewohnheiten zu überdenken und in unsere Gesundheit zu investieren. Wenn wir leiden, wird uns umso mehr bewusst, wie wichtig die körperliche, geistige und soziale Gesundheit ist. Aber wie kann man Gesundheit beschreiben, und von welchen Faktoren hängt sie ab?

Hierfür möchte ich Sie, liebe Leserinnen und Leser, zunächst mit ein paar Eckdaten zur Lage in Deutschland vertraut machen und dazu klären, welchen Einfluss der Wohnort auf die Gesundheit hat, also ob Menschen auf dem Lande tatsächlich gesünder sind, und welche Rolle die körperliche Aktivität in diesem Zusammenhang spielt. Was sich zumindest seit dem Ausbruch der Corona-Pandemie beobachten lässt, ist, dass es augenscheinlich mehr Menschen in die Natur zieht. Die Wälder und Parks sind voll, und ich beobachte so viele Läufer, Radfahrer und Spaziergänger wie noch nie. Womöglich ist eine derartige Krise eine Chance, die präventive und kurative Kraft von Natur und Bewegung für die individuelle Gesundheit zu nutzen.

Zunächst aber zu den Fakten und dazu, wie es um unsere Gesundheit in Deutschland allgemein bestellt ist:

Die Weltgesundheitsorganisation (WHO) definiert Gesundheit als einen »Zustand des vollständigen körperlichen, seelischen und sozialen Wohlergehens und nicht nur das Fehlen von Krankheit oder Gebrechen«.[1] Gesundheit ist ein mehrdimensionales Phänomen, das von verschiedenen Faktoren abhängt und beeinflusst wird. Den Gesundheitszustand aufrechtzuerhalten, wiederherzustellen oder zu verbessern und damit positiv auf die Lebensqualität einzuwirken ist eine komplexe Angelegenheit, bei der viele Aspekte berücksichtigt werden müssen.

Dabei hängt der Gesundheitszustand nicht nur von Alter, Geschlecht und genetischer Veranlagung ab, sondern wird durch die Lebensbedingungen und das individuelle Verhalten entscheidend beeinflusst. Allerdings sind die Gesundheitschancen und -risiken nicht in gleicher Weise verteilt, da sie, entgegen der Altersspanne, abhängig vom sozialen Status sind. So sind Menschen mit niedrigem sozialen Status in der Regel stärker von Beschwerden und Krankheiten betroffen und stufen ihren Gesundheitszustand damit schlechter ein als Menschen mit höherem Sozial- und Bildungsstatus.[2] Letztlich schlagen sich die sozialen Ungleichheiten auch in der allgemeinen Lebenserwartung nieder. Präzise benannt kann die Lebenserwartung bei Frauen um 8,4 Jahre und bei Männern um sogar 10,8 Jahre geringer sein als bei Menschen mit hohem Sozialstatus. Weitere Unterschiede zeigen sich nicht nur im Wissen um Anzeichen von Krankheiten, sondern auch bei der Inanspruchnahme von Präventionsmaßnahmen. Demnach nehmen Personen mit geringem Sozialstatus weniger die Angebote von beispielsweise Früherkennungsmaßnahmen zur Krebsvorsorge oder Gesundheitschecks wahr.

Ebenfalls ist mit dem gesellschaftlichen Status das individuelle Gesundheitsverhalten verbunden, das entweder Krankheiten verhindert oder aber durch risikobehaftete Verhaltensweisen die Entstehung von Krankheiten begünstigen kann. Ausreichend körperliche Aktivität, eine ausgewogene und gesunde Ernährung sowie die Vermeidung von Suchtmitteln wie Alkohol und Nikotin, aber auch ein angemessener Umgang mit Stressbelastungen können dabei helfen, zum Beispiel Herz-Kreislauf-Erkrankungen, Krebs, Atemwegserkrankungen, Diabetes, aber auch psychischen Störungen präventiv entgegenzuwirken und damit ihre Entstehung zu verhindern.

In einer Studie zum Stressvorkommen Erwachsener zwischen 18 und 79 Jahren, an der insgesamt 8152 Personen teilnahmen, konnte gezeigt werden, dass sich die Prävalenzen starker Stressbelastungen mit einem höheren sozioökonomischen Status verringern, und zwar von 17,3 auf 7,6 Prozent. Stress stellt ebenso ein Gesundheitsrisiko dar und steht oft in Zusammenhang mit depressiven Symptomen, Schlafstörungen und der Gefahr einer Burn-out-Symptomatik.[3]

Oftmals geht ein niedriger sozioökonomischer Status mit gesundheitsschädlichem Verhalten wie Rauchen, überdurchschnittlichem Alkoholkonsum, einem Speiseplan, auf dem Obst und Gemüse fehlen, einher. Dies, gepaart mit unzureichender Bewegung, führt zu Übergewicht und begünstigt zu hohe Cholesterinwerte und Bluthochdruck. Laut dem RKI gelten in Deutschland 67 Prozent der Männer und 53 Prozent der Frauen und neun Prozent der Kinder als übergewichtig. Insgesamt 24 Prozent der Männer, 23 Prozent der Frauen und sechs Prozent der Kinder gelten als adipös, also stark übergewichtig, was jedem vierten Erwachsenen entspricht. Zwar sind die Zahlen der an Übergewicht Leidenden in den letzten zehn Jahren annähernd auf dem gleichen Level geblieben, dafür hat sich die Zahl der adipösen Menschen, vor allem in der Gruppe der jungen Männer, erhöht. Adipositas beansprucht den Körper stark und begünstigt zahlreiche Erkrankungen.

Werfen wir einen Blick auf das körperliche Aktivitätslevel, scheinen die Zahlen nicht übermäßig verwunderlich. Laut den Empfehlungen der Weltgesundheitsorganisation sollten Erwachsene zur Aufrechterhaltung und Förderung der Gesundheit mindestens 150 Minuten pro Woche bei moderater Intensität oder 75 Minuten bei hoher Intensität körperlich aktiv sein. Allerdings sind rund 56 Prozent der Männer und 65 Prozent der Frauen pro Woche weniger körperlich aktiv, als es die Empfehlung vorsieht. Als »moderat« wird empfunden, wenn die körperliche Tätigkeit zu einer erhöhten Herz- und Atemfrequenz führt und man sich dabei so gerade noch unterhalten kann. Hilfreich dabei ist das Motto: laufen, ohne zu schnaufen.

Insbesondere Bewegung und Sport verfügen über das Potenzial, nicht nur der Entstehung von Krankheiten vorzubeugen, sondern auch den Verlauf und die Auswirkungen von Erkrankungen günstig zu beeinflussen. Bei manchen Krankheitssymptomen gibt es kein Medikament, das Linderung verschafft. Ein Beispiel: Die häufigste und oftmals gravierendste Nebenwirkung bei Krebspatienten ist die sogenannte Fatigue-Symptomatik. Sie äußert sich durch einen andauernden Erschöpfungszustand, der auch durch ausreichende Schlaf-, Erholungs- und Ruhephasen nicht ausgeglichen werden kann und folglich zu Lasten der körperlichen Regeneration geht. Nur körperliche Aktivität vermag es, Fatigue zu mildern, es existiert kein Medikament, das eine vergleichbare Wirkung erzielt.[4] Bewegung und deren Effekte haben insgesamt einen bedeutenden positiven Einfluss sowohl auf die physische als auch psychische Gesundheit – und das unabhängig vom Alter. Ein der Gesundheit förderliches Verhalten an den Tag zu legen wird umso einfacher, je früher es erlernt wird. Aus diesem Grund ist es besonders wichtig, Kindern so früh wie möglich die notwendigen Kompetenzen in den verschiedenen Settings – Familie, Schule und Kindergarten – zu vermitteln und damit die Grundbausteine für ein gesundes Leben zu legen.

Doch der Gesundheitszustand ist nicht allein abhängig von genetischen Faktoren, individuellem Verhalten und den Lebensbedingungen, sondern auch von verschiedenen Umwelteinflüssen. Das Umfeld, in dem wir leben, sei es Stadt oder Land, und die damit verbundenen Umwelteinflüsse, können sich in Form von Chancen und/oder Risiken auf den allgemeinen Gesundheitszustand und infolgedessen auf die Lebensqualität auswirken. Der Gesundheitszustand wird dabei von unterschiedlichen Faktoren determiniert, denen man im jeweiligen Lebensumfeld direkt oder indirekt ausgesetzt ist oder begegnet. Mögliche Gesundheitsrisiken, die aus der Umgebung auf uns einwirken können, sind zum Beispiel Lärmbelastungen, Luftverschmutzung, schädliche Bausubstanzen – allesamt Probleme vor allem des urbanen Raums. Es gibt aber auch Umwelteinflüsse, die der Gesundheit zuträglich sind, etwa die »soziale Unterstützung durch Familie und Nachbarschaft, Quartiersidentität, gesundheitsrelevante Einrichtungen (z. B. Sport- und Fitnesseinrichtungen, Facharztpraxen, Kliniken), Bewegungsfreundlichkeit von Räumen (Walkability) sowie Natur- und Landschaftselemente«.[5]

Die Natur hat also nicht nur das Potenzial, die physische, psychische und soziale Gesundheit zu schützen, sondern sie auch zu fördern. Einen direkten Einfluss auf den Gesundheitszustand übt die Natur aus, wenn Belastungen wie Lärm und Feinstaub gemindert werden. Aber auch indirekt kann sich die Naturerfahrung positiv auf die physische und psychische Verfassung auswirken, wenn die Motivation gesteigert wird, sich mehr zu bewegen. Neben den ländlichen werden auch urbanen Naturräumen, wie sogenanntes Stadtgrün (etwa Parks) und Stadtblau (Gewässer wie etwa Flüsse), zahlreiche positive gesundheitliche Effekte zugeschrieben, die sich auch nachweisen lassen. In wenigen Fällen können Naturräume der Gesundheit auch schaden, zum Beispiel im Fall von Allergien aufgrund bestimmter Pollen, oder das Risiko von schädlichen Reaktionen, hervorgerufen etwa durch den Eichenprozessionsspinner oder durch Pflanzensäfte. Darüber hinaus werden Naturgebiete, die unübersichtlich, dunkel oder schlecht einsehbar und gewunden sind, als unsichere Gegenden eingestuft und können Angstreaktionen auslösen.[6]

Insgesamt scheint der Großteil der deutschen Bevölkerung mit dem eigenen Gesundheitszustand zufrieden zu sein: Mehr als die Hälfte bewertet die individuelle Gesundheit zwischen »gut« und »sehr gut«. Die am häufigsten auftretenden Erkrankungen betreffen das Muskel-Skelett- sowie das Herz-Kreislauf-System und äußern sich in Krebsdiagnosen und psychischen Störungen.[7] Wir können durch unser Verhalten und eine Veränderung der Lebensgewohnheiten einen wesentlichen Teil zur eigenen Gesundheit beitragen. Insbesondere körperliche Aktivität hat nicht nur einen protektiven Effekt, sondern kann auch die Auswirkungen und Verläufe von Erkrankungen positiv beeinflussen. Üben wir die Bewegung in der Natur aus, wird der gesundheitsfördernde Effekt noch gesteigert. In jedem Fall sollten wir uns darüber bewusst werden, dass Gesundheit geschützt werden muss, und zwar nicht erst dann, wenn wir uns nicht mehr wohlfühlen oder krank sind, sondern fortwährend. Denn wie Arthur Schopenhauer schon vor langem richtig erkannt hatte: »Gesundheit ist nicht alles, aber ohne Gesundheit ist alles nichts.«

Faszination Landleben

Städte und Großstädte scheinen auf den ersten Blick nicht nur die politischen, wirtschaftlichen, ökologischen und entwicklungsorientierten Debatten zu dominieren, sondern auch Zentrum des pulsierenden Lebens, der Arbeitswelt und Freizeitaktivitäten zu sein. Die Metropolen dieser Welt erfreuen sich immer größerer Beliebtheit, seit Langem erleben die Städte auch in Deutschland einen stetig wachsenden Zuzug von Menschen. Hierzulande leben knapp sechzig Prozent der Bevölkerung in Groß- und Mittelstädten, während sich der kleinere Anteil auf Kleinstädte und ländliche Regionen verteilt.[8] Trotz der Attraktivität des städtischen Raums scheint sich immer mehr eine Sehnsucht nach dem »guten Leben« im ländlichen Raum und nach »Dorfromantik« zu entwickeln, die allen voran der gehobenen urbanen Mittelschicht nachgesagt wird. Es scheint, dass es im Zeichen der Corona-Pandemie vermehrt Menschen gibt, die aus der Sehnsucht aussteigen und nun die Realität sprechen lassen wollen. Woran aber liegt dieses Phänomen eines Sehnsuchtsortes, an dem das Leben vermeintlich besser ist?

Das Narrativ ländlicher Räume und des Landlebens als Gegenpol zum urbanen Leben handelt von Vorstellungen der Harmonie, Ruhe, Beständigkeit, eines Gemeinschaftssinns und von Idylle. Derartige Eigenschaften befördern ein sehnsuchtsvolles Bild der »Dorfromantik«, dem Ursprünglichkeit, Zufriedenheit, Glückseligkeit, Unbeschwertheit und Natur zugrunde liegen. Das Bild wird dabei weniger von den Dorfbewohnern selbst gemalt als vielmehr von Städtern, die des

Treibens der Stadt überdrüssig sind. Auch die Künste, sei es Malerei, Musik, Film oder Literatur, besonders für Kinder, nähren mit ihren Mitteln das Bild von ländlicher Idylle als Zufluchtsort, der fernab vom alltäglichen Leben und der Arbeit existiert, an dem der Mensch sich erholen, zu sich selbst finden und seine Kreativität ausleben kann. Bereits im Kindesalter manifestieren sich entsprechend positive Assoziationen, die über die Zeit hinweg bestehen bleiben. Die Vorstellung vom Leben auf dem Land beziehungsweise die Sehnsucht nach dem Ursprünglichen und der Rückbesinnung auf die Natur wird noch durch das Gegenbild der schnelllebigen, durchdigitalisierten Stadt befördert. Dabei wird der Eindruck erweckt, dass die beiden Lebensräume prinzipiell unterschiedlich sind. Doch dass dem so ist, darf bezweifelt werden. So jagt das Ländliche, der idyllische Ort der Ruhe, ob er will oder nicht, dem Städtischen in puncto Fortschritt und Modernisierung nach.

Die ländlichen Regionen stehen vor diversen Herausforderungen und politischen Diskursen, die statt dem impressionistisch anmutenden Bild romantisierender Städter eher ein realistisches zeichnen. Viele der idealisierten Vorstellungen treffen nicht zu, da die ländlichen Regionen sich gezwungenermaßen der Last der Globalisierung, Industrialisierung und Verstädterung beugen, um die Versorgung der urbanen Räume sicherzustellen, zu Lasten der eigenen Ressourcen und des ländlichen Charmes. Ein Beispiel hierfür ist die Landwirtschaft: Die kleinen Bauernhöfe werden immer mehr von wachsenden landwirtschaftlichen Großbetrieben verdrängt, um die Nahrungsversorgung der Stadt sicherzustellen. Die Landwirtschaft kennzeichnen heute Betriebe mit riesigen Ställen, immer weiterwachsenden Bewirtschaftungsflächen, einem Aufgebot an gigantischen Maschinen und überwiegend Beschäftigten von Lohnunternehmen. Mit diesem Wachstum gehen vielfältige ökologische Probleme einher, darunter Luft- und Grundwasserverschmutzung durch die Verwendung chemischer Düngemittel und Massentierhaltung. Mit der Modernisierung und Steigerung der Produktion zieht der Turbokapitalismus aufs Land und mischt in der Agrarwirtschaft mit, denn für Wachstum wird Kapital benötigt.

Daneben werden Flächen zur Auslagerung von Produktionsstätten, Auslieferungs- und Datenzentren, Militärbasen, Flughäfen, Mülldeponien, Gewächshäusern und etlichen weiteren Bauprojekten genutzt und versiegelt und greifen massiv ins Landschaftsbild ein. Im Zuge der wachsenden Landwirtschaft und ländlicher Energieversorgung sind gerade ländliche Regionen von Umweltbelastungen betroffen. Auch der Tourismus spielt eine zunehmend große Rolle. Der ländliche Raum wird als romantischer Sehnsuchtsort idealisiert und als Produkt für Städter vermarktet und verkauft.[9]

Die Worte des Bauhaus-Architekten Walter Gropius scheinen heute zutreffender denn je:

» Die Krankheit unserer heutigen Städte und Siedlungen ist das traurige Resultat unseres Versagens, menschliche Grundbedürfnisse über wirtschaftliche und industrielle Forderungen zu stellen.

Die »Ausbeutung« ländlicher Räume führt zu veränderten Lebensbedingungen und hat letztlich Konsequenzen für die Menschen, die dort wohnen. Kleine Bauernhöfe, der Tante-Emma-Laden, das Handwerk werden zunehmend verdrängt. So ist es nicht verwunderlich, dass Dörfer in einigen Regionen von Abwanderungen, insbesondere junger Leute, betroffen sind, die sich woanders bessere Lebensbedingungen erhoffen.

Auch die periphere Lage führt zu Mobilitäts- und Versorgungsproblemen ländlicher Gebiete. Durch die größeren Entfernungen und teils dürftige öffentliche Verkehrsanbindungen sind Dorfbewohner mehr auf ein eigenes Auto angewiesen und legen pro Tag längere Strecken zu ihrem Arbeitsplatz oder zu Versorgungs- und Freizeitmöglichkeiten zurück als Städter. Zwar sind die Bewohner laut einer Studie von insgesamt 14 teilnehmenden Dörfern zu 90 Prozent zufrieden mit ihrer Wohnsituation, kritisieren aber dabei sowohl die Verkehrsanbindung (20 Prozent) als auch die Versorgungssituation, von Einkaufsgelegenheiten bis hin zu medizinischer Abdeckung, die sie als unzureichend empfinden (18 Prozent).[10]

Das idealisierte Bild entspricht somit oftmals nicht den tatsächlichen Lebensumständen außerhalb der Stadt, steht dabei aber auch nicht in gänzlichem Gegensatz zu der imaginierten ruralen Idylle. Der ländliche Raum zeichnet sich durch zahlreiche natürliche Ressourcen aus, insbesondere durch die Nähe zur Natur: zu Wäldern, Wiesen, Feldern und Wasserflächen. Diese naturbelassenen Räume gilt es in besonderem Maße zu schützen sowohl zum Wohl des Klimas als auch zum Schutz des Menschen, der die ländlichen Räume für sein Wohlbefinden braucht.

Heilsame Ruhe auf dem Lande: psychische Krankheiten verhindern oder mindern

Die Lebenswelt, ob Stadt oder Land, verändert das Gehirn. Forscher haben nachgewiesen, dass das Leben in der Stadt die Amygdala stärker aktiviert als das Leben auf dem Land, und damit das Risiko psychischer Erkrankungen erhöhen kann. Die Amygdala ist ein Bereich im Gehirninneren, der bei der Stressverarbeitung und bei Reaktionen auf Gefahren beteiligt ist. Je mehr Stressoren und chronischem Stress man ausgesetzt ist, desto eher kann die Genese von Depressionen und

Angst begünstigt werden.[11] Leiden also Städter tatsächlich häufiger an psychischen Belastungen und Störungen ausgelöst durch krank machenden Stress?

Laut einer Studie des RKI im Zeitraum von 2008 bis 2011 mit 8152 Befragten im Alter von 18 bis 79 Jahren leiden Personen, die in Großstädten mit 100 000 Einwohnern und mehr leben, am häufigsten unter einer depressiven Symptomatik (9,4 Prozent). Dagegen liegt die Prävalenz bei Personen, die in Städten mittlerer Größe (20 000 bis 100 000 Einwohner) leben, bei 9,1 Prozent und bei Landbewohnern (bis 5000 Einwohner) bei 7,4 Prozent. Die niedrigste Prävalenz von 5,8 Prozent zeigte sich bei Kleinstadtbewohnern (5000 bis 20 000 Einwohner). Die Lebenszeitprävalenzen einer diagnostizierten Depression verteilten sich ähnlich wie bei einer depressiven Symptomatik: Großstädter (13,7 Prozent), Bewohner mittelgroßer Städte (11,4 Prozent), Landbewohner (10,5 Prozent) und Kleinstädter (9,9 Prozent).[12]

Der Grundstein einer psychischen Störung wird oft in der Kindheit gelegt. Da die Zahl der in Städten lebenden Menschen steigt, erhöht sich auch das Risiko psychischer Störungen, insbesondere wenn man dort aufwächst. Das liegt vor allem an einer erhöhten neuronalen Aktivität und damit einhergehend einer intensiveren Stressverarbeitung. In verschiedenen städtischen Gebieten kann das Risiko für psychische Erkrankungen wie Angst- oder Stimmungsstörungen mitunter bis zu 50 Prozent höher sein als bei Landbewohnern, das Risiko für Schizophrenie kann um bis zu 200 Prozent höher sein.[13]

Wohnortnahe Grünflächen und der Zugang zur Natur können einen wichtigen Schutz vor derartigen Erkrankungen bieten. Die Natur verhilft zu einer Verbesserung der psychischen Verfasstheit, indem sie zu einer besseren kognitiven Entwicklung und der Senkung der neuronalen Stressaktivität beiträgt. Mithilfe der psychischen Besserung kann das Risiko für Depression und andere Störungen minimiert werden. In einer kürzlich durchgeführten landesweiten Studie in Dänemark, an der mehr als 900 000 Personen teilgenommen haben, konnte gezeigt werden, dass das Risiko, eine psychische Störung zu entwickeln, für Kinder, die am wenigsten Zugang zu Grünflächen und Natur hatten, um 15 bis 55 Prozent höher liegen kann. Demnach bieten Grünflächen und Natur einen wirksamen Schutz vor dem Risiko vieler psychischer Erkrankungen. Die Schutzwirkung bleibt auch dann bestehen, wenn weitere Risikofaktoren (zum Beispiel familiäre Veranlagung für psychische Erkrankungen oder sozioökonomische Faktoren) miteinbezogen werden.[14]

Die Kraft der Natur, ganz gleich welcher Art, geht sogar so weit, dass allein ein Umzug von einer dicht bebauten und »ungrünen« in eine »grünere« Region ausreicht, um eine direkte Verbesserung der psychischen Gesundheit zu erfahren, die bis zu drei Jahre nach dem Umzug andauern kann, wie eine britische Studie mit 1000 Teilnehmern zeigen konnte. Es stellte sich auch der gegenteilige Effekt ein, dass sich die psychische Gesundheit von Personen, die von einer grünen Umgebung in eine dicht bebaute Gegend zogen, verschlechterte.[15]

Das Leben auf dem Land beziehungsweise nahe der Natur lässt das Gehirn zur Ruhe kommen und bietet einen wirksamen Schutz vor und hat einen lindernden Effekt auf bestehende psychische Belastungen. Vor dem Hintergrund weltweit zunehmender Zahlen an psychischen Erkrankungen und Belastungen und einer zu beobachtenden Verstädterung sollte auf Basis dieses Wissens die Politik die Ausweitung von Grünflächen in Städten bei Planungen unweigerlich miteinbeziehen. Und es muss nicht immer nur um krankhafte Störungen und Belastungen gehen, denn jeder von uns hat Phasen und Zeiten, in denen das Stresslevel zu hoch und überfordernd ist.

Mit einem Mehr an Grün in unserer Umgebung und unserem Umfeld können wir unser Stresslevel herunterfahren, Kraft tanken und zur Ruhe kommen.

Feinstaub ade – Lungenkrankheiten vorbeugen

Nicht zuletzt seit den diversen Abgasskandalen der verschiedenen Hersteller aus der Automobilindustrie, bei denen mit Betrugssoftware niedrige Abgaswerte gezinkt wurden, ist die Problematik um Feinstaub, vornehmlich in Großstädten, zunehmend in den Fokus politischer und medialer Aufmerksamkeit gerückt. Wenn es auch bereits seit Längerem für die Zufahrt in die Innenstädte Umweltplaketten für Fahrzeuge gibt, sind die Luftwerte lange noch nicht in einem annehmbaren Bereich. Aus diesem Grund und zum Erreichen der festgelegten Zahlen für die Klimaziele wurden in manchen Stadtgebieten in Deutschland Fahrverbote für Dieselfahrzeuge verhängt. Aus meiner persönlichen Sicht wird in dieser Hinsicht bislang noch viel zu wenig getan, wie auch verschiedene Studien unterstreichen.

Abgesehen davon, was Luftverschmutzung für das Klima und die Umwelt bedeutet, gilt dieser Faktor als einer der führenden bei der Ermittlung der globalen Krankheitslast. Auspuffemissionen sämtlicher Transportmittel wie Schiffe, Flugzeuge, LKW und PKW tragen, abgesehen von den negativen Auswirkungen auf das Klima und die Umwelt, in bedeutendem Ausmaß zur globalen Krankheitslast bei. Noch problematischer als Stickoxide und Kohlendioxid beispielsweise von Dieselmotoren ist die Feinstaubbelastung, die nach der Größe von Partikeln unterschieden wird. Je kleiner dabei die Feinstaubpartikel sind, desto gefährlicher sind sie für die Gesundheit, da sie nicht mehr über die Atemwege ausgeschieden werden und somit in die Blutbahnen gelangen können.

Der Straßenverkehr ist in Deutschland mit bis zu 19 Prozent für die kleinen Feinstaubpartikel verantwortlich, während daneben Industrie-, Abfall- und Landwirtschaft sowie auch Kamine privater Haushalte ihr Übriges erledigen. Hinzu kommen der Abrieb von Straßen, Reifen – auch bei Bremsvorgängen – aller Fahrzeugarten (Benziner, Diesel, Elektroauto), die eine Feinstaubbelastung in erheblichem Ausmaß verursachen.[16] Ohne näher auf die komplexen chemischen Prozesse einzugehen, sind Feinstaubelemente, die aus Reifen- und Bremsabrieb resultieren, besonders gefährlich für die Gesundheit und befördern Asthma sowie weitere schwere Atemwegserkrankungen.[17] Die gesundheitlichen Belastungen durch Feinstaub zeigen sich insbesondere in Regionen mit geringen Auflagen zur Eindämmung von Verkehrsemissionen und in Regionen mit hoher Transportaktivität. In Zahlen ausgedrückt, wird davon ausgegangen, dass 2017 weltweit 2,9 Millionen vorzeitige Todesfälle in Verbindung mit Feinstaub gebracht werden können, zum Beispiel durch Infektionen der Atemwege, Lungenkrebs, chronisch obstruktive Lungenerkrankungen, aber auch Herzerkrankungen und Schlaganfälle.[18] Darüber hinaus konnte in einer repräsentativen Längsschnittuntersuchung in China gezeigt werden, dass infolge von Luftverschmutzung Einbußen der kognitiven Leistungsfähigkeit zu verzeichnen sind, von denen besonders Personen zunehmenden Alters betroffen sind.[19]

Stickstoffdioxide, die vornehmlich über Dieselmotoren in die Außenluft gelangen, sind laut Umweltbundesamt für acht Prozent der Diabeteserkrankungen (entspricht 437 000 Krankheitsfällen) und für 14 Prozent der Asthmaerkrankungen (entspricht 439 000 Krankheitsfällen) im Jahr 2014 verantwortlich.[20] Der Prozentsatz der Mortalität, der in Verbindung mit Verkehrsemissionen gebracht werden kann, lag im globalen Durchschnitt zwischen fünf und zehn Prozent, wobei dieser in einigen Ländern um ein Vielfaches höher eingeschätzt wurde. Vor allem Deutschland mit etwa 20 Prozent und Nordamerika mit einer Sterblichkeitsrate von 21 Prozent liegen damit weit über dem globalen Durchschnitt.[21] Demnach sterben in Deutschland jährlich rund 35 000 Menschen infolge der Feinstaubbelastung, davon 70 Prozent aufgrund von Schlaganfällen und Herzinfarkten und 30 Prozent wegen Atemwegserkrankungen und Lungenkrebs.[22] Die Gründe für eine überdurchschnittliche Luftverschmutzung lägen in Deutschland nicht nur am hohem Produktivitäts-, Landwirtschafts- und Verkehrsaufkommen, sondern auch an der geografischen Verortung. Durch die zentrale Lage innerhalb Europas würde die deutsche Bevölkerung zusätzlich die verschmutzte Luft der umliegenden Länder mit einatmen.[23]

Es ist also davon auszugehen, dass Städter durch das höhere Verkehrsaufkommen und folglich größere Luftverschmutzung stärker belastet und damit höheren gesundheitlichen Risiken ausgesetzt sind als Menschen, die auf dem Land leben.

Aber auch Städter können die gesundheitlichen Belastungen minimieren, etwa indem sie stark frequentierte Straßen meiden: Eine britische Forschergruppe konnte nachweisen, dass körperliche Aktivität in begrünten Stadtanlagen einen positiven Effekt auf die negativen Auswirkungen von Schadstoffbelastungen haben kann. So wurde beispielsweise gezeigt, dass chronisch Lungenkranke, die im Hyde Park spazieren gingen, eine verbesserte Lungenfunktion gegenüber Betroffenen, die sich entlang einer vielbefahrenen Straße bewegten, aufwiesen. Negative Effekte wie vermehrter Husten und Kurzatmigkeit nach Spaziergängen an einer verkehrsreichen Straße konnten die Forscher sowohl bei vorerkrankten als auch bei gesunden Probanden nachweisen.[24] Anhand dessen lässt sich vermuten, dass Personen, die sich auf dem Land in der Natur bewegen, umso mehr von den positiven Effekten auf die Gesundheit profitieren, aber stark befahrene dörfliche Hauptstraßen meiden sollten. Nicht zu vernachlässigen sind hierbei die Luftbelastungen durch Feinstaub auf dem Land, die der intensiven Landwirtschaft geschuldet sind.

Darüber hinaus kann die positive Kraft der Natur gesteigert werden, indem in Städten mehr Bäume gepflanzt werden, die quasi als eine Art Schadstofffilter fungieren. Die Qualität der Luftverbesserung ist allerdings abhängig von der Beschaffenheit der Baumkronen (Dichte, Artzusammensetzung und Alter) sowie der Konzentration der schädlichen Luftstoffe.

An dieser Stelle noch ein weiterer interessanter Hinweis dazu, wenn es um Luftverschmutzung geht: Auch in Innenräumen können zum Beispiel Möbel, Wandfarben, Reinigungsmittel die Luftqualität mindern und gesundheitsschädliche Auswirkungen haben. Da wir uns einen Großteil unserer Zeit drinnen aufhalten, ist dies ein nicht ganz unwichtiger Aspekt, der schnell übersehen werden kann. Pflanzen, vornehmlich sogenannte Spinnenpflanzen und englischer Efeu können dazu beitragen, die Raumqualität zu verbessern.[25]

Festzuhalten bleibt, dass jede Form von Luftverschmutzung, insbesondere Feinstaub, für die Gesundheit schwerwiegende Folgen haben kann. Ohne Zweifel sind hier die Politik vpn Bund und Ländern gefragt, die Emissionen zum Wohle der Umwelt und Menschen deutlich zu reduzieren. Jeder Einzelne kann für sich das Risiko der Belastungen jederzeit minimieren, indem die Zeiten in verkehrsreichen Gebieten vermieden oder reduziert und Aufenthalte in der Natur, in Wäldern und

Parks verlängert werden. Aber auch jeder Einzelne muss dazu beitragen, Luftverschmutzungen zu vermeiden, und damit auch das Klima zu entlasten.

Der Klimawandel auf dem Lande – Auswirkungen auf Gesundheit und körperliche Aktivität
Der Klimawandel ist in fast allen Bereichen der Gesellschaft angekommen und verändert unsere Natur und damit auch unser Leben. Wir sehen täglich, wie die Landschaft, aber auch die Landwirtschaft unter dem Wassermangel und der starken Hitze leiden. Mein Freund Andi berichtete, dass er auf seinem Hof im Sommer 2020 gerade einmal ein Drittel der üblichen Heuernte einfahren konnte. Die Preise für einen Heuballen haben sich in den letzten Jahren verdreifacht, was auch mit der zunehmenden Trockenheit zu tun hat. Ganze Fichtenwälder verschwinden derzeit im Rheinland und in zahlreichen anderen Regionen Europas. Gerade in den Hitzewochen suchen immer mehr Menschen die etwas kühleren Gegenden auf dem Lande auf, in denen sich die Hitze weniger in Betonbauten, Steingärten, Straßen und Häusern staut. Doch auch auf dem Land ist die Hitze immer schwieriger zu ertragen. Gerade mit kleinen Kindern weicht so mancher in den kühlen Kellerraum zum Schlafen aus.

Die veränderten klimatischen Bedingungen haben desaströse Folgen sowohl für den Globus als auch für den menschlichen Organismus. Ganz konkret ergeben sich durch Hitze neue klimabedingte Infektionsquellen. Der aus dem Klimawandel resultierende Stress birgt ein erhöhtes Erkrankungs- sowie ein Mortalitätsrisiko für den Einzelnen.

Stichwort Hitzetote: Unmittelbare Folgen länger andauernder Hitzeperioden für die menschliche Gesundheit sind direkt nachvollziehbar. Modellrechnungen ergeben, dass

Deutschland bei der Zahl der Hitzetoten mit circa 20 200 Todesfällen im Jahr 2018 international einen Spitzenplatz belegt. Nur die zwei bevölkerungsreichsten Länder China und Indien liegen mit 62 000 und 31 000 Hitzetoten noch davor. Weltweit, so zeigen wissenschaftliche Untersuchungen, ist die Zahl der Hitzetoten zwischen den Jahren 2000 und 2018 bei den über 65-Jährigen um 53,7 Prozent angestiegen.[26] Die Zunahme stabiler, lang andauernder Hitzeperioden in Kombination mit dem steigenden Bevölkerungsanteil der über 65-Jährigen ergeben ein erhöhtes Risiko, an Herz-Kreislauf-Erkrankungen, Erkrankungen der hirnzuführenden bzw. zerebralen Gefäße oder an Atemwegserkrankungen zu sterben.

In einer sehr überzeugenden Übersichtsarbeit im *Deutschen Ärzteblatt* beschäftigt sich Claudia Traidl-Hoffmann vom Lehrstuhl und Institut für Umweltmedizin der Universität Augsburg mit klimaassoziierten Erkrankungen. Das Zusammenwirken von Klimawandel und Luftverschmutzung wirkt sich besonders ungünstig aus. Nicht umsonst hat die Weltgesundheitsorganisation die Klimakrise als eine der bedeutendsten Gefahren für die menschliche Gesundheit erklärt. So steigt bei anhaltenden Hitzeperioden die Rate an Herzinfarkten. Da die Idealtemperatur für das Funktionieren des menschlichen Gehirns bei 22 Grad Celsius liegt[27], werden durch einen Anstieg der Umgebungstemperatur zentralnervöse Funktionen negativ beeinflusst: Die Leistungsfähigkeit des Einzelnen sinkt, ebenso die Produktivität, was wirtschaftliche Folgen nach sich zieht. In der Literatur ergeben sich zudem Hinweise auf eine Beeinträchtigung der mentalen Gesundheit durch bestimmte Wetterlagen und den Klimawandel. Belegt ist, dass alle extremen Wetterereignisse auch psychische Folgeerscheinungen mit sich bringen. Am offensichtlichsten wird dies bei unmittelbar von Naturkatastrophen Betroffenen, die mitunter noch lange nach dem Ereignis unter einer posttraumatischen Belastungsstörung oder unter Angstzuständen leiden. Aber auch allein das Wissen um die veränderten Umweltbedingungen und die damit verbundene ungewisse Zukunft kann zu Ängsten führen (Ökoangst, biospährische Sorge).[28]

Eine Erhöhung der Außentemperatur beeinflusst zudem den menschlichen Stoffwechsel, was die Neuerkrankungsraten an Diabetes und Glukoseintoleranz in die Höhe treibt. So ist wissenschaftlich belegt, dass ein Anstieg der durchschnittlichen Umwelttemperatur von nur einem Grad Celsius allein in den USA, mit einer Einwohnerzahl von knapp 330 Millionen, für jährlich 100 000 Diabetes-Neuerkrankungen verantwortlich ist.[29]

Auch Allergien verstärken sich durch die veränderten klimatischen Bedingungen, da sich die Konzentration, das allergene Potenzial und auch die Art der vorhandenen Pollen durch den allgemeinen Temperaturanstieg ändern. Infolge des Klimawandels steigt die Gewitterhäufigkeit lokal an. Dies birgt für Asthmatiker ein erhöhtes gesundheitliches Risiko, insbesondere dann, wenn das Asthma bisher nicht adäquat behandelt wurde. Gerade in der Graspollensaison verschlimmern schwere Gewitter erwiesenermaßen Asthmaanfälle (sogenanntes Thunderstorm Asthma).[30] Schwere Bronchienverengungen können auch erstmalig bei Personen auftreten, die unter allergischer Rhinitis leiden, ohne asthmatische Erkrankungen in der bisherigen Vorgeschichte.

Weiterhin wird die Bakterienflora von Gewässern und Meeren durch die Klimakrise beeinflusst – mit Konsequenzen für die menschliche Gesundheit: Höhere Wassertemperaturen begünstigen die Vermehrung von Erregern für Diarrhö und andere entzündliche Magen-Darm-Erkrankungen. Speziell die Gefahr einer Vibrionen-Infektion hat sich seit den 1980er-Jahren vervielfacht.[31] Vibrionen sind Bakterien und vermehren sich besonders gut bei Wassertemperaturen von über 20 Grad. Sie rufen Magen-Darm- und Wundinfektionen hervor und können insbesondere für Menschen mit chronischen Vorerkrankungen, geschwächtem Immunsystem und offenen Wunden gefährlich werden. Wie aus dem *Deutschen Ärzteblatt* hervorgeht, beträgt die Gesamtzahl der Tage im Jahr, an denen eine Ansteckung mit Vibrionen in der Ostsee möglich ist, aufgrund der insgesamt höheren Wassertemperatur mittlerweile 107 Tage.[32]

Aber auch mit dem Klimawandel einhergehende extreme Wetterumschwünge sowie starke Kälteeinbrüche sind für prädisponierte Bevölkerungsgruppen kritisch: So nimmt das Risiko für Schlaganfälle bei bestimmten Wetterlagen, zum Beispiel signifikant sinkenden Temperaturen, zu.[33]

Nicht zuletzt beeinflusst der Klimawandel die Übertragungssaison sowie die geografische Reichweite von verschiedenen Infektionskrankheiten, die von Tieren, insbesondere Mücken, übertragen werden. Die Übertragungswahrscheinlichkeiten erfahren aufgrund der veränderten geografischen Verteilung von Krankheitserregern und deren Wirten einen Wandel: So wird die Gesamtbelastung durch Malaria ansteigen und auch die Fallzahlen der durch die Aedes-Mücke übertragenen Arbovirusinfektionen Dengue, Zika, Gelbfieber und Chikungunya weiter zunehmen. Beim Dengue-Fieber konnte in den vergangen 50 Jahren bereits ein Anstieg der globalen Fallzahlen um das Dreißigfache verzeichnet werden.[34]

Und was nun? – Die Lancet Policy Briefs

Die Bundesärztekammer, das Institut für Epidemiologie des Helmholtz Zentrums München, die medizinische Fakultät der Ludwig-Maximilians-Universität München, die Charité-Universitätsmedizin Berlin und das Potsdam-Institut für Klimafolgenforschung werben in sogenannten Policy Briefs für konkrete Gegenmaßnahmen, die auf ein Umsteuern in der Klimakrise zum Schutz der öffentlichen Gesundheit abzielen. Die Policy Briefs leiten sich aus dem jährlichen Report des Lancet Countdown on Health and Climate Change, einem internationalen multidisziplinären Zusammenschluss von Wissenschaftlern, die sich mit den Auswirkungen des Klimawandels beschäftigen, ab und empfehlen unter anderem Ernährungsleitlinien und Qualitätsstandards, die sowohl Nachhaltigkeit als auch Gesundheit gleichermaßen in den Blick nehmen.

Darin betrachten die Autoren den anhaltend hohen Fleischkonsum als für die Klimabilanz weiterhin sehr problematisch. Mehr als 50 Prozent der Treibhausgasemissionen der Landwirtschaft gehen auf die Rinderhaltung zurück. Auch der Konsum hochverarbeiteter Lebensmittel gilt als heikel: sowohl in Hinsicht auf die menschliche Gesundheit als auch aufgrund des Prozesses ihrer Herstellung, für den viele fossile Brennstoffe zum Einsatz kommen. Von frühester Kindheit an müsste Erziehung auch die Ernährung miteinbeziehen, um künftige Generationen für eine gesunde und nachhaltige Lebensweise zu gewinnen, die sich auf vielfache Weise positiv auf das Klima und die allgemeine Gesundheit auswirkt. Dazu zählt auch die Förderung von aktiver körperlicher Bewegung, die unter anderem durch eine Veränderung der Mobilität in Alltag, Privatleben und im Beruf gewährleistet werden könnte. Das bedeutet, so die Policy Briefs, gezielt Lebensräume zu schaffen und zu erweitern, die den nichtmotorisierten Verkehr unterstützen. Bereits durch die Verbesserung der Fußgänger- und Fahrradinfrastruktur können Luftverschmutzung und Treibhausgasemissionen im urbanen Raum sowie der Anteil nichtinfektiöser Erkrankungen als Folge von Bewegungsmangel verringert werden. Auch die Einrichtung »grüner Räume« wie Parks, Dachgärten oder das Pflanzen von Straßenbäumen sowie das Verbot von Steingärten sind wichtige Schritte der Städte, die regelrechte Hitzeaktionspläne erarbeiten müssten.

Der Klimawandel hat direkte Auswirkungen auf die Gesundheit sowie unser Bewegungs- und Sportverhalten. Dazu habe ich Georg Predel befragt, Sportmediziner und Leiter des Instituts für Kreislaufforschung und Sportmedizin an der Deutschen Sporthochschule in Köln:

Baumann: Welche gesundheitlichen Einschränkungen können durch den Klimawandel beim Menschen vermehrt auftreten?

Predel: Neben den Opfern der Naturkatastrophen sehen wir in den letzten Jahren deutlich mehr Hitzeopfer. Gefährdet sind insbesondere Menschen mit Herz-Kreislauf-System-Vorerkrankungen. In Deutschland beobachten wir diesbezüglich erschreckend hohe Zahlen: Immer mehr Hitzetage bedingen immer mehr Hitzetote. Im internationalen Vergleich liegt Deutschland derzeit mit jährlich über 20 000 hitzebedingten Todesfällen auf Platz drei. Der Trend zeigt klar nach oben. Durch die Hitze tauchen auch vermehrt neue Infektionen auf, sogar Tropenkrankheiten, die bislang in Deutschland keine Rolle spielten. Gefährdet sind insbesondere die über 65-Jährigen, die eine eingeschränkte körpereigene Kühlfunktion haben. Die Hitze ist für unseren gesamten Organismus eine echte Herausforderung: Es kommt zu einer stärkeren Durchblutung, das Herz-Kreislauf-System wird stark belastet, das Blut wird dickflüssiger, das Risiko für Thrombosen und eine Dehydration steigt. Das hat natürlich auch Auswirkungen auf unser Sportverhalten.

Baumann: Beobachten Sie in den letzten zehn Jahren bei Sportlern vermehrt derartige Erkrankungsfälle durch den Klimawandel?

Predel: Die Athleten leiden deutlich stärker unter dem Sport in der Hitze. Bei denjenigen, die unter freiem Himmel trainieren, kommt es vermehrt zu Schwindel, Müdigkeit, Dehydration und zunehmend zum Hitzekollaps. Das betrifft auch junge Menschen. Sport, Bewegung und das Leben in der Hitze belasten nicht nur die ältere Generation. Zudem kommt es auch zu einem Verlust der Lebensqualität, wenn es schwieriger wird, Sport auszuüben.

Baumann: Sport treiben in der Stadt oder auf dem Land?

Predel: Dazu zwei Aspekte: In der Stadt kühlt es bei Hitzewellen auch nachts kaum ab, dies ist äußerst problematisch. Anstrengender Sport um die Mittagszeit ist dann zu vermeiden und sollte nur in den Morgen- oder Abendstunden erfolgen. Tatsächlich ist es im Sommer auf dem Lande in der Regel ein paar Grad kühler als in der Stadt, da dort zum Beispiel Häuser, Beton und Asphalt Hitze speichern, die nachts abgegeben wird. Eine weitere Belastung ist das Ozon, das aus Stickoxiden, flüchtigen Kohlenwasserstoffen und Sonnenlicht entsteht. Ozon ist ein Reizgas, das die Atemwege angreifen und schädigen kann. Diese Reizung kann eine Vorstufe von

Asthma auslösen und bei Disposition sogar zu einer Asthmaerkrankung führen. Selbst nachts wird die Ozonbelastung
aber nicht weniger. Das Paradoxe ist, dass die Ozonbelastun-
gen auf dem Land im Sommer oftmals höher sind als in der
Stadt.

Baumann: Wie sieht unser Sport- und Bewegungsverhalten
dann in der Zukunft aus?

Predel: In Zukunft müssten wir während der Hitzewellen vorübergehend auf anstrengenden Sport verzichten. Hitze und
Ozon beeinflussen das Sporttreiben und unser Bewegungsverhalten, das betrifft insbesondere Menschen mit Vorerkrankungen, aber nicht ausschließlich. Während der Hitzeperioden ist dann insbesondere sportliche Aktivität im Wald zu
empfehlen, und dies auch wiederum nur in den Morgen- oder
Abendstunden. Auch Schwimmen wäre dann weiter möglich.
Zusammengefasst befürchte ich, dass sich unsere ohnehin
schon bewegungsarme Gesellschaft in Zukunft dann noch
weniger bewegen wird.

Bewegungsfreiheit auf dem Lande – neu entdeckt in der Corona-Krise

Bewegung und Freiheit – zwei mächtige und bedeutungsvolle
Wörter, die für uns im Grunde genommen selbstverständlich sind. Die Freiheit, sich zu bewegen, hat in der derzeitigen krisenhaften Situation bedingt durch die Corona-Pandemie einen ganz anderen Stellenwert erhalten. Denn unsere
Bewegungsfreiheit wurde und wird vorübergehend weiter
eingeschränkt bleiben. Plötzlich haben Landesgrenzen und
Grenzen von Städten und Gemeinden eine Funktion und Be-

deutung: Sie engen unsere Bewegungsfreiheit ein. Die Freiheit, sich mal eben kurz irgendwohin zu bewegen, gab es über Monate nicht mehr. Und wenn sich doch die Möglichkeit bot, dann ausschließlich unter der Prämisse von Tests und des fast schon selbstverständlichen Abstandhaltens.

In den Städten, wo sich nicht nur Häuser und Bauwerke dicht an dicht drängen, sondern normalerweise auch Menschen, wo die Fahrgäste in den öffentlichen Verkehrsmitteln teilweise wie Sardinen in der Ölbüchse zusammengepfercht zur Arbeit pilgern und großzügiger Wohnraum kaum mehr bezahlbar ist, können sich Menschen in Zeiten des Lockdowns fast wie eingesperrt fühlen. Die Wohnung, neuerdings Schauplatz aller Lebensbereiche, also Homeoffice, Schule, Kindergarten, Restaurant und Spielplatz, wird auf einmal zu klein, wirkt beengend, die Möglichkeiten für den Einzelnen, sich zurückzuziehen, sind äußerst begrenzt. Die Freizeitalternativen sind auf einmal sehr überschaubar, und um dem Gefühl des Gefangenseins zu entgehen, flüchten sich die Menschen nach draußen, ein Reflex, den quasi die gesamte städtische Bevölkerung hat. Überfüllte Parks und städtische Grünanlagen sind die Folge, die mittlerweile zum Freiluft-Fitnessstudio, zum Außenbüro und, so weit möglich, zum sozialen Treff umfunktioniert werden. Da ist es gar nicht mehr so leicht, den nötigen Abstand einzuhalten. In der Stadt, wo Platz- und Wohnungsmangel Programm sind, lösen sich die vermeintlichen Vorteile gegenüber dem Landleben in Luft auf.

Der bereits angesprochene Hype um die Landidylle wird in Zeiten von Ausgangssperren und -beschränkungen noch weiter befeuert. Das erlebe ich nun tagtäglich in meinem Dorf, das an einem Wanderweg gelegen ist, der 2018 installiert wurde und den nun Heerscharen von Wanderern erkunden. Dies alles ist zu betrachten vor dem Hintergrund, dass rund zwölf Prozent der Städter in zu kleinen Wohnungen leben, während es auf dem Land gerade einmal vier Prozent sind und in Vororten knapp sechs Prozent.[35] Jetzt, da nahezu alle Möglichkeiten der Freizeitgestaltung geschlossen sind, vermissen viele einen eigenen Garten, vor allem Eltern kleiner Kinder, denen man einen vergleichbaren Ausgleich etwa auf Spielplätzen oder in Zoos nicht bieten kann. Ausflüge ins Umland als Flucht aus der Stadt oder die vorübergehende Umsiedlung zum Zweitwohnsitz waren für eine bestimmte Zeit nicht oder nur eingeschränkt möglich und unterstrichen einmal mehr die begrenzte Bewegungsfreiheit der städtischen Bevölkerung. Für all jene, die auf dem Land wohnen, galt all dies nicht in gleichem Maße. Größere Wohnungen oder eigene Häuser bieten die Gelegenheit, sich zurückzuziehen und sich aus dem Wege zu gehen. Der eigene Garten oder die Weite der Natur vor der Nase oder zumindest in Reichweite erleichtern die Auswirkungen eines Lockdowns. In der Weitläufigkeit der Wälder, Felder und Wiesen lassen sich die in der Krisenzeit verhängten Maßnahmen leichter vergessen, und auch den Abstand zu wahren fällt nicht schwer. Die Pendelei in die Stadt entfällt aufgrund von Homeoffice-Regelungen. Dass die Bewegungsfreiheit eigentlich eingeschränkt ist, mögen Landbewohner nicht in vergleichbarem Ausmaß wie die städtische Bevölkerung wahrnehmen. Denken wir nur an die Nord- und Ostseeinseln, die für den Tourismus geschlossen wurden. Die Bewohner hatten vielleicht zum ersten Mal die Strände für sich. Am Meer entlanggehen und nur ab und an jemand anderem zu begegnen – auch so kann sich eingeschränkte Bewegungsfreiheit anfühlen.

Welche Empfindungen weckt bei Ihnen die Vorstellung eines ausgedehnten Waldspaziergangs, bei dem Sie dem Vogelgezwitscher lauschen, leise den Wind in den Baumkronen vernehmen und ins Grün blicken können? Fühlt sich das nicht gut an? Es scheint so, als erlebe der Spaziergang zu Corona-

Zeiten eine echte Renaissance. Sportstätten und Fitnessstudios sind geschlossen, da liegt es nahe, schnell mal vor die Türe zu gehen. Durch die Empfehlungen der Virologen, insbesondere Innenräume wegen der erhöhten Infektionsgefahr zu meiden, ist der Spaziergang zu einem sozialen, zwischenmenschlichen Ereignis geworden, das das Treffen im Café oder im Restaurant ersetzt. Zudem ist der Spaziergang die Zeit echter Entspannung ohne Stress, gelebter Freiheit und wirkt sich insgesamt positiv auf das seelische wie auch körperliche Wohlbefinden aus.

Interessanterweise scheint es in der Corona-Krise aber nicht nur unterschiedliche Wahrnehmungen der Freiheitsbeschränkungen zwischen Stadt und Land zu geben, sondern auch zwischen den Generationen. So tut sich laut einem Artikel in der *FAZ* die Generation Y, geboren in den 1980er- bis 1990er-Jahren, weniger schwer, die Einschränkungen zu befolgen und zu akzeptieren, als dies für ältere Generationen gilt. Für »Boomer«, die Generation der heute etwa 60-Jährigen, hat Freiheit einen romantischen Charakter. Sich in seiner Bewegungsfreiheit einzuschränken fällt ihnen besonders schwer, Ausgangs- und Reisebeschränkungen werden bisweilen geradezu als Freiheitsberaubung wahrgenommen. Dagegen bedeutet für die Jüngeren Freiheit, zu Hause Corona auch als Internetevent zu zelebrieren, was ohne Einschränkungen möglich ist.[36] Wenngleich dies etwas plakative Beispiele sind, ist Freiheit doch etwas Subjektives und eine Frage der Definition.

Stadt ist nicht besser als Land und umgekehrt. Aber gerade in solchen Krisenzeiten bekommen Aspekte wie Wohnraum und Zugang zur Natur eine ganz neue Qualität. Dies führt dazu, dass so mancher die derzeitige Wohnsituation und den Arbeitsplatz sowie den Ort des Lebensmittelpunkts überdenkt. Es stellt sich die Frage, inwiefern sich das Stadtleben durch die Corona-Krise grundlegend verändern wird und es zu einem Umdenken weg von der Urbanisierung kommt. Aber auch das Landleben wird sich wandeln, sollte es zu einer größeren Stadtflucht kommen. Und wie werden die neuen Landbewohner den Übergang vom imaginierten Sehnsuchtsort zum alltäglichen Leben bewältigen? Fakt ist: Veränderungen kommen! Vorstellungen und Ideen, wie die Zukunft aussieht, gibt es einige, wir werden die nächsten Jahre abwarten müssen, um sehen, was tatsächlich passiert.

Rehabilitative Effekte durch Bewegung und Natur
Im Grunde genommen sind wir Menschen dazu veranlagt, naturverbunden zu sein. Es ist uns eingeschrieben, uns in der Natur aufzuhalten und uns zu bewegen. Man könnte es als ein Grundbedürfnis bezeichnen. Eine (dauerhafte) Nicht-Erfüllung basaler Bedürfnisse führt langfristig zu Unzufriedenheit und gesundheitlichen Problemen. Die Krux daran ist, dass wir sicherlich bestrebt sind, die physiologischen Bedürfnisse nach zum Beispiel Essen, Trinken ausreichend Schlaf automatisch zu befriedigen. Aber wie verhält es sich mit dem Bedürfnis nach Natur und Bewegung, dessen wir uns womöglich gar nicht bewusst sind? Diejenigen, die dazu intrinsisch motiviert und ohnehin bewegungsaffin sind, werden dem Bedürfnis naturgemäß wahrscheinlich eher nachkommen. Für alle anderen, die keine Notiz von ihrem natürlichen Mangel nehmen, wird es schwieriger. Wir verbringen unsere Alltage überwiegend in geschlossenen Räumen, gehen – die meiste Zeit sitzend – Jobs nach, üben, wenn überhaupt, Sport im Fitnessstudio aus und drängen uns, es sei denn, wir wohnen auf dem Land, durch die grauen Asphaltstraßen und Gebäude der Städte. Ich möchte meinen, dass dadurch die natürlichen Instinkte unterdrückt und überhört werden. Damit sind wir in einer Zeit angekommen, in der – vor allem in Städten auch

aufgrund von mangelnden Grünflächen – ein körperlich inaktiver Lebensstil dominiert. Fakt ist, je barrierefreier wir Zugang zu Sport- und Bewegungsmöglichkeiten haben, desto eher werden diese wahrgenommen. Je mehr Radwege, Sportvereine, Sportplätze, Grünanlagen, Fitnessstudios vorhanden sind, desto sportlicher ist die Bevölkerung.

Ausreichende und regelmäßige körperliche Aktivität ist eine elementare Ressource und Voraussetzung für unsere Gesundheit. Wie bereits erwähnt, schützt Bewegung vor zahlreichen Erkrankungen und kann Krankheitsauswirkungen und -verlauf positiv beeinflussen. Bewegungsmangel kann ein Risikofaktor sein, vorzeitig zu sterben, und ist eng mit der Verbreitung von nicht übertragbaren Krankheiten verknüpft, darunter koronare Herzkrankheiten, Diabetes Typ 2 und bestimmte Krebsarten. Positiv formuliert liegen Evidenzen dazu vor, dass ein körperlich aktiver Lebensstil dazu beitragen kann, die Wahrscheinlichkeit an koronaren Herzkrankheiten, Bluthochdruck, Schlaganfällen, Metabolischem Syndrom, Diabetes Typ 2, Brust- und Darmkrebs sowie Depression zu erkranken, zu verringern und die Gesamtmortalitätsrate bei körperlich aktiven Erwachsenen um zwanzig bis dreißig Prozent zu senken. Auch liegen für die Verbesserung der kardiorespiratorischen und muskulären Fitness, des Body-Mass-Index (BMI) und der Körperkomposition, der Knochengesundheit und der kognitiven Funktionen starke Evidenzen vor.[37] Aber auch bei bereits bestehenden Erkrankungen kann körperliche Aktivität positive Auswirkungen haben und als Therapie eingesetzt werden, etwa bei neurologischen Erkrankungen, peripheren arteriellen Verschlusskrankheiten, chronischer Bronchitis und psychischen Erkrankungen.[38] Regelmäßige Bewegung verbessert über alle Altersstufen hinweg die Lebensqualität, kann ältere Menschen vor Stürzen schützen und sie damit länger mobil und selbstständig halten. Für Kinder stellen frühzeitige Erfahrungen mit Bewegung einen wichtigen Parameter der Persönlichkeitsentwicklung dar.[39]

Die gute Nachricht dabei ist, dass bereits moderate Bewegung und Alltagsaktivitäten eine förderliche Wirkung auf die Gesundheit haben. Wer im Alltag nicht ausreichend Aktivitätsmöglichkeiten hat, sollte dies durch sportliche Betätigung auszugleichen versuchen. Auch wer womöglich im Alltag keine Optionen sieht, sich mehr physisch zu betätigen, kann sich mit kleinen Tipps behelfen, um auch ohne schweißtreibenden Sport mehr Bewegung zu integrieren: Nutzen Sie die Treppe statt den Aufzug, beim Telefonieren stehen oder umhergehen, eine Haltestelle früher aussteigen oder das Auto weiter weg parken und sowieso kleine Erledigungen mit dem Fahrrad oder zu Fuß verrichten.

Aber welche Effekte hat der Zugang zur Natur genau auf die menschliche Gesundheit? Zunächst einmal ist Natur ein Sammelbegriff für verschiedene Erscheinungsformen. So kann eine urbane Grünfläche wie ein Park oder ein kleiner Garten genauso Natur bedeuten wie weitläufige Felder, Wald und Wiesen auf dem Land, wenngleich ihnen nicht gleichermaßen starke Effekte zugeschrieben werden. Zum Beispiel haben Menschen, die in Waldnähe leben und ihn auch besuchen, ein geringeres Risiko, an bestimmten Leiden zu erkranken. In manchen Fällen reicht allein der Anblick von Natur aus, um eine gesundheitsfördernde Wirkung zu erzielen, so etwa die Senkung des Cortisolspiegels (dieses Hormon ist verantwortlich für Stressreaktionen) oder Senkung eines erhöhten Pulsschlages. Allein der Blick in die Natur führt bei Büroangestellten zu weniger Kopfschmerzen und allgemeinem Wohlsein. Der Kontakt zur Natur bewirkt darüber hinaus eine Aktivierung des parasympathischen Systems, das die physische Regeneration unterstützt und damit zu einer schnelleren Genesung und Erholung führen kann.[40] Es gibt verschiedene

Erklärungsansätze, warum Natur so gut für unser ganzheitliches Wohlbefinden ist. Allen gemein ist die Tatsache, dass sie in unserer genetischen Veranlagung liegt. Laut der Biophilia-Hypothese nach Wilson haben wir unser Bedürfnis nach Natur entlang der Evolution erworben und uns einen Überlebensvorteil sichern können. Wenn der Mensch die Umgebung im Blick hatte, Beobachtungen anstellte, verschaffte er sich den Vorteil, sich an neue Bedingungen besser anpassen zu können.[41] Der Attention-Restoration-Theorie von Kaplan & Kaplan erklärt die gesundheitsfördernde Wirkung der Natur anhand von vier Kriterien:

- Fascination (Natur fördert die regenerative Aufmerksamkeit)
- Being away (Natur als Zufluchtsort vor dem Alltag)
- Extent (Natur fördert die Verbundenheit mit ihr)
- Compatibility (Natur als Raum, das zu tun, was den eigenen Bedürfnissen entspricht)

Unterschieden wird hierbei die gerichtete/direkte und ungerichtete/indirekte Aufmerksamkeit.[42] Die Natur als Anreiz der indirekten Aufmerksamkeit, die uns angeboren ist und keiner Anstrengung bedarf, bietet einen Ausgleich zur direkten Aufmerksamkeit, die beispielsweise die lange Arbeit am Computer erfordert. Eine weitere Theorie, die Psychophysiological Stress-Recovery-Theory nach Ulrich, geht über die Theorie der Aufmerksamkeit hinaus und besagt, dass die Natur eine Erholung von sämtlichem Stress bewirke. Die ideale Landschaft zur Entfaltung einer entspannenden Wirkung gleiche, evolutionstheoretisch bedingt, einer Savanne.[43] Auch andere Wissenschaftler beschäftigen sich mit den Präferenzen des Naturtyps zur Steigerung des Wohlbefindens. Zu den bevorzugten Naturgebieten gehören insbesondere lichte Wälder, die von uns als gepflegt und sicher wahrgenommen werden.

Der heilenden Kraft der Wälder ist ein eigenes Kapitel dieses Buches gewidmet.

Unsere Natur ist eine wahrlich kraftvolle Quelle, die wir zur Bewegung nutzen sollten, ob bei Spaziergängen, Wanderungen, Radtouren, Nordic Walking, beim Joggen und Reiten, beim Schwimmen und auch bei der Wald- und Gartenarbeit. Konzentrieren wir uns zunächst auf das Gehen, das von Wissenschaftlern als eine Art »Superkraft« bezeichnet wird. Wann waren Sie das letzte Mal spazieren, und was haben Sie dabei wahrgenommen? Haben Sie gemerkt, wie gut es Ihnen tut? Laut dem Neurowissenschaftler Shane O'Mara bleiben wir durch das Gehen länger gesund, jung und fit, unsere Kreativität wird angeregt und unsere Stimmung verbessert sich.

Wir, der Homo sapiens, sind zur Fortbewegung gemacht, das beweist ein Blick auf die Evolution. In unserer Physiologie und Anatomie hat sich seit der prähistorischen Zeit nicht nennenswert viel verändert. Abgesehen davon, dass Menschen früher zur Nahrungsbeschaffung und zum Überleben weite Strecken zurücklegen mussten und nahezu ständig in Bewegung waren. Heutzutage sind wir darauf nicht mehr angewiesen. Körperliche Inaktivität und ein überwiegend sitzender Lebensstil bergen ein ähnlich hohes Risikopotenzial für Mortalität wie zum Beispiel Tabakkonsum.[44] Ist das nicht erschreckend? Beim Gehen werden 600 Muskeln und 100 Gelenke bewegt, allein wenn wir uns hinstellen, werden deutlich mehr Körperteile aktiv als im Sitzen. Die Sinne werden geschärft, und das periphere Blickfeld verbessert sich.[45] Unser gesamter Körper wird im Gehen beansprucht: Die Atmung beschleunigt sich, die Blutzirkulation wird angeregt und auch die Energieverbrennung gesteigert. Insbesondere zeigen sich für ältere Menschen zahlreiche gesundheitsförderliche Auswirkungen durch das Gehen: Die Strukturen des Gehirns werden in etwa genauso beansprucht wie die der Muskulatur, sodass dies dem Alterungsprozess entgegenwirkt. In einem Experiment, bei dem ein Mann über sechzig auf Wanderschaft durch die Alpen ging, wurde nicht nur die Abnahme der Körperfettmasse festgestellt, sondern auch eine Verbesserung krank machender Fette im Blut und ein Rückgang der Entzündungsmarker.[46] Bewegung – die WHO empfiehlt 10 000 Schritte am Tag – leistet im Allgemeinen einen Beitrag zum Erhalt und/oder Erreichen eines angemessenen Körpergewichts. Denn Bewegungsmangel, oft gepaart mit einer zu kalorienreichen Ernährung, führt zu Übergewicht und kann eine Reihe von weiteren Erkrankungen nach sich ziehen.

Wussten Sie, dass die berühmte WHO-Empfehlung der »10 000 Schritte pro Tag« vor vielen Jahren in der Marketing-Abteilung entwickelt wurde, aber dazu noch gar keine Evidenz vorlag? Inzwischen weiß man, dass rund 7000 Schritte täglich auch schon viele positive gesundheitliche Effekte zur Folge haben. Die gute Nachricht: Wenn Sie mehr als 7000 Schritte gehen sollten, ist das nicht schädlich.

Vielleicht befinden Sie sich derzeit in einer Situation, in der Sie sich eigentlich nicht dazu in der Lage fühlen, sich zu bewegen, oder gar nicht auf die Idee kommen, sei es aufgrund eines Schicksalsschlags oder aufgrund einer akuten Erkrankung oder aus anderen Gründen. Sie haben womöglich Unzähliges versucht und haben das Gefühl: Nichts hilft, weder Medikamente noch irgendwelche Therapien. Doch es gibt etwas, das tatsächlich helfen kann: Bewegung!

Es gibt die Menschen, die einen Weg gefunden haben, das Leben wieder in die eigenen Hände zu nehmen. Ihr Rezept heißt: Bewegung! Sie begannen aufgrund eines schweren Schicksalsschlages zu laufen, zu wandern, zu pilgern, zu klettern, zu schwimmen, zu segeln, zu fliegen usw. Es ist die ureigenste

Form der Verarbeitung von Schmerz und Trauer, die bereits seit Jahrtausenden existiert. Jeder von uns kennt das, dass uns diese Gefühle »Beine machen«. Eine stete Unruhe wohnt in uns, die es zu verarbeiten gilt. Viele suchen dann den Weg zum Psychotherapeuten, doch manche scheuen diesen Schritt, und die Unruhe oder das schlechte Befinden bleibt. Aber, oh Wunder, Bewegung vermag Linderung zu verschaffen!

Es gibt zahllose Beispiele von Menschen in Krisenmomenten, die aktiv geworden sind und mit unvorstellbarer Willenskraft einen neuen Weg gegangen sind. Bei vielen findet sich die Lösung in der sportlichen Herausforderung. Interessanterweise wählen die Menschen dabei vermehrt Sportarten, die unter freiem Himmel ausgeübt werden können.

Und nicht nur wenn wir erkrankt sind oder uns mit einem Schicksalsschlag auseinandersetzen müssen, werden wir tagtäglich von unzähligen Reizen überflutet, denen wir uns kaum entziehen können. Die Menschen schreien förmlich nach Simplifizierung, nach einer Vereinfachung des Lebens, nach Übersicht und Bescheidenheit, sie haben das Bedürfnis auszuatmen. Wo sonst kann der Mensch besser ausatmen und Kraft tanken als in der freien Natur?

Wie wir gesehen haben, hat sowohl die Natur als auch die Bewegung gleichermaßen einen gesundheitlichen Nutzen auf der physischen wie psychischen Ebene. Mithilfe der Kombination aus körperlicher Aktivität und Natur, auch als »green exercise« bezeichnet, lässt sich der Nutzen maximieren und lassen sich die Vorteile beider Komponenten vereinen.

Der Kontakt zur Natur ist darüber hinaus auch mit unserem sozialen Wohlbefinden eng verknüpft. Nicht nur, dass in der

Stadt Parks und Grünflächen gesellschaftliche Treffpunkte darstellen, so kann ein gemeinsames Naturerleben zum Beispiel in Form einer Wanderung die soziale Interaktion unterstützen. Auch gibt es Anhaltspunkte, dass sich der Aufenthalt in der Natur positiv auf das Sozialverhalten auswirkt. Der Kontakt in der Natur verleiht Autonomie und aktiviert intrinsische Bestrebungen, die eng mit helfendem Verhalten verknüpft sind.[47] Dies dürfte mit ein Grund sein, dass sogenannte Nature-Assisted-Programme als Therapieform eingesetzt werden, um Teilnehmenden mit Verhaltensstörungen durch die Naturnähe Kompetenzen wie Kooperationsbereitschaft zu vermitteln.[48]

Körperliche Bewegung dient der Gesunderhaltung und hat nachweislich positive Effekte auf Körper und Seele. Durch körperliche Betätigung an der frischen Luft, in Haus und Hof, bei der Gartenarbeit oder bei der Erzeugung von eigenem Brennholz wird das körperliche Aktivitätsniveau in den Dörfern per se erhöht. Doch auch darüber hinaus werden sportliche Aktivitäten in den Orten großgeschrieben

Das zeigen etwa die sogenannten Golddörfer, die Preisträger des Wettbewerbs »Unser Dorf hat Zukunft« (siehe Kasten auf der folgenden Seite). So ist sich das 403 Einwohner starke Dorf Garlitz in Brandenburg des gesundheitsfördernden Effekts von körperlicher Bewegung in der Natur besonders bewusst. Garlitz hat dank dem Einsatz ehrenamtlicher Helfer in den Jahren 2019/2020 zwei Projekte verwirklichen können, die generationsübergreifend Alt und Jung zur Bewegung an der frischen Luft anregen sollen: Zum einen den »Laufpark Garlitz«, der den Dorfbewohnern sowie den Einwohnern der umliegenden Gemeinden und Städte die Möglichkeit bietet, sich sicher im Wald auf ausgewiesenen Waldwegen zu bewegen.

Bundeswettbewerb »Unser Dorf hat Zukunft«

Ländliche Regionen in Deutschland sind so vielfältig wie ihre Bewohnerinnen und Bewohner. Gemeinsam haben sie jedoch alle, dass sie die unterschiedlichsten regionalen Herausforderungen gemeinschaftlich angehen. Der Wettbewerb „Unser Dorf hat Zukunft" ist seit 2016 Teil des „Bundesprogramms Ländliche Entwicklung" und prämiert Dorfgemeinschaften, die ihren Ort mit viel Mut, Kreativität und Einsatz voranbringen. Dazu zählen nicht nur Ideen für die wirschaftliche und infrastrukturelle Entwicklung vor Ort, sondern gleichermaßen soziales Engagement und kulturelle Aktivitäten sowie ein sensibler Umgang mit der lokalen Baukultur und der Umwelt.

Ziel des Bundesministeriums für Ernährung und Landwirtschaft als Ausrichter des Wettbewerbs ist es, bürgerschaftliches Engagement zu würdigen und positive Entwicklungen in ländlichen Regionen zu unterstützen und sichtbar zu machen. Im Rahmen eines feierlichen Dorffestes in Berlin ehrt das Ministerium die Teilnehmerdörfer und belohnt ihren Einsatz mit Preisgeldern von bis zu 15.000 Euro. Als Schirmherr des Wettbewerbs empfängt der Bundespräsident die Sieger im Schloss Bellevue und lässt ihnen damit eine besondere Ehre für ihre Arbeit zur Entwicklung der Dörfer zuteilwerden.

Quelle: Bundesministerium für Ernährung und Landwirtschaft

Dazu wurden im anliegenden Wald fünf Strecken zwischen 2,5 und 12 Kilometer Länge als Rundwege angelegt, die von Laufinteressierten und solchen, die es werden möchten, sehr gut angenommen werden. Zahlreiche Abstellmöglichkeiten für Fahrräder bieten zudem die Gelegenheit, den Laufpark abgasfrei zu erreichen. Auch das zweite Garlitzer Projekt trägt zur Steigerung der Fitness der Dorfbewohner bei: Unter großem ehrenamtlichen Arbeitseinsatz wurde ein »Trimm-dich-Pfad« im Wald errichtet, der aus zehn Trimm-dich-Geräten aus dem natürlichen Rohstoff Holz besteht. Die dafür benötigten 88 Stämme Robinienholz wurden von der Projektgruppe selbst aus dem Wald geschlagen. Anschließend wurde das Holz in Eigenleistung geschält, gesäubert, geschliffen, gebrannt und nach DIN-Vorschrift zu den Trimm-Dich-Stationen aufgebaut. Der Trimm-dich-Pfad wird sowohl von Kindern als auch Erwachsenen aufgesucht und rege genutzt.

Oberesch im Saarland hat es sich zur Aufgabe gemacht, sanften Tourismus zu fördern und das Naherholungsgebiet rund um das 331 Einwohner große Dorf auch für geh- und sehbehinderte Menschen zu erschließen. Unter dem Motto »allesummen« – alle zusammen – haben sich die Oberescher auf den Weg gemacht, Schritt für Schritt inklusive, naturnahe Freizeit- und Erholungsmöglichkeiten zu schaffen. So entsteht derzeit rund um den Oberescher Naturschauplatz Eschbachweiher ein 600 Meter langer, barrierefreier Rundweg, von dem mobilitätseingeschränkte Menschen profitieren. Seit 2018 wurde dieser Weg nach und nach durch zahlreiche Maßnahmen aufgewertet, etwa durch Barfußpfade für sehende und blinde Menschen sowie ein Kräuter- und Duft-Hochbeet. Damit ein Spaziergang am Weiher auch für blinde Menschen möglich ist und sie sicher zum Barfußpfad gelangen, wurde ein spezieller Handlauf gebaut. 2020 wurde zudem ein Angelplatz für Rollstuhlfahrer errichtet. Barrierefreie Infotafeln, die die Natur erklären und alle Sinne ansprechen, werden das Angebot 2021 abrunden.

Backemoor in Niedersachsen hat ein Rast- und Ruheplatzkonzept entwickelt, das insbesondere die älteren und weniger mobilen seiner 480 Einwohner dazu animieren soll, regelmäßig durch das Dorf zu gehen. In gleichmäßigen, gut zu meisternden Entfernungen wurden im Ort zahlreiche Parkbänke aufgestellt, auf denen während der Dorfrunde verweilt oder auch geplauscht werden kann. Das Rast- und Ruheplatzkonzept leistet damit einen Beitrag zum Erhalt der körperlichen Mobilität der älteren Dorfgeneration und fördert den sozialen Kontakt der Einwohner untereinander.

Ein vertrautes, freundlich-familiäres Sozialgefüge, Mehrgenerationenhaushalte sowie das generationenübergreifende Einbinden von Jung und Alt in dörfliche Aktivitäten führen zu einem hohen Maße an Zufriedenheit und Lebensqualität. Das Risiko von (Alters-)Isolation, Einsamkeit und einem Verschwinden in Anonymität reduziert sich. Soziales Interesse am Mitmenschen, das sich insbesondere in gelebter Nachbarschaft und einer ausgeprägten Nachbarschaftshilfe zeigt, wird in den Dörfern großgeschrieben. Schleberoda in Sachsen-Anhalt erarbeitet aktuell ein Konzept für ein barrierefreies Bestell- und Ladencafé im Dorfgemeinschaftshaus, in dessen Rahmen zukünftig auch Kochkurse zur gesunden Ernährung, insbesondere mit regionalen Produkten, für Kinder und Erwachsene stattfinden sollen.

Das ausgeprägte Gemeinschaftsleben und das aktive Miteinander in den Dörfern tragen nachhaltig zur psychischen Gesundheit bei. Studien zeigen, dass es einen Zusammenhang gibt zwischen der natürlichen Umgebung im unmittelbaren Lebensumfeld der Menschen und dem Grad der Zufriedenheit und dem subjektiven Wohlbefinden.[49]

Der Zugang zur Natur ist für unsere Gesundheit unabdingbar. Wir können unmittelbar selbst an uns wahrnehmen, dass wir uns besser und gesünder fühlen, wenn wir uns in der Natur bewegen. Die Wissenschaft unterstreicht dies, indem sie Belege dafür liefert. Am besten sollten Sie sich nun nach diesem Kapitel und bevor Sie weiterlesen draußen eine Bewegungspause gönnen.

[1] World Health Organization (2014): Verfassung der Weltgesundheitsorganisation [online]. Verfügbar unter https://www.admin.ch/opc/ de/classified-compilation/19460131/201405080000/0.810.1.pdf [Zugriff am: 18.4.2021].

[2] Robert Koch-Institut RKI (2015): Gesundheit in Deutschland – die wichtigsten Entwicklungen [online]. Verfügbar unter: https://www. rki.de/DE/Content/Gesundheitsmonitoring/Gesundheitsberichterstattung/GBEDownloadsGiD/2015/kurzfassung_gesundheit_in_ deutschland.pdf?__blob=publicationFile [Zugriff am: 18.4.2021].

[3] Hapke U, Maske UE, Scheidt-Nave C, Bode L, Schlack R, Busch MA (2013): Chronischer Stress bei Erwachsenen in Deutschland. Ergebnisse der Studie zur Gesundheit Erwachsener in Deutschland (DEGS 1). Bundesgesundheitsblatt 56: 749–754.

[4] Horneber M, Fischer I, Dimeo F et al. (2014): Tumor-assoziierte Fatigue: Epidemiologie, Pathogenese, Diagnostik und Therapie. Deutsches Ärzteblatt, 111 (1): 1–16.

[5] Claßen T, Bunz M (2018): Einfluss von Naturräumen auf die Gesundheit – Evidenzlage und Konsequenzen für Wirtschaft und Praxis. Bundesgesundheitsblatt 61: 720–728.

[6] Ebd.

[7] Die Zahlen werden gemessen nach durch Erkrankung und Tod verlorenen gesunden Lebensjahren (vgl. RKI 2015, 41).

[8] Bundesinstitut für Bau-, Stadt- und Raumforschung (2010): Landleben – Landlust? Wie Menschen in Kleinstädten und Landgemeinden über ihr Lebensumfeld urteilen [online]. Verfügbar unter: https://www.bbsr.bund.de/BBSR/DE/Veroeffentlichungen/BerichteKompakt/2010/DL_10_2010.pdf?__blob=publicationFile&v=2 [Zugriff am: 18.4.2021].

[9] Maschke L, Miessner M, Naumann M (2020): Kritische Landforschung – Konzeptionelle Zugänge, empirische Problemlagen und politische Perspektiven [online]. Verfügbar unter: https://www.rosalux.de/fileadmin/rls_uploads/pdfs/Studien/Studien_1-20_Kritische_Landforschung.pdf [Zugriff am: 19.4.2021].

[10] Bundesministerium für Ernährung und Landwirtschaft 2012: Ländliche Lebensverhältnisse im Wandel 1952, 1972, 1993 und 2012.

[11] Lederbogen F, Kirsch P, Haddad L et al. (2011): City living and urban upbringing affect neural social stress processing in humans. Nature 474: 498–501.

[12] Busch 2013.

[13] Engemann K, Pedersen CB, Arge L, Tsirogiannis C, Mortensen PB, Svenning JC (2019): Residential green space in childhood is associated with lower risk of psychiatric disorders from adolescence into adulthood. PNAS; 116 (11): 5188–5193.

[14] Ebd.

[15] Alcock I, White MP, Wheeler BW, Fleming LE, Depledge MH. Longitudinal Effects on Mental Health of Moving to Greener and Less Green Urban Areas. Environ. Sci. Technol. 2014, 48 (2): 1247–1255.

[16] Reek F (2019): Der meiste Dreck kommt nicht aus dem Auspuff [online]. Verfügbar unter: https://www.sueddeutsche.de/auto/feinstaub-verkehr-bremsen-reifen-1.4427241, [Zugriff am: 14.5.2021].

[17] Lakey PSJ, Berkemeier T, Tong H, Arangio AM, Lucas K, Pöschl U, Shiraiwa M (2016): Chemical exposure-response relationship between air pollutants and reactive oxygen species in the human respiratory tract. Scientific reports, 6: 32916.

[18] GBD 2017 Risk Factor Collaborators (2017): Global, regional, and national comparative risk assessment of 84 behavioural, environmental and occupational, and metabolic risks or clusters of risks for 195 countries and territories, 1990–2017: a systematic analysis for the Global Burden of Disease Study 2017, in: Lancet 2018; 392: 1923–1994; Anenberg SC, Miller J , Henze DK, Minjares R, Achakulwisut P (2019): The global burden of transportation tailpipe emissions on air pollution-related mortality in 2010 and 2015 , in: Environ. Res. Lett. 14 (2019) 094012.

[19] Xin Zhang, Xi Chen, Xiaobo Zhang (2018): The impact of exposure to air pollution oncognitive performance. PNAS, 115 (37): 9193–9197.

[20] Umweltbundesamt (2018): Stickstoffdioxid führt zu erheblichen Gesundheitsbelastungen [online]. Verfügbar unter: https://www.umweltbundesamt.de/no2-krankheitslasten [Zugriff am: 14.5.2021].

[21] Anenberg 2019.

[22] Lelieveld J, Evans J S, Fnais M, Giannadaki D and Pozzer A (2015): The contribution of outdoor air pollution sources to premature mortality on a global scale. Nature, 525 (7569): 367–71.

[23] Ebd.

[24] Sinharay R, Gong J, Barratt B, Ohman-Strickland P, Ernst S, Kelly FJ, Zhang J, Collins P, Cullinan P, Chung KF (2017): Respiratory and

cardiovascular responses to walking down a traffic-polluted road compared with walking in a traffic-free area in participants aged 60 years and older with chronic lung or heart disease and age-matched healthy controls: a randomised, crossover study. Lancet, 391 (10118): 339–349.

[25] Pugh T, MacKenzie AR, Whyatt JD, Hewitt NC (2012): Effectiveness of Green Infrastructure for Improvement of Air Quality in Urban Street Canyons. Environ. Sci. Technol., 46 (14): 7692–7699; Hartig T, Mitchell R, de Vries S, Frumkin H (2014): Nature and Health. Annu. Rev. Public Health 2014. 35: 207–228.

[26] Eckert, Nadine. Lancet Countdown on Health and Climate Change: Die Klimakrise macht keine Pause. Deutsches Ärzteblatt 2020; 117(50): A-2455/B-2070.

[27] Wei W, Lu JG, Galinsky AD et al.: Regional ambient temperature is associated with human personality. Nat Hum Behav 2017; 1 (12): 890–895.

[28] Traidl-Hoffmann, Claudia. Klima und Gesundheit: Klimaresilienz – Weg der Zukunft. Deutsches Ärzteblatt 2020; 117(33-34): A-1556/B-1332.

[29] Blauw LL, Aziz NA, Tannemaat MR et al.: Diabetes incidence and glucose intolerance prevalence increase with higher outdoor temperature. BMJ Open Diabetes Res Care 2017; 5 (1): e000317.

[30] D'Amato G, Annesi-Maesano I, Cecchi L, D'Amato M: Latest news on relationship between thunderstorms and respiratory allergy, severe asthma, and deaths for asthma. Allergy 2019; 74 (1): 9–11.

[31] Watts N, Amann M, Arnell N et al.: The 2019 report of The Lancet Countdown on health and climate change: ensuring that the health of a child born today is not defined by a changing climate. Lancet 2019; 394 (10211): 1836–1878.

[32] Traidl-Hoffmann.

[33] Ertl M, Beck C, Kühlbach B et al.: New Insights into Weather and Stroke: Influences of Specific Air Masses and Temperature Changes on Stroke Incidence. Cerebrovasc Dis 2019; 47 (5–6): 275–284.

[34] Watts.

[35] Lembke J, Ochs B (2020): Acht Thesen, wie sich das Stadtleben verändern wird [online]. Verfügbar unter: https://www.faz.net/aktuell/wirtschaft/wohnen/wie-sich-stadt-leben-und-wohnen-durch-die-corona-krise-veraendern-16739891.html?printPagedArticle=true#pageInd ex_4 [Zugriff am: 19.4.2021].

[36] Gerster L (2020): Wir Corona-Streber [online]. Verfügbar unter: https://www.faz.net/aktuell/gesellschaft/gesundheit/coronavirus/generationenkonflikt-in-der-corona-krise-generationen-y-und-z-16773304.html [Zugriff am: 19.4.2021].

[37] Lee IM, Shiroma EJ, Lobelo F, Puska P, Blair SN, Katzmarzyk PT (2012). Impact of Physical Inactivity on the World's Major Non-Communicable Diseases. Lancet, 380 (9838): 219–229.

[38] Löllgen H (2015): Gesundheit, Bewegung und körperliche Aktivität. Dtsch Z Sportmed. 66: 139–140.

[39] RKI.

[40] Bröderbauer D in Naturfreunde Internationale (Hrsg.) (2015): Naturerleben und Gesundheit [online]. Verfügbar unter: https://www.bundesforste.at/uploads/publikationen/WasserWege_Gesundheit.pdf [Zugriff am: 15.5.2021].

[41] Wilson EO (1984): Biophilia. Cambridge: Harvard University Press.

[42] Kaplan R and Kaplan S (1989): The Experience of Nature: A Psychological Perspective. Cambridge University Press, Cambridge, New York.

[43] Ulrich RS (1993): Biophilia, biophobia and natural landscapes. In: Kellert SR, Wilson EO, editors. The Biophilia hypothesis. Washington DC: Island Press: 75–137.

[44] Loureiro A, Veloso S (2017): Green Exercise, Health and Well-Being. In: Fleury-Bahi G, Pol E, Navorro O (Editors)Handbook of Environmental Psychology and Quality of Life Research, Switzerland: Springer International, S: 149–169.

[45] Peitz C (2020): Warum der Mensch Bewegung braucht [online]. Verfügbar unter: https://www.tagesspiegel.de/kultur/kleine-kulturgeschichte-des-gehens-warum-der-mensch-bewegung-braucht/25723818.html [Zugriff am: 19.4.2021].

[46] Rohlfing S (2020): Neurowissenschaftler erklärt, warum Gehen die eigentliche »Superkraft« des Menschen ist [online]. Verfügbar unter: https://www.ksta.de/ratgeber/gesundheit/neurowissenschaftler-erklaert-warum-gehen-die-eigentliche--superkraft--des-menschen-ist-36662520 [Zugriff am: 15.4.2021].

[47] Weinstein, N.; Przybylski, A. K.; Ryan, R. M. (2009): Can nature make us more caring? Effects of immersion in nature on intrinsic aspirations and generosity. In: Personality and Social Psychology Bulletin, 35, 1315–1329.

[48] Bröderbauer.

[49] Loureiro/Veloso.

Kapitel 3: **Waldmedizin**

Mensch und Wald – eine jahrtausendealte Symbiose

Was ist ein Wald? Weltweit soll es dafür mehr als 1600 gültige Definitionen geben. Einigen wir uns darauf, dass sich dieser Naturtyp als Fläche versteht, die eine bestimmte Dichte an Bäumen beherbergen muss, aus dem die Entwicklung des für einen Wald typischen Klimas möglich ist, und dass es verschiedene Waldarten – Regen-, Nadel-, Laub- und Mischwälder – gibt.

Eine überraschende Tatsache: Der Wald war nicht schon immer da, er ist erdgeschichtlich recht jung. Die ersten Bäume entwickelten sich »erst« vor ungefähr 300 Millionen Jahren. Eine Welt ohne Wald und Bäume? Kaum vorstellbar. Doch wenn wir in dieser Geschwindigkeit weiter die Wälder vernichten, müssen wir uns an diesen Gedanken wieder gewöhnen. Zuerst gab es nur Landpflanzen, die sich aus Wasserpflanzen entwickelt hatten. Vor ungefähr 300 Millionen Jahren entstanden dann aufgrund eines trockenen Klimas die Nadelbäume, während sich vor 100 Millionen Jahren die uns wohlbekannten Laubbäume entwickelten. Mischwälder verbreiteten sich erst zwischen 5500 und 2500 v. Chr., die bei uns mittlerweile den größten Anteil ausmachen.[1]

Die globale Waldfläche umfasst heute in etwa vier Milliarden Hektar, das entspricht ungefähr einem Drittel der gesamten Landoberfläche. Ein Viertel der gesamten Waldfläche befindet sich in Russland, das damit das waldreichste Land der Erde ist. Über die Hälfte der Waldfläche, knapp 60 Prozent, verteilt sich auf sieben Länder: Brasilien, China, Kanada, Russland, USA, Indonesien und den Kongo. Europa verfügt über rund vier Prozent, umfasst also rund 160 Millionen Hektar an Waldfläche. In Deutschland befinden sich davon ungefähr elf Millionen Hektar Wald, was in etwa ein Drittel der Landfläche ausmacht. Davon wiederum sind weniger als ein Prozent der Gebiete geschützt, also der forstwirtschaftlichen Nutzung entzogen. Die größten, noch übrig gebliebenen tropischen Wälder sind im Amazonas, im Kongo und in Indonesien zu finden.

Der weltweite Waldverlust schreitet immer weiter voran. Jedes Jahr reduziert sich die Waldfläche um durchschnittlich 13 Millionen Hektar. Bildlich gesprochen entspricht das rund 35 Fußballfeldern in der Minute! Die Dimensionen, in denen Waldflächen vernichtet werden, sind kaum vorstellbar. Seit den 1960er-Jahren wurden nach Angaben des World Wide Fund (WWF) 645 Millionen Hektar Tropenwald vernichtet, das entspricht ungefähr der Fläche von halb Europa. Wenngleich sich das Tempo der Waldvernichtungen insgesamt verringert, werden immer noch vornehmlich Tropenwälder abgeholzt, insbesondere in Indonesien, im Sudan, in Burma, in Brasilien und der Demokratischen Republik Kongo. Europa selbst hat in den letzten 8000 Jahren bis zu 90 Prozent seiner ursprünglichen Waldfläche eingebüßt. Bei der Vernichtung geht es schon lange nicht mehr nur um Holz, sondern vornehmlich um die Umwandlung der Wald- in Ackerflächen zum Anbau von Palmöl, Soja und Kakao.[2]

Einer der maßgeblichen Waldvernichter ist mittlerweile der Klimawandel. Dem Wald in Deutschland geht es so elend wie

nie, das stellt die aktuelle Waldzustandserhebung des Bundesministeriums für Ernährung und Landwirtschaft 2021 nüch-
tern fest. Dieser Bericht liest sich wie ein Abgesang auf die
grünen Riesen, wie ein Todesurteil für den Hain. Dazu wurden
im Jahr 2020 in Deutschland 10 046 Probebäume in 416 Probe-
gebieten geprüft. Es wurden insgesamt 38 Baumarten erfasst,
von denen etwa 80 Prozent Fichte, Kiefer, Buche und Eiche
ausmachten. Das relevante Bewertungskriterium für den Gesundheitszustand der Bäume sind die Blätter der Baumkrone,
die auf Dichte, Farbe und Größe geprüft wurden.

Die ausgeprägten Dürrejahre 2018 bis 2020 führten zu einem
verfrühten Blattverlust und einem rasanten Anstieg des Bor-
kenkäferbefalls, der insbesondere der Fichte zum Verhäng-
nis wird. Der Kronenzustand der wichtigsten Bäume Fichte,
Kiefer, Eiche und Buche hat sich zunehmend verschlechtert.
Damit ist die Kronenverlichtung, also der Blatt- und Nadel-
verlust, so ausgeprägt wie noch nie seit Beginn der Messungen 1984. Auffallend ist, dass die Verlichtung zwischen 1984
und 2017 nahezu stagnierte, in den Jahren 2018 bis 2020 aber
ein sprunghafter Anstieg um bis zu 30 Prozent zu beobachten
war. Das betrifft insbesondere Bäume, die älter als 60 Jahre
und an die plötzliche Trockenheit nicht gewöhnt sind. Nur
noch 21 Prozent der geprüften Bäume sind demnach ohne
Kronenschaden, so tief war der Wert noch nie. Vor allem der
Fichte und der Buche geht es schlecht, was eine deutliche Kronenverlichtung beweist. Der Anteil der deutlichen Kronenverlichtung unter Berücksichtigung aller 38 Baumarten stieg
2020 auf den Rekordwert von 37 Prozent.

Doch wie sieht unser Wald in Zukunft aus? Welche Arten werden sich durchsetzen und welche verschwinden? Nach derzei-
tigem Stand wird die Fichte in Gegenden unter 500 Höhen-

metern kaum Überlebenschancen haben. Schwer wird es auch für die Buche, wobei hier nicht endgültig klar ist, inwiefern die jungen Buchen mit der Trockenheit zurechtkommen werden, ob es hier zu Anpassungs- und Regenerationsmechanismen kommt. Diese sind womöglich bei der Eiche zu beobachten. Tatsächlich setzt die Forstwirtschaft vermehrt auf die Eiche, die sich scheinbar besser auf die zunehmende Trockenheit einstellen kann. Es laufen derweil zahlreiche Experimente mit seltenen heimischen Baumarten wie Elsbeere oder Spitzahorn. Zudem richtet sich der Fokus auf nicht heimische Baumarten, sogenannte Gastbaumarten, wie die rumänische Weißtanne oder Atlaszeder, die derzeit im Bayerischen Staatsforst geprüft werden. Wichtig ist dabei, dass die Wälder als Mischwälder mit mindestens vier Baumarten angelegt werden. Folgende Gastbaumarten haben sich laut bayerischer Staatsregierung inzwischen als klimaresistent und wirtschaftlich geeignet herausgestellt:[3]

Nadelhölzer
- Douglasie
- Große Küstentanne
- Japanische Lärche
- Hybridlärche: Kreuzung zwischen Europäischer und Japanischer Lärche
- Schwarzkiefer

Laubhölzer
- Hybridnuss
- Schwarznuss
- Roteiche
- Robinie

Fakt ist, unser Wald wird sich nachhaltig und langfristig verändern, denn der Klimawandel ist so weit fortgeschritten, dass wir uns lediglich um Schadensbegrenzung in unseren Wäldern bemühen müssen. Den Wald, wie wir ihn in Deutschland kennen, wird es in dieser Form nicht mehr geben. Sehr traurig, aber wahr.

Dass wir für den Klimawandel verantwortlich sind, ist nicht zu leugnen. Mit der Vernichtung der Wälder zerstören wir aber nicht nur Flächen, sondern vor allem Lebensraum. Die Wälder dieser Welt sind Heimat für gut 80 Prozent der an Land lebenden Arten. Allein die Regenwälder beheimaten die Hälfte aller Tier- und Pflanzenarten, obgleich sie lediglich sieben Prozent der Landfläche ausmachen. Nicht zu vergessen sind die zahlreichen Schutzfunktionen des Waldes. Sie verhindern Überschwemmungen oder Erosionen und besitzen die Fähigkeit, Wasser, das für die Trinkwasserversorgung notwendig ist, zu speichern. Ebenso leisten die Wälder durch ihre Fähigkeit, gleichzeitig CO_2 zu binden und Sauerstoff zu produzieren, einen entscheidenden Beitrag zum Klimaschutz.

Der Wald ist für viele Menschen Heimat. Es wird geschätzt, dass weltweit etwa 1,6 Milliarden Menschen vom Lebensraum Wald abhängig sind und die infolge der Zerstörung nicht nur ihre Lebensgrundlage verlieren, sondern auch ihre kulturelle Identität.[4]

Die menschliche Verbundenheit mit der Natur ist evolutionär bedingt und gehört zu den Grundbedürfnissen. Der Mensch geht mit dem Wald eine regelrechte Symbiose ein, was im Griechischen so viel bedeutet wie »gemeinsam leben«. Dabei ist die Landschaft des Waldes historisch und kulturell geprägt von einer Reihe verschiedener Vorstellungen, Assoziationen und Mythen. Wald ist für uns oft der Inbegriff unberührter Natur und Wildnis, der im Gegensatz zur zivilisieren Welt steht.

Im Zuge der gesellschaftlichen Entwicklung – von frühen Agrargesellschaften hin zur industriellen Revolution – intensivierte und veränderte sich die Nutzung des Waldes und seiner aus ökonomischer Sicht wichtigsten Ressource, Holz. In einer frühen Phase der Kultur der Jäger und Sammler, in der der Wald noch integraler Bestandteil des täglichen Lebens war und die Nutzung des Waldes eher ökologischen Zyklen folgte, war dies in den landwirtschaftlich geprägten Gesellschaften schon anders. Diese rodeten Wälder, um Platz für Felder und Weiden zu schaffen. Zugleich markiert dies auch den Beginn der Forstwirtschaft. Denn mit Holz wurden Arbeitsmittel – der erste Pflug war aus Holz – gefertigt und wurde Baumaterial hergestellt. Im Mittelalter und der frühen Neuzeit war der Wald von eminenter Wichtigkeit für Könige und Kaiser, die mit dem Holz Schiffe bauten, um die Welt zu erobern, und deren liebste Freizeitbeschäftigung die Jagd im Wald war. Auch das Errichten jeglicher Bauwerke von der Hütte bis zur Kathedrale verschlang Unmengen an Holz. Brennholz und Holzkohle waren über lange Zeit die einzige Möglichkeit zu heizen. Holzbefeuerte Öfen leiteten das Zeitalter der Industrialisierung ein. Dies änderte sich erst, als neue Methoden der Energieerzeugung, etwa die Erfindung von Koks aus Kohle, und die Nutzung fossiler Brennstoffe Einzug hielten und Holz durch Eisen und Stahl als Hauptmaterial im Bau ersetzt wurde. So konnten sich Industriezentren immer häufiger abseits der Wälder entwickeln. Daher trug die technische Entwicklung, die mit Forstprodukten begann und die zu großen Abholzungen in ganz Europa führte, letztlich dazu bei, den Verbrauch der Ressource Wald zu reduzieren. Aber dieselbe technische Entwicklung beförderte gleichzeitig eine Entfremdung von der Natur, indem sie den Menschen vom Wald wegführte – sowohl mental als auch physisch.[5]

Um die Bedeutung von Wäldern in und für Gesellschaften und ihre gemeinsame lange Beziehung besser zu verstehen, reicht die historische Perspektive auf technischen und ökonomischen Wandel, so wichtig sie auch ist, nicht aus. Zusätzlich sind auch philosophische, mythologische und religiöse Aspekte einzubeziehen, die unsere Sichtweise auf und unser Verhältnis zum Wald entscheidend beeinflusst haben.

In vielen alten Traditionen symbolisieren Wald und Bäume Fruchtbarkeit, Leben und Weisheit. Bäume waren wichtige Bezugspunkte mythologischer und religiöser Kulte, galten bisweilen als heilig und göttlich, sie waren Symbol urzeitlicher Natur. Auch in der christlichen Religion spielen Bäume eine Rolle (Baum des Lebens, Baum der Erkenntnis). Dagegen wird Wäldern im Christentum keine zentrale Stellung beigemessen: das Paradies, Eden, wird als Garten und nicht als Wald beschrieben. Ganz im Gegenteil: Der Wald galt als Hort heidnischer Mythen, er war der Verbreitung des Christentums eher hinderlich, weshalb es als »gottgefällig« galt, ihn zu roden.[6] Waldbewohner wurden als unzivilisiert, als gottlose Barbaren angesehen. In vielen Erzählungen nehmen die Figuren, die im Wald leben, die Rolle der Bösewichte und Schurken ein. So symbolisierte der Wald einen gefährlichen Ort, den es zu meiden galt.[7]

Der Herrschaftsanspruch des Menschen über die Natur, der schon bei Cicero (106 bis 43 v. Chr.) anklingt, beförderte die weitgehende Entwaldung des Mittelmeergebietes. Bis ins 18. Jahrhundert herrschte bei der Landbevölkerung eine feindliche Haltung der Natur gegenüber vor.[8]

Im Zeitalter der Aufklärung, als sich das Betreiben der Wissenschaft und das Wissen über natürliche Prozesse mehrten, wurde die Natur entmystifiziert, gleichsam als etwas betrachtet, das beherrscht und gezähmt werden konnte. Die Natur musste dem Menschen dienen, ebenso die Wälder. Für Jean-Jacques Rousseau (1712–1778), der in seiner Kulturkritik den Verfall der ursprünglichen Einheit von Mensch und Natur beklagte, und Nietzsche (1844–1900) galten Wälder als etwas Positives und Zauberhaftes, das Teil unseres modernen Lebens bleiben sollte. Wälder werden als Orte beschrieben, an denen wir uns der Probleme der Gesellschaft entledigen können, als Orte, die uns helfen, uns wieder mit unserem menschlichen Ursprung zu verbinden. Der heutige sentimentale Blick auf die Wälder und die Ästhetisierung der Natur sind noch immer der Geisteshaltung der Romantik geschuldet.[9]

Wir als Industriegesellschaft haben uns im Laufe der Zeit immer mehr von der Natur entfremdet. Dagegen leben verschiedene indigene Völker, bei all ihren unterschiedlichen Kulturen und Besonderheiten, heute immer noch im Einklang mit ihrer natürlichen Umwelt. Mit dem Begriff »indigen«, der so viel bedeutet wie »in ein Land geboren« zu sein, soll der besondere Bezug zur Natur und ihrem natürlichen Lebensraum verdeutlicht werden. Unklar ist, wie viele indigene Völker weltweit noch existieren. Die Schätzungen der Vereinten Nationen belaufen sich auf 370 Millionen Indigene in 5000 verschiedenen Kulturen, die in rund 90 Staaten leben und damit fast fünf Prozent der Weltbevölkerung ausmachen. Von den insgesamt 7000 gesprochenen Sprachen gelten über 4000 als indigen. Nur ein sehr kleiner Teil, etwa 100 Völker, sind sogenannte unkontaktierte Völker, die jegliche Nähe zur Außenwelt meiden und keinen friedlichen Kontakt mit der Industriegesellschaft suchen. Die meisten unkontaktierten Völker leben im Amazonas. Der Wunsch nach Abgeschiedenheit darf dabei nicht als rückständig oder primitiv angesehen werden, sondern als bewusste und freie Entscheidung, anders zu leben als die Mehrheit der Gesellschaft. Bei Missachtung ihrer Lebensweise und dem Versuch, in ihren Lebensraum einzudringen, indem zum Beispiel Forschungsflugzeuge über ihr Gebiet fliegen, bringen sie ihre Haltung mit gekreuzten Speeren oder dem Abfeuern von Pfeilen zum Ausdruck. Das Verhalten konnte beispielsweise bei den Sentinelesen beobachtet werden, die auf einer Insel im Indischen Ozean leben, die mittlerweile von der indischen Regierung zum Sperrgebiet erklärt wurde. Seit rund 55 000 Jahren besiedeln sie die Insel und gelten als eines der isoliertesten Völker, von dem nicht einmal bekannt ist, wie sie sich selbst bezeichnen, und niemand außer ihnen ihre Sprache spricht. Das Wissen um die Insulaner beruht auf einigen wenigen Beobachtungen, denn sie bekämpfen aggressiv jedwede Kontaktaufnahme durch Außenstehende und verteidigen sich im Notfall zu ihrem eigenen Schutz. Jeder Kontakt könnte eine enorme Gefahr für das Volk bedeuten, etwa durch das Einschleppen von Krankheiten, denen die Indigenen schutzlos ausgeliefert wären. Die Sentinelesen sind und bleiben ein Mysterium.

Das Interesse der Forscher an der Lebensweise indigener Völker mag hier nur allzu verständlich sein: Bei allen Unterschieden eint sie der Respekt gegenüber der Natur und ihren Lebewesen. Man könnte sie auch als »Hüter der Natur« bezeichnen mit ihrem unersetzlichen Wissen über Natur, Tiere und Pflanzen, das sie sich über tausende von Jahren angeeignet haben und das von Generation zu Generation weitergegeben wird. Ihr Wissen und ihre Fähigkeiten für alles, was ihre natürliche Umgebung betrifft, macht sie zu Spezialisten bei Jagd, Fischfang und Navigation. Unerlässlich ist die naturnahe Medizin, wie sie zum Beispiel das südamerikanische Volk der Yanomami beherrscht, das die Bergregenwälder im

Grenzgebiet zwischen Brasilien und Venezuela bewohnt. Ihnen wird durch ihre Kenntnis und die Nutzung von 500 verschiedenen Regenwaldpflanzen ein nahezu enzyklopädisches Wissen nachgesagt. Dabei nutzen sie den Wald, ohne ihm zu schaden. Sobald Böden ausgelaugt sind oder es kein Wild mehr zum Jagen gibt, ziehen die Yanomami weiter, damit sich die Natur erholen kann. Ähnlich verfahren die Pygmäen, die in Ruanda, Uganda, Kamerun und im Kongo leben. Das Volk der Pygmäen besteht aus unterschiedlichen kleinen Gruppen mit verschiedenen Sprachen, Kulturen und Besonderheiten. Allen gemeinsam ist, dass sie Wanderjäger und so eng mit dem Wald verbunden sind wie kein anderes indigenes Volk. In ihren jeweils kleinen Gruppen streifen sie durch die Wälder, folgen Tierspuren, um zu jagen, sammeln Kräuter, Früchte und Medizinpflanzen für ihr tägliches Leben. Sie folgen den Jengi, den Geistern des Waldes, die sie beschützen.

Die Lebensweise und das Überleben indigener Völker wird in zunehmendem Maße bedroht, da ihre Lebensräume immer stärker eingeschränkt werden, insbesondere durch die Abholzung der Wälder. Aufgrund der teils extremen Isolation verfügen indigene Gruppen über ein schwaches Immunsystem und eine höhere Anfälligkeit für Krankheiten, die bei Kontakt für sie aufgrund fehlender Abwehrkräfte tödlich enden könnten.[10]

Die indigenen Völker, die überwiegend nomadische Gemeinschaften sind und durch ihre Lebens- und Ernährungsweise dem ursprünglichen Prinzip der Jäger und Sammler folgen, leben im Vergleich zu uns symbiotisch mit der Natur. Das soll keinesfalls bedeuten, dass die eine oder die andere Lebensweise besser ist als die andere, aber vielleicht hilft es uns, mit der Betrachtung einer uns heutzutage nahezu fremd gewordenen Lebensform, den eigenen Bezug zur Natur zu überdenken und anzuerkennen, was die Natur für unser Leben bedeutet. Deshalb gilt es, sie in besonderem Maße zu behüten.

Ohne den Schutz und Erhalt der Wälder können wir uns auch nicht deren zahlreiche gesundheitsfördernde Eigenschaften zunutze machen.

Dazu gehören der positive Einfluss auf Stress und psychische Erschöpfung, die Anregung zu körperlicher Aktivität, Erleichterung sozialer Kontakte, Förderung von Heilungsprozessen und die Anregung der individuellen Entwicklung und Sinnfindung. Insbesondere bei Kindern führen die Förderung und der frühe Kontakt zur Natur zu einer optimalen Entwicklung. Auch oder insbesondere der Wald wirkt sich positiv auf die physische, psychische und soziale Gesundheit aus, wobei hierbei verschiedene Aspekte eine Rolle spielen, etwa verstärkte körperliche Aktivitäten oder der Genuss der Atmosphäre des Waldes zur geistigen Reflexion. Die Stimmung kann verbessert, stressassoziierten Krankheiten kann vorgebeugt werden. Insgesamt trägt der Wald sowohl zum allgemeinen Wohlbefinden als auch zur mentalen Gesundheit bei und scheint anderen Umgebungen und Settings überlegen zu sein. Bereits kurze Waldaufenthalte können eine erholende Wirkung entfalten, insbesondere wenn diese mit sportlichen Aktivitäten verbunden werden. Das Mehr an Bewegung gepaart mit einer durch die Atmosphäre verbesserten Stimmung kann beispielsweise dazu beitragen, die Schlafqualität hin zu einem insgesamt längeren und tieferen Schlaf zu verbessern.

Für die Entfaltung der gesundheitsförderlichen und krankheitsvorsorglichen Effekte scheint es wichtig zu sein, dass einige Kriterien des Waldes gegeben sind. Dazu gehört zunächst die Beschaffenheit des Waldes, die durch Vielfalt geprägt sein sollte. Wir schätzen es, die Jahreszeiten im Wald wiederzuerkennen, und empfinden Monokulturen als öde. Auch die Anzahl an menschlichen Begegnungen haben eine Bedeutung. Eine größere Ansammlung von Personen sowie die gänzliche Menschenleere werden als negativ empfunden. Der Wald sollte gleichzeitig hell, gepflegt und übersichtlich sein, also mit einer geringen Standdichte der Bäume und wenig Totholz. Die Wege sollten begehbar sein mit wenig pflanzlichen Auswucherungen und über Orientierungsmöglichkeiten durch Wegweiser und Beschilderungen verfügen. Dass Müll und Lärm (etwa Sägearbeiten) das Waldempfinden stören, ist selbstverständlich.[11]

Die Verfügbarkeit und der Zugang zu Waldlandschaften können daneben auch eine Rolle spielen. In einer japanischen Studie aus dem Jahr 2008 wurden Daten über die standardisierten Mortalitätsraten aufgrund von Lungen-, Magen-, Nieren- und Darmkrebs bei Männern und Frauen, Brust- und Gebärmutterkrebs bei Frauen und Prostatakrebs bei Männern sowie Daten über den Raucherstatus von Männern und Frauen gesammelt. Dabei kam heraus, dass Menschen, die in Gebieten mit geringerer Waldbedeckung leben, im Vergleich zu Menschen, die in Gebieten mit höherer Walddichte leben, eine signifikant höhere standardisierte Mortalitätsrate bei Krebserkrankungen aufwiesen. Dies könnte darauf hindeuten, dass mehr Wald teilweise zu einem Rückgang der krebsbedingten Mortalität beitragen kann.[12]

Auch in einem natürlichen Experiment, infolge eines massiven Verlustes von 100 Millionen Bäumen durch einen invasiven Waldschädling, den Smaragd-Eschenbohrer, im Zeitraum von 1990 bis 2007 wurde in 15 US-amerikanischen Bundesstaaten eine Erhöhung der Mortalitätsrate aufgrund von Herz- und Gefäßerkrankungen sowie Erkrankungen der unteren Atemwege bei den Anwohnern der Untersuchungsgebiete festgestellt. Dies deutet darauf hin, dass der durch den Schädlingsbefall verursachte Baumverlust zu einer erhöhten Sterblichkeit geführt hat, was die immense Bedeutung von Waldgebieten betont.[13]

Wie sich zeigt, haben wir Menschen seit Urzeiten eine enge Beziehung zum Wald, und es ist an der Zeit, diese wiederzubeleben und zu pflegen. Nicht nur für den Wald, sondern auch für uns.

Waldluft – das perfekte Reizklima

Im direkten Vergleich wird es deutlich: Die Luft im Wald ist besser als diejenige außerhalb von ihm.

Wenn ich mich im Wald aufhalte und direkt im Anschluss an eine nicht einmal viel befahrene Straße komme, bemerke ich unvermittelt beim Einatmen den Unterschied in der Luftqualität.

Viele einzelne Klimafaktoren tragen zu den Eigenschaften des Waldklimas bei, und diese sind so einzigartig, dass sie nicht durch künstlich angelegte Naturanlagen reproduziert werden können. Experten differenzieren bis ins Kleinste die klimatischen Bedingungen in der Baumkrone, dem Stammraum und auf der Ebene von Sträuchern und Kräutern.[14] Die verschiedenen gesundheitlichen Auswirkungen der Eigenschaften sind zum Beispiel:[15]

Licht: Durch das Dach der Baumkronen wird die kurzwellige Einstrahlung verringert und damit das Licht abgedämpft, sodass sich die Beleuchtungsstärke verringert und das Licht als angenehm empfunden wird.

Schutz vor Niederschlägen: Das Dach der Bäume kann Niederschläge um bis zu 40 Prozent abfangen, bei leichtem Regen kann es sogar, je nach Dichte der Bäume, vollständig vor Nässe schützen. Niederschläge werden heilklimatisch als belastend angesehen, da sie einerseits bestehende Hitze in Schwüle umwandeln und andererseits Kältereize intensivieren und zu einer geringeren Wärmeabgabe führen.

Dämpfung von Temperaturextremen: Temperaturextreme, die stark gesundheitsgefährdend sein können, werden im Wald abgemildert. Die Luftfeuchtigkeit sorgt für eine gute Befeuchtung der Atemwege.

Minderung von Lärm und Schadstoffbelastungen: Umweltlärm und Luftverschmutzung haben einen nachweislich negativen Effekt auf die Gesundheit. Bäume können nicht nur die Lärmbelastung dämpfen, sondern auch die Luftqualität verbessern. Auch bei Allergien auf bestimmte Pollen ist das Klima im Wald von Vorteil: Durch die Filterfunktion des Waldes ist die Pollenbelastung im Wald deutlich geringer als auf freier Fläche. Der Wald fungiert damit als eine Art Schutzschild vor krank machendem Lärm und schlechter Luft.

Dies zeigte bereits 1977 eine Studie, die die Bedeutung der Waldluft auf die Erholung untersuchte, indem bioklimatische Indizes der Waldatmosphäre aus den Sommermonaten von Juni bis August 1972 mit denen der Stadtatmosphäre verglichen wurden. Die Ergebnisse:[16]

- Waldluft im Sommer ist zur Entspannung bioklimatisch günstiger als Stadtluft;
- Spaziergänger verlieren beim Waldspaziergang weniger Energie durch Strahlung und Konvektion;
- durch geringere Windgeschwindigkeiten im Wald wird dem Spaziergänger weniger Wärme entzogen. Deshalb entsteht ein »thermisch wohliges Gefühl« im Wald;
- kaum physiologische Reize im Wald (durch Blendlichter), kaum Lärm- und Geruchsbelästigungen, keine Luftverunreinigungen.

Ein weiterer Grund, der das Waldklima so besonders macht und einen Einfluss auf unsere Gesundheit haben soll, sind die in der Luft liegenden Pflanzen- und Aromastoffe, die von Bäumen, Büschen, Moos und Laub zu jeder Jahreszeit freigesetzt werden. Von den Pflanzen werden die biogenen Wirkstoffe (Phytonzide) als Kommunikationsmedium zur Abwehr und zum Schutz vor Schädlingen und Krankheitserregern genutzt. Mit der Ausschüttung der chemischen Verbindung werden beispielsweise sogenannte Terpene an die Luft abgegeben, die andere Pflanzen vor Schädlingen »warnen«. Die »angesprochenen« Organismen aktivieren daraufhin ihr Immunsystem, um sich zu schützen. Die Duftkomposition der Terpene hat auch für uns Menschen einen Effekt, indem wir sie beim Aufenthalt im Wald durch die Atemwege und die Haut aufnehmen. Dabei treten wir wie die Bäume und Pflanzen in eine Kommunikation mit der Natur, durch die auch unser Abwehrsystem angeregt wird. Unklar ist, in welchem Ausmaß dies unser Immunsystem beeinflusst, aber klar ist, dass die reine Waldluft in Kombination mit den ätherischen Ölen der Pflanzen uns in jedem Fall guttut.

Bereits in den 1920er-Jahren wurde die heilende Kraft des Waldklimas genutzt, um bestimmten Krankheiten präventiv entgegenzuwirken. In Walderholungsstätten sollten beispielsweise die Kinder von bereits an Tuberkulose erkrankten Eltern geschützt und gestärkt werden. Der therapeutische Nutzen des Waldes zur Krankheitsvorbeugung bei Kindern liegt heute vornehmlich darin, zur Bewegung zu animieren und damit Übergewicht und auf Bewegungsmangel zurückzuführende Folgeerkrankungen zu vermeiden.[17]

Neben den besonderen Vorzügen des Waldklimas auf unsere Gesundheit dürfen wir allerdings nicht vergessen, welche Bedeutung Wälder für das Weltklima haben. Insbesondere tropische Regenwälder haben hier eine zentrale Funktion:

- Sie können weitaus mehr Kohlenstoffmengen speichern als andere Waldarten. Dabei wird das Co_2 aus der Luft gezogen und in Form von Kohlenstoff im

Holz und im Boden gelagert. Mit der Vernichtung der Wälder, auch durch Wetterextreme wie Dürren, die auf die globale Erwärmung zurückzuführen sind, kann der gebundene Kohlenstoff wieder in die Atmosphäre gelangen und Treibhausgase bilden, die wiederum den Klimawandel beschleunigen.

- Die Bäume reagieren auf das einstrahlende Sonnen-licht mit dem Ausstoß von Wasserdampf und bewirken damit einen kühlenden Effekt für die Atmosphäre. So steuern Wälder Verdunstung, Wasserkreisläufe und damit auch das Wetter.

Die ungebremste, weiter zunehmende Vernichtung vor allem der so wichtigen Regenwälder beschleunigt die gravierenden Klimaveränderungen, die wiederum das Überleben unserer heimischen Wälder und deren Funktionen gefährden.

Waldgeräusche – Schulung der Sinne

Die Wirkung der Natur auf unser Wohlbefinden beschränkt sich nicht nur auf die schönen Aussichten, die wir fernab gro-ßer Metropolen mit den Augen wahrnehmen, oder durch die bessere Luft, die wir einatmen. Vornehmlich in den letzten Jahren wurde eine weitere Komponente der Natur, nämlich ihr Klang, in den Fokus wissenschaftlicher Aufmerksamkeit gerückt. Im Alltag ist unsere auditive Wahrnehmung mit un-zähligen belastenden Geräuschen beschäftigt, die auf uns einwirken: Autoverkehr, Zweiradgeknatter, Gehupe, Baustel-lenlärm, Handy- und Telefongeklingel, Fluglärm oder laute Telefonate von Kollegen oder Passanten. Selbst dann, wenn wir den Alltagslärm einmal ausschalten und den Klängen der Natur lauschen könnten, etwa beim Laufen oder Spazierengehen, stöpseln wir uns die Ohren zu und beschallen uns mit Musik, Hörbüchern und Podcasts und entfremden uns von wohltuenden Lauten der Umgebung. Wenn Sie aber einmal an Ihren letzten Aufenthalt in der Natur ohne Fremdbeschallung denken, werden Sie aller Wahrscheinlichkeit nach die natürlichen Klänge als angenehm empfinden.

Denken wir als Kontrast an die Akustik des Waldes: Vogelgezwitscher, das Summen der Bienen und Insekten, das leise Rauschen der Blätter in den Baumkronen, das Plätschern eines Bächleins, Laub, das mit jedem Schritt unter den Füßen raschelt. Es klingt alles vertraut und wohltuend. Ganz gleich, ob es sich um das Rauschen des Meeres oder die Klänge des Waldes handelt, die Geräusche der Natur haben einen Einfluss auf stressbezogene Vorgänge im Gehirn und auf unsere Stimmung.

Um die Entspannung und das Wohlbefinden, die sich durch Naturgeräusche einstellen, erklären zu können, und die positiven Effekte der Geräuschkulisse zu zeigen, haben Forscher der Brighton and Sussex Medical School 2017 eine Studie in Zusammenarbeit mit einem Künstler für audiovisuelle Medien durchgeführt. Hierbei wurde die Gehirnaktivität der Teilnehmer an einem MRT-Gerät gemessen, während sie künstlichen und natürlichen Geräuschen ausgesetzt wurden. Mithilfe der sich verändernden Herzfrequenz konnte zusätzlich die Aktivität des autonomen Nervensystems nachverfolgt werden. Das Ergebnis: Beim Hören von artifiziellen Geräuschen zeigten die Teilnehmer einen nach innen gerichteten Aufmerksamkeitsfokus, der sich in ähnlicher Weise bei Angstzuständen, posttraumatischen Belastungsstörungen und Depression einstellt. Beim Hören von Naturgeräuschen richtete sich die Aufmerksamkeit der Teilnehmer nach außen, sie waren »hellwach«. Gleichzeitig entspannte sich das sympathische Nervensystem, das für die Kampf-und-Flucht-Reaktion in Gefahren- und Stresssituationen verantwortlich ist. Das parasympathische System hingegen wurde aktiv, das Stoffwechselprozesse, Erholung und den Aufbau körpereigener Reserven regelt. Allerdings hing das Ausmaß der Veränderung der Nervensystemaktivität vom Ausgangszustand der Teilnehmer ab: Personen, die vor Beginn des Experiments nachweislich am stärksten belastet waren, zeigten die größte körperliche Entspannung beim Hören natürlicher Geräusche, während entspannte Personen weniger starke Reaktionen zeigten.[18]

Auch eine Studie der gemeinnützigen britischen Naturschutzorganisation »National Trust«, die 26 000 Hektar Waldgebiet in England, Wales und Nordirland an 400 verschiedenen Standorten betreut, liefert ähnliche Ergebnisse. Die rund 600 Teilnehmer hörten hierbei für eine Minute eine von drei Audiodateien – entweder Waldgeräusche, eine angeleitete Meditation oder absolute Stille. Im Anschluss daran wurden sie zu ihrem Entspannungs-, Stress- und Sorgenlevel befragt. Das System der Studie beruht auf den Messungen der verstrichenen Zeit zwischen dem Hören von Audiostimuli und den anschließenden Verhaltensreaktionen (»mentale Chronometrie«), um beurteilen zu können, wie stark Menschen auf die verschiedenen Reize reagieren. Es stellte sich heraus, dass sich die Teilnehmer nach dem Lauschen der Waldgeräusche um 30 Prozent entspannter fühlten und Stress (um etwa 25 Prozent) sowie Angst (um knapp 20 Prozent) abnahmen. Im Vergleich dazu veränderte sich das Entspannungsgefühl bei denjenigen, die einer verbalen Meditationsanwendung zuhörten, überhaupt nicht. Hinsichtlich der Stress- und Angstreduzierung war die angeleitete Meditation jedoch vergleichsweise förderlicher. Durch die absolute Stille reduzierte sich das Angstgefühl, auf das Stress- und Entspannungslevel gab es keine Auswirkungen.[19]

In einer weiteren Studie wurden 40 Testpersonen nach einer belastenden Kopfrechenaufgabe entweder Geräuschen aus der Natur oder einer lauten Umgebung ausgesetzt. Der Hautleitwert (SCL) wurde zur Bestimmung der sympathischen Aktivierung und die Hochfrequenz-Herzfrequenzvariabilität (HF-HRV) zur Bestimmung der parasympathischen Aktivierung verwendet. Obwohl die HF-HRV keine Veränderung zeigte, war die Erholung des SCL bei natürlichen Klängen tendenziell schneller gegeben als in geräuschvoller Umgebung. Diese Ergebnisse deuten darauf hin, dass Naturgeräusche die Erholung von der sympathischen Aktivierung nach einem psychologischen Stressor erleichtern.[20]

Die positiven Effekte der Geräuschkulisse des Waldes, also etwa Stressminimierung, gelten in einem Mischwald als am höchsten. Dies, so die Erkenntnisse des Projekts »Dr. Forest« der Universität Freiburg, erkläre sich dadurch, dass dort mehr ökologische Nischen vorhanden seien, die eine größere Artenvielfalt befördern und somit eine vielfältigere Klanglandschaft aufweisen würden als beispielsweise ein reiner Nadelwald.[21]

Vielleicht veranlasst Sie dies alles, bei Ihrem nächsten Ausflug, Spaziergang oder Sport in der Natur auf die Kopfhörer und die neueste Musik, auf Hörbücher und Podcasts zu verzichten und dafür den Naturgeräuschen und Ihrem eigenen Atem zu lauschen.

Da wir aber nicht zu jeder Zeit die Gelegenheit haben, uns dem Klang der Wälder und der Natur hinzugeben, um unser Wohlbefinden zu stärken, müssen wir noch lange nicht darauf verzichten. Erstaunlicherweise macht unser Gehirn keinen Unterschied, ob wir uns tatsächlich im Wald befinden oder die heilsamen Klänge mithilfe der Technik erlauschen. So können wir uns die »Musik der Natur« ganz einfach via App oder Streamingdienst aufs Handy laden. Über Kopfhörer oder Anlage können die Klänge dabei helfen, menschengemachte Stör- und Umgebungsgeräusche zu filtern und auszublenden, unsere Aufmerksamkeit zu erhöhen und uns zu entspannen. Das reine Hören mithilfe der Technik kann einen realen Aufenthalt oder Spaziergang jedoch nicht gänzlich ersetzen, denn dabei erleben wir die Natur mit allen Sinnen und sind dabei noch körperlich aktiv.

Waldbaden – Stärkung des Immunsystems

Wald auf Rezept? Was hierzulande bislang kaum vorstellbar sein mag, ist in Japan bereits Wirklichkeit: Die fernöstliche Tradition Shinrin-yoku, zu Deutsch »Wald(luft)bad«, wird von japanischen Ärzten tatsächlich als Rezept ausgestellt. Bereits Anfang der 1980er-Jahre führte das japanische Landwirtschaftsministerium das »Waldbaden« ein und förderte dies mit einem millionenschweren Forschungsprogramm, um die medizinische Wirkung nachzuweisen. Mittlerweile bieten auch die Universitäten eine fachärztliche Spezialisierung in Waldmedizin an. Der Trend zum »Waldbaden« scheint in Japan anzuhalten, und es werden hierfür eigens »Waldbade-Parks« in Stadtnähe angelegt. Rund fünf Millionen Japaner nutzen jedes Jahr die speziell angelegten Wege zum Beispiel des Erholungswalds von Akasawa. Was bedeutet »Waldbaden« aber genau?

Shinrin-yoku wird als Aktivität verstanden, die mit Erholung und Entspannung im Wald verbunden ist. Es bedeutet, mit dem bewussten Einsatz aller fünf Sinne in die angenehme

Atmosphäre des Waldes einzutauchen. Dem Waldbaden wird nachgesagt, dass es die körpereigene Immunabwehr stärkt und positive Effekte auf die physiologische und psychische Gesundheit hat. Es wird davon ausgegangen, dass sich die Effekte unter anderem auf gewisse Botenstoffe von Bäumen zurückführen lassen, die in Wäldern in einem größeren Ausmaß vorhanden sind. Sogenannte Terpene, die zu den Phytonziden gehören, werden von Bäumen zur Kommunikation und zur Insektenabwehr genutzt. Dieser Duftcocktail an ätherischen Ölen im Wald wird von uns eingeatmet und über die Haut aufgenommen, sodass das Waldbaden oftmals mit einer natürlichen Aromatherapie verglichen wird.

Der japanische Professor für Umweltimmunologie und Präsident der Japanischen Gesellschaft für Waldmedizin Qin Li aka, der als der »Guru« der Zunft gilt, hat es sich zur Aufgabe gemacht, die Waldmedizin als international anerkannte Wissenschaft zu etablieren. Dazu hat er bereits eine Reihe von Studien durchgeführt, um die gesundheitsfördernden Auswirkungen des heilsamen Waldbades nachzuweisen.

In mehreren Arbeiten überprüfte Li anhand von Waldaufenthalten die Stärkung der Immunabwehr, die zur spezifischen Krankheitsvorbeugung beitragen könnte. Die Probanden seiner Untersuchung zeigten nach einem dreitägigen Waldaufenthalt eine Erhöhung der Anzahl und Aktivität natürlicher Abwehrzellen. Diese »natürlichen Killerzellen« (NK-Zellen) tragen wesentlich dazu bei, erkrankte Körperzellen, zum Beispiel Tumorzellen oder virusinfizierte Zellen, zu erkennen und zu zerstören. Die verstärkte Immunantwort des Körpers, gemessen an der NK-Zellen-Aktivität und der Anzahl von NK-Zellen, hielt mehr als sieben Tage nach dem Waldaufenthalt noch an, teils waren sogar bis zu 30 Tage danach die positiven Effekte messbar. Im Vergleich dazu hatten Aufenthalte an Orten ohne Wald keinen Effekt auf die Immunantwort. Bei einem dreitägigen Stadtbesuch veränderte sich also weder die NK-Aktivität noch die Anzahl der NK-Zellen. Darüber hinaus wurde bei den Untersuchungen festgestellt, dass die Konzentration der Stresshormone gesunken war.[22] Auch eine 2018 durchgeführte Pilotstudie unter Forstmitarbeitern und städtischen Mitarbeitern deutet darauf hin, dass die Exposition in Waldumgebungen die Immunantwort von NK-Zellen und deren Aktivierung beim Menschen verstärken könnte. Die Ergebnisse zeigten, dass die NK-Zellen in der Waldgruppe (19,5 ± 9,1 %) höher waren als in der Stadtgruppe (16,4 ± 8,4 %).[23]

Die Ergebnisse von Li und seinem Forscherteam deuten darauf hin, dass durch regelmäßige Waldaufenthalte die Anzahl und Aktivität der NK-Zellen aufrechterhalten werden könnte. Da die NK-Zellen auch Tumorzellen angreifen, könnte Waldbaden dazu beitragen, Krebserkrankungen vorzubeugen, so Li. Er empfiehlt, pro Monat zwei ganze Tage im Wald zu verbringen.

Zur Darstellung physiologischer und psychologischer Effekte des Waldbadens gibt es eine Reihe von Studien, meist mit geringen Stichprobengrößen, die aus dem asiatischen Raum stammen. In gruppeninternen Vergleichen (Wald- vs. Stadtumgebung), mal nur mit Männern, mal nur mit Frauen, wurden verschiedene Auswirkungen untersucht.

Die physiologischen Effekte ergeben sich bei den Experimenten durch die Überprüfung von unter anderem Blutdruck, Pulsfrequenz, Herzfrequenzvariabilität, Cortisol-Konzentration im Speichel. Die Studien zeigen die Tendenz, dass nach der »Waldtherapie« der Blutdruck und die Pulsfrequenz (teils signifikant) niedriger waren als davor beziehungsweise im Vergleich zu der Gruppe, die sich im städtischen Umfeld aufhielt. Auch die Cortisol-Konzentration im Speichel der Waldgänger hatte deutlich abgenommen. Die Herzfrequenz-variabilitätsanalyse zeigte, dass die Waldumgebung signifikant erhöhte parasympathische Nervenaktivität und signifikant unterdrückte sympathische Aktivität der Teilnehmer aufwies. Dies kann darauf hindeuten, dass mit der Aufnahme der Atmosphäre des Waldes der allgemeine Stress der Teilnehmer verringert und negative psychologische Symptome reduziert werden können.

Womit wir auch bei den psychologischen Effekten von Shinrin-yoku wären:

Es zeigte sich, dass negative Stimmungszustände und Angstzustände durch Waldspaziergänge im Vergleich zu städtischen Spaziergängen signifikant seltener waren. Die Teilnehmer fühlten sich »zufriedener«, »entspannter« und »natürlicher«, auch »behaglich«, »ruhig« und »erfrischt«. Insgesamt konnte eine Tendenz in Richtung einer Zunahme positiver Empfindungen und einer Abnahme negativer Gefühle ermittelt werden.[24]

Eine größere Studie mit insgesamt 498 Probanden, die die psychologischen Auswirkungen des Waldbadens mittels Interviews und Fragebogenerhebung untersuchte, wies nach, dass die Werte für negative Emotionen und Depression signifikant abnahmen, während die Vitalität anstieg. Darüber hinaus wurde festgestellt, dass je höher das Stressniveau, desto größer der Effekt der Waldtherapie, sodass es zu folgender Schlussfolgerung kam: Waldumgebungen können in Bezug auf akute Emotionen vorteilhaft sein, insbesondere bei Menschen mit chronischem Stress. Dementsprechend könnte Shinrin-yoku als Methode zur Stressreduktion eingesetzt und der Wald als therapeutische Landschaft betrachtet werden.

Waldbaden könne dazu beitragen, das Risiko von Krankheiten mit psychosozialem Stress zu verringern.[25]

Speziell zur Wirkung der Waldtherapie auf Depression bei Erwachsenen im Alter von 18 Jahren und älter wurden in einem Systematischen Review von 2017 der Forschungsgruppe um Insook Lee an der Seoul National University die Ergebnisse von 28 Studien ausgewertet. Dabei kam heraus, dass in 21 Studien sich die depressiven Zustände signifikant verbessert haben. Die Autoren kamen zu dem Schluss, dass die Waldtherapie eine neue und wirksame Intervention zur Verringerung der Depressionen bei Erwachsenen sein könne, wenngleich es den Studien an methodischer Strenge fehle. Spaziergänge allein aber würden bei Depression nicht ausreichen, weshalb sie den Wald eher als Bestandteil eines individualisierten Therapiekonzepts empfehlen.[26]

Insgesamt liefern die Studien Hinweise auf die gesundheitlichen Effekte der Betrachtung und des Eintauchens in die Waldlandschaften, die zu physiologischer und psychologischer Entspannung führen können.

Die Studien zur Thematik des Waldbadens stammen vornehmlich aus dem asiatischen Raum. Zur Überprüfung der spezifischen Wirkmechanismen bieten sich genauere Untersuchungen und Wiederholungen der Studien auch in anderen Kulturräumen an. Es ist nicht gesagt, dass die hierzulande heimischen Bäume wie Eichen, Buchen und Birken dieselbe Wirkung entfalten wie Pinien, Zedern und Lerchen, die in japanischen Wäldern vorherrschen. Zumindest schwappt der Trend langsam auch nach Deutschland: Seit 2017 gibt es den ersten deutschen 180 Hektar großen Heilwald auf Usedom in der Nähe des Ostseebads Heringsdorf. Auch wenn andere Regionen mit ähnlichen Konzepten nachziehen, zum Beispiel mit dem geplanten Waldbadpfad des Immanuel-Krankenhauses am Wannsee in Berlin, ist das Waldbaden noch keine Leistung, die von den Krankenkassen übernommen wird.

Es gibt jedoch genug Wälder, die zwar nicht explizit als Heilwald ausgewiesen sind, aber dennoch die Kriterien dafür erfüllen und jederzeit kostenfrei zugänglich sind und zum »Baden« einladen.

1 Schutzgemeinschaft Deutscher Wald (2020): Geschichte des Waldes, [online]. Verfügbar unter: https://www.sdw.de/waldwissen/oekosystem-wald/geschichte-des-waldes/index.html [Zugriff am: 28.4.2021].

2 WWF Deutschland (2018): Die schwindenden Wälder der Welt – Waldbericht 2018, [online]. Verfügbar unter: https://www.wwf.de/fileadmin/fm-wwf/Publikationen-PDF/WWF-Waldbericht-2018.pdf [Zugriff am: 28.4.2021]; Bundeszentrale für politische Bildung (2017): Jährliche Änderung des Waldbestandes, [online]. Verfügbar unter: https://www.bpb.de/nachschlagen/zahlen-und-fakten/globalisierung/52727/waldbestaende [Zugriff am: 28.4.2021]; WWF Deutschland (2011): Die Wälder der Erde, [online]. Verfügbar unter: http://mobil.wwf.de/fileadmin/fm-wwf/Publikationen-PDF/HG_Waelder_der_Erde_Februar_2011.pdf [Zugriff am: 28.4.2021].

3 Bayerischer Landtag. Schriftliche Anfrage zur Anpflanzung klimaresistenter Bäume aus Drittstaaten in Bayern vom 24.12.2019. Antwort vom 14.2.2020. Drucksache 18/6535. 18. Wahlperiode. 2020.

4 WWF 2018.

5 Ritter E, Dauksta D (2013): Human–forest relationships: ancient values in modern perspectives. Environ Dev Sustain; 15: 645–662.

6 Braun A (2000): Wahrnehmung von Wald und Natur. Wiesbaden: Springer Verlag.

7 Ritter/Dauksta 2013.

8 Braun 2000.

9 Ritter/Dauksta 2013.

10 Bundeszentrale für politische Bildung (2018): UN-Tag der indigenen Bevölkerungen, [online]. Verfügbar unter: https://www.bpb.de/politik/hintergrund-aktuell/142194/indigene-bevoelkerungen [Zugriff am: 29.4.2021]; Rylance M (2017): Lassen wir sie in Ruhe, das ist ihr Recht, [online]. Verfügbar unter: https://www.welt.de/debatte/kommentare/article170594483/Lassen-wir-sie-in-Ruhe-das-ist-ihr-Recht.html [Zugriff am: 29.4.2021]

[11] Bundesforschungszentrum für Wald (BFW) (2014): Zur Gesundheitswirkung von Waldlandschaften Forschungsprojekt FA647A0606 Literaturstudie. BFW-Berichte 147/2014, [online]. Verfügbar unter: http://bfw.ac.at/050/pdf/BFW_Bericht147_2014_GreenPublicHealth.pdf [Zugriff am: 29.4.2021].

[12] Li Q, Kobayashi M, Kawada T (2008): Relationships Between Percentage of Forest Coverage and Standardized Mortality Ratios (SMR) of Cancers in all Prefectures in Japan. The Open Public Health Journal; 1: 1–7.

[13] Donovan GH, Butry DT, Michael YL et al. (2013): The Relationship Between Trees and Human Health – Evidence from the Spread of the Emerald Ash Borer. Am J Prev Med; 44(2): 139–145.

[14] Spektrum (2011): Lexikon der Geographie – Waldklima, [online]. Verfügbar unter: https://www.spektrum.de/lexikon/geographie/waldklima/8788 [Zugriff am: 29.4.2021].

[15] Naumann J (2017): Gutachten zur Frage gesundheitlicher Effekte der Nationalparkregion Schwarzwald, [online]. Verfügbar unter: http://132.230.133.23/sites/default/files/Gutachten_gesundEffekte_NLP-Region 20Schwarzwald_03.2017.pdf [Zugriff am: 29.4.2021].

[16] Mayer H (1977): Bioklimatische Eigenschaften der Waldluft. Zeitschrift für Meteorologie; 27(4): 216–224.

[17] Grose MJ (2011): Landscape and children's health: Old natures and new challenges for the preventorium. Health and Place; 17(1): 94–102.

[18] Praag GDC van, Garfinkel SN, Sparasci O, Mees A, Philippides AO, Ware M, Ottaviani C, Critchley HD (2017): Mind-wandering and alterations to default mode network connectivity when listening to naturalistic versus artificial sounds. Sci Rep 7, 45273.

[19] National Trust UK (2019): Woodland sounds boost wellbeing, according to new study [online]. Verfügbar unter: https://www.nationaltrust.org.uk/press-release/woodland-sounds-boost-wellbeing-according-to-new-study [Zugriff am: 29.4.2021].

[20] Alvarsson JJ, Wiens S, Nilsson ME (2010): Stress Recovery during Exposure to Nature Sound and Environmental Noise. Int J Environ Res Public Health; 7(3): 1036–1046.

[21] Gallet F (2020): Wie Waldgeräusche Stress abbauen [Audiodatei]. Verfügbar unter: https://www.unicross.uni-freiburg.de/2020/04/wie-waldgeraeusche-stress-abbauen/ [Zugriff am: 29.4.2021].

[22] Li Q, Morimoto K, Kobayashi M et al. (2008): Visiting a Forest, but not a city, increases human natural killer activity and expression of anti-cancer proteins. Int J Immunopathol Pharmacol 2008; 21(1): 117–127; Li Q (2010): Effect of forest bathing trips on human immune function. Environ Health Prev Med 15: 9–17.

[23] Tsao TM, Tsai MJ, Hwang JS et al. (2018): Health effects of a forest environment on natural killer cells in humans: an observational pilot study. Oncotarget; 9(23): 16501–16511.

[24] Lee J, Park BJ, Tsunetsugu Y et al. (2011): Effect of forest bathing on physiological and psychological responses in young Japanese male subjects. Public Health; 125(2): 93-100; Lee J, Tsunetsugu Y, Takayama N et al. (2014): Influence of Forest Therapy on CardiovascularRelaxation in Young Adults. Hindawi Publishing CorporationEvidence-Based Complementary and Alternative MedicineVolume, Article ID 834360, 7 pages; Ochiai H, Ikei H, Song C et al. (2015): Physiological and Psychological Effects of a Forest Therapy Program on Middle-Aged Females. Int J Environ Res Public Health Actions; 12(12):15222–15232; Tsunetsugu Y, Lee J, Park BJ et al. (2013): Physiological and psychological effects of viewing urban forest landscapes assessed by multiple measurements. Landscape and Urban Planning; 113: 90–93; Song C, Ikei H, Kagawa T et al. (2019): Physiological and Psychological Effects of Viewing Forests on Young Women. Forests; 10(8): 635; Morita E, Fukuda S, Nagano J et al. (2006): Psychological effects of forest environments on healthy adults: Shinrin-yoku (forest-air bathing, walking) as a possible method of stress reduction. Public Health; 121(1): 54–63.

[25] Morita et al. 2006.

[26] Lee I, Heeseung C, Bang KS et al. (2017): Effects of Forest Therapy on Depressive Symptoms among Adults: A Systematic Review. Int. J. Environ. Res. Public Health 2017, 14(3): 321.

Kapitel 4: Entschleunigung auf dem Lande

Ländliche Simplifizierung – die Sehnsucht nach dem Einfachen

Wir alle wollen ein ausgeglichenes und gesundes Leben führen. In unserer modernen Welt, die von Effizienzdenken, ständiger Optimierung und einer andauernden Flut von Reizen geprägt ist, jagen wir oft hohen Ansprüchen nach, die wir letztlich nicht alle erfüllen können. Wir sind Getriebene in der Schnelllebigkeit der Zeit. Aber eigentlich wollen wir weg vom stressigen Alltag, von ständiger Erreichbarkeit, Fernseher, Laptop, To-do-Listen. Wir suchen nach einem Ausweg aus dem automatisierten und überfüllten Leben, um die Last der körperlichen und seelischen Leiden loszuwerden und uns wieder zu erden, zu verwurzeln, ein einfacheres und erfülltes Leben zu führen, am besten in Verbindung mit der Natur.

Die Schnelllebigkeit kann Individuen in die Krise führen und sie damit von sich und der Welt entfremden. Der Soziologe Hartmut Rosa spricht in seiner Theorie »Beschleunigung und Entfremdung« in diesem Zusammenhang von strikten Zeitregimen, denen die moderne Gesellschaft unterliegt und die dabei der Logik der sozialen Beschleunigung folgen, die für mich eine Erklärung für die Sehnsucht nach dem Einfachen darstellt. Die Theorie der sozialen Beschleunigung unterteilt sich nach Rosa in die Felder technische Beschleunigung, Beschleunigung des sozialen Wandels und Beschleunigung des Lebenstempos.[1]

Technische Beschleunigung: Beschleunigung von Transport-, Kommunikations- und Produktionsprozessen, die innerhalb der Gesellschaft stattfinden.

Beschleunigung des sozialen Wandels: Prozesse, die die Gesellschaft selbst beschleunigen als Folge der technischen Beschleunigung (Gegenwartsschrumpfung). Demnach verändern sich Einstellungen und Werte, Moden und Lebensstile in immer kürzer werdenden Abständen, genau wie auch soziale Beziehungen und Sprachen, Gruppen, Praxisformen und Gewohnheiten.

Beschleunigung des Lebenstempos: Gemeint ist die Zeitwahrnehmung beziehungsweise die »Steigerung der Zahl an Handlungs- und Erlebnisepisoden pro Zeiteinheit« und sie bezieht sich auf die Individuen der Gesellschaft. In der subjektiven Zeiterfahrung wird Zeit als knappe Ressource wahrgenommen und führt dazu, sich getrieben und gestresst zu fühlen. In einer begrenzt zur Verfügung stehenden Zeit haben viele das Gefühl, nicht mehr alle Aktivitäten erledigen und mit dem Tempo des sozialen Lebens nicht mehr mithalten zu können. Die objektive Zeiterfahrung besteht darin, mehr in weniger Zeit zu tun. Die Zeit, die bei einer Aufgabe zum Beispiel mithilfe der Digitalisierung eingespart werden kann, wird für die Erledigung weiterer Aufgaben genutzt (verdichtete Handlungen).[2]

Die drei Faktoren bedingen und beeinflussen sich gegenseitig und treiben somit die soziale Beschleunigung immer weiter voran. Das Paradoxe daran: Das eigentliche Potenzial für mehr persönliche Freiheiten, das es dank technischer Innovationen gibt, wird nicht ausgeschöpft und kehrt sich in sein Gegenteil um. Die Folgen der Beschleunigungen sind, so Rosa, Entfremdungen von Raum, Dingen, Zeit, eigenen Handlungen und Sozialwelt, was letztlich in einer Selbstentfremdung mündet. Unter Entfremdung versteht man »eine tiefgreifende, strukturelle Verzerrung der Beziehungen zwischen Selbst und Welt«.[3] Hierfür ein Beispiel: Infolge der sozialen Beschleunigung arbeiten heute die wenigsten ihr Leben lang in ein und demselben Unternehmen oder Beruf. Mit Jobwechseln alle paar Jahre gehen oft auch örtliche Veränderungen einher. Doch mit jedem Umzug sinkt die Bereitschaft, die Umgebung intensiv kennenzulernen und sich ihr anzuverwandeln. Es führt dazu, nur das im Alltag Benötigte, etwa Einkaufsmöglichkeiten in der Nachbarschaft, zu kennen und sich vom weiteren Raum eher abzuwenden. Wenn die Identität eines Individuums von seinen Erfahrungen, seinen Handlungen, seiner räumlichen und materiellen Umgebung sowie dem sozialen Umfeld geprägt ist, aber aufgrund der Beschleunigung keine persönliche Beziehung mehr zu diesen Faktoren besteht, resultiert daraus eine Selbstentfremdung.[4]

Wenn sich unsere Gegenwart in immer kürzeren Abständen grundsätzlich verändert und uns fortwährend zu Anpassungsleistungen zwingt, damit wir nicht vom Rest der Welt abgehängt werden, mag diese Dynamik und die damit einhergehende Selbstentfremdung eine mögliche Erklärung dafür sein, warum die Sehnsucht nach dem Einfachen, nach Entschleunigung wächst. In einer fragilen und beschleunigten Welt, die uns überfordert und uns selbst entfremdet, sehnen wir uns nach dem Ursprünglichen, dem reduzierten Leben und der Verbundenheit mit der Natur. Der Trend geht mittlerweile hin zu einem Minimalismus als Mittelweg zwischen Askese und dem Hedonismus der vergangenen Jahrzehnte, der ausgedient zu haben scheint. Also fangen wir an zu stricken, Marmelade zu kochen, Brot selbst zu backen, zu töpfern, auszumisten, Magazine über das Landleben zu lesen und Gemüse anzubauen, um uns der Überforderung zu entziehen und Kontrolle zurückzugewinnen, aber auch um ein wenig kapitalismuskritisch zu sein. Wir wollen in die Natur zurück, wollen minimalistischer leben, verstricken uns dabei aber allzu oft in Widersprüche. Wir wissen zwar, dass materielle Dinge nicht glücklich machen, aber ... In dem Versuch, einfacher zu leben und uns mit der Natur zu verbinden, wird erst einmal kräftig eingekauft, vielleicht ohne den Widerspruch zu bemerken. Man nehme das Beispiel von Läufern, die in ihrer Intention »back to the roots«, erst einmal Barfußschuhe kaufen, oder Wandernovizen, die sich zunächst für viel Geld von Kopf bis Fuß voll ausstatten und dann mit einem überdimensionierten Geländewagen in den Wald fahren.

Es mag, neben der Theorie der Beschleunigungen, viele Erklärungsansätze geben, warum wir zunehmend nach Simplifizierung dürsten. Das Landleben scheint dabei ein wesentlicher Träger dieser Sehnsucht zu sein: Als Gegenpart zur Stadt verkörpert es Idylle, in der wir naturorientierten, entschleunigenden und einfachen Aktivitäten nachgehen können.[5] Diese Sehnsucht ist nur allzu verständlich, dabei dürfen wir allerdings nicht vergessen, dass das simple oder minimalistische Leben gar nicht so einfach ist und wir in einer Welt der Fülle und des Konsums zunächst lernen müssen, uns ohne Überfluss zurechtzufinden oder mit weniger auszukommen. Auch daran, die geläufige Reizüberflutung zu verringern, muss der Mensch sich gewöhnen. Ohne das ununterbrochene Impulsfeuerwerk von außen weiß möglicherweise manch einer gar nichts mit sich anzufangen. Einfach leben bedeutet also auch, die Stille und Ruhe, vielleicht sogar Langeweile auszuhalten.

Allzu oft heißt es, weniger sei mehr. Aber sich der Sehnsucht nach dem Einfachen hinzugeben ist ein Prozess des Lernens. Vielleicht führt er dazu, dass wir in einer beschleunigten Welt uns selbst wieder mehr anverwandeln im Einklang mit der Natur und der Umwelt.

Stau und Parkplatzsuche – ein (un)bekanntes Problem

Infolge der Globalisierung und des Kapitalismus ist Zeit zu Geld geworden. Es gilt, Zeit so produktiv wie möglich zu nutzen, da sie ein kostbares und seltenes Gut ist. Oftmals merken wir gar nicht, wenn uns Zeit »geklaut« wird und ein anderer damit Geld verdient, genauso wie wir uns selbst auch Zeit kaufen können.[6] Ein Beispiel: Unternehmen stellen digitale Lösungen zur Verfügung, sodass wir vor einem Flug unsere Bordkarte selbst ausdrucken müssen und das Gepäck an einem Computer aufgeben. Das Unternehmen kann dadurch Personal einsparen und damit Kosten. Wir bezahlen diese Lösung mit unserer Zeit (und merken es vielleicht gar nicht) und unseren Ressourcen. Wenn wir uns eine Haushaltshilfe einstellen, kaufen wir uns damit freie Zeit, um etwas anderes zu machen als den Hausputz. Dass hinter der Zeit häufig ein Geldwert liegt, mag uns in dieser Form oftmals nicht präsent sein, aber es ist klar, dass, sobald wir Zeit für eine Möglichkeit aufwenden, dies zu Lasten einer anderen geht.

Und es ist erschreckend, wie viel Zeit aus Umständen heraus, die wir uns nicht immer aussuchen können, verloren gehen kann. Worauf ich hinauswill: auf das Stau- und Parkplatzproblem in den Städten, das sowohl ein enormes Zeitkontingent als auch bares Geld kostet.

Beginnen wir mit dem Stau: Im Jahr 2018 haben deutsche Autofahrer durchschnittlich mehr als 46 Stunden im Stau gestanden. München führt die Liste mit 87 Stunden an, gefolgt von Berlin mit 66 und Düsseldorf mit 50 Stau-Stunden. In den Top Ten sind auch Frankfurt, Hamburg, Köln, Bremen, Nürnberg, Stuttgart und Hannover mit dabei. Die staureichsten Straßen befinden sich in Berlin, München und Hamburg.

Im internationalen Vergleich schneiden die deutschen Städte allerdings relativ gut ab und mischen sich nicht unter die ersten zehn. Darunter sind aber die europäischen Städte London (149 Stunden), Paris (165 Stunden) und Rom (166 Stunden) vertreten.[7]

Der Zeitverlust durch Staus verursacht Kosten in Höhe von 2,8 Milliarden Euro. In München beliefen sich die Kosten 2019 auf 774 Euro pro Autofahrer, was einer Summe von bis zu 405 Millionen Euro im Jahr entspricht. In Berlin waren es 587 Euro pro Autofahrer und in Düsseldorf 445 Euro.[8]

Fahrradfahrer in München und Berlin verzeichnen auf den Strecken den geringsten Zeitverlust und benötigen höchstens 50 Prozent Fahrtzeit mehr als Autofahrer und tun dazu etwas für die eigene Gesundheit und die Umwelt. Sehr schlecht schneiden die öffentlichen Verkehrsmittel ab, die das Doppelte der Fahrzeit beanspruchen.[9] Vorteilhaft ist dennoch, sich damit dem Staustress zu entziehen, zudem kann die Zeit in Bus und Bahn genutzt werden, für was auch immer. Die Hauptursache von Staus ist das sogenannte Sättigungsproblem, denn die Straßen sind zu schmal oder es gibt zu wenig Raum für ein zu hohes Verkehrsaufkommen.

Dazu der Verkehrsexperte Martin Randelhoff:

» Auf einem Kilometer Straße ist nur ein gewisser begrenzter Raum vorhanden, der den Autos zur Verfügung steht. Typischerweise liegt die Kapazität einer Straße bei 1500 bis 2500 Fahrzeugen pro Stunde und Spur, wenn sich die Fahrzeuge mit einer Geschwindigkeit von 80–100 km/h bewegen. Schnelleres und langsameres Fahren verringert die Kapazität. Das Sättigungsproblem beginnt, wenn die Nachfrage nach diesem Raum größer ist als das Raumangebot. Etwa 50 Prozent der Staus entstehen durch Überlastung des Straßennetzes.[10]

Kommen wir zum Parkplatzproblem, und auch da ist die Datenlage erschreckend. Wer kennt das nicht in städtischen Wohngebieten, dass sie mit Autos bis zum Anschlag zugeparkt sind und dass jede kleinste freie Fläche genutzt wird? Bürgersteige werden als Ersatzparkplatz genutzt, und für Fußgänger und Fahrradfahrer gibt es kaum mehr ein Durchkommen, es grüßen die Knöllchen. Rund 13 Quadratmeter Fläche benötigt jedes parkende Auto. Nicht zu vergessen, wie viel Zeit und Nerven eine allabendliche Parkplatzsuche braucht, um endlich nach Hause zu kommen. Mit der Suche nach einer sehnlichst gewünschten freien Lücke verbringen die Deutschen im Schnitt satte 41 Stunden im Jahr. Frankfurt am Main ist mit 65 Stunden in dieser Kategorie Spitzenreiter, gefolgt von Essen (64 Stunden), Berlin (62), Düsseldorf (61) und Köln (60). Die durchschnittliche Suchdauer für einen Straßenparkplatz liegt dabei bei sechs Minuten und für einen Parkgaragenplatz bei vier Minuten.

Auch bei der Parkplatzsuche sind die entstandenen Kosten unter Einbezug von verschwendeter Zeit, Benzinverbrauch und zusätzlicher Abgasbelastung wieder beachtlich: Pro Autofahrer entstehen Kosten in Höhe von 836 Euro im Jahr, also insgesamt über 40 Milliarden Euro, und dabei sind Strafzettel noch nicht miteinberechnet. Ganz abgesehen von den immensen Kosten, die etwa für Parkhäuser ausgegeben werden.[11]

Erstaunlich ist, dass sich hierzulande über die Hälfte (53 Prozent) der Gesamtkosten (direkte und indirekte Kosten) des Autobesitzes aus den Kosten von Stau und Parken zusammensetzen. Darüber hinaus hat die mühevolle und kostenintensive Parkplatzsuche noch weitere Auswirkungen. So stellt die Suche bei zwei von drei Autofahrern einen Stressor dar. Auch verpassten 44 Prozent deshalb einen Termin, und jeder fünfte hat deshalb bereits mit einem anderen Fahrzeuginhaber gestritten.[12]

Die Städte quellen augenscheinlich über: zu wenig Platz auf den Straßen und nicht ausreichend Parkflächen für zu viele Autos. Mit negativen Konsequenzen für unser Zeitbudget, unsere Nerven, Gesundheit, den Geldbeutel und das Klima. Zumindest während des Lockdowns zur Corona-Hochzeit gab es eine kleine Verschnaufpause. Im Homeoffice waren wir größtenteils nicht auf das Auto angewiesen, und wenn doch, war der Verkehr recht flüssig, ausgenommen an den Grenzübergängen. Infolge des verringerten Verkehrs und der zum Teil pausierenden Wirtschaft lagen die täglichen CO_2-Emissionen nach einer kürzlich veröffentlichten Studie Anfang April 2020 ein Sechstel unteren denen des Vorjahrs. Es wurden ferner Berechnungen zu Verkehrsaufkommen, Produktion sowie Energie- und Rohstoffverbrauch vorgenommen. Hierbei wurden Daten der 69 Länder miteinbezogen, die für rund 97 Prozent der globalen Treibhausemissionen verantwortlich sind. Am gewählten Beispieltag der Studie Mitte April 2020 waren die CO_2-Emissionen um 17 Prozent geringer als im Vorjahr, das entsprach zu diesem Zeitpunkt pro Tag 17 Megatonnen CO_2 weniger. Davon entfielen allein 7,5 Megatonnen auf den geringeren Straßen- und 1,7 Megatonnen durch verringerten Flugverkehr.[13] Allerdings wird es nicht dabei bleiben. Im Zuge der schrittweisen Öffnungen und Lockerungen, dem Vorantreiben der Industrie- und Wirtschaftsproduktion und der Rückkehr aus dem Homeoffice wird die Lage wahrscheinlich schnell wieder so sein wie vor Corona.

Auf dem Land ist man zumeist auf ein Auto angewiesen, aber es entfällt zumindest die überaus lästige und nervenraubende Parkplatzsuche. Nach Hause kommen und das Auto vor der Tür oder in der Garage parken, ohne suchen zu müssen. Stau gibt es eher selten. Es kommt mal vor, dass der Traktor des Landwirts vorneweg schleicht. Den kann man getrost überholen oder eben die wunderbare Landschaft genießen.

Wege zur Entdigitalisierung

Der Begriff Digitalisierung ist, ähnlich wie Nachhaltigkeit, in aller Munde und findet immer mehr Einzug in alle Lebensbereiche von der Arbeitswelt über Kultur und Bildung bis hinein ins Privatleben. Vereinfacht ausgedrückt beschreibt Digitalisierung die Transformation analoger Inhalte und/oder Prozesse in digitale Inhalte, Prozesse und Arbeitsweisen.[14] Diese Entwicklung bringt zwar viele Vorteile mit sich, aber eben auch Nachteile, sie ist Fluch und Segen zugleich. Betrachten wir einmal die Arbeitswelt: Hier werden Unternehmensprozesse verbessert und vernetzt unter dem optimalen Einsatz von Ressourcen. Die Kehrseite der Medaille ist, dass Mitarbeiter Angst davor haben, infolge der Digitalisierung »wegrationalisiert« zu werden oder unter dem Druck ständiger Erreichbarkeit durch unablässig eingehende E-Mails oder Telefonanrufe zu leiden. Das beeinflusst ganz entscheidend das Privatleben. Mit dem Vormarsch des Internets und spätestens seit der Einführung von Smartphones sind wir ständig und überall erreichbar. Unsere Art und Weise der Kommunikation hat sich grundlegend verändert. Genauso wie im Arbeitsleben werden auch im privaten Bereich durch den technischen Fortschritt Dinge erleichtert und strukturiert und ermöglichen uns Zeitersparnis.

Insgesamt stehen laut einer Studie des Bundesverbands Digitale Wirtschaft (BVDW) e.V., bei der 1002 Teilnehmer befragt wurden, die Menschen der Digitalisierung grundsätzlich positiv gegenüber, wenngleich Bedenken zu Sicherheitsrisiken (34 Prozent), Geräteabhängigkeit (23 Prozent) und potenzieller Überwachung (38 Prozent) geäußert wurden. Dagegen wurden der erleichterte Zugang zu Wissen und Bildung (50 Prozent), Erleichterungen im Alltag wie Zeitersparnis (39 Prozent) und erweiterte Möglichkeiten der Kommunikation (38 Prozent) als klare Vorteile angesehen.[15]

Eine Entwicklung sticht besonders ins Auge: Das Smartphone wird zunehmend wichtiger, und jedes Jahr steigt sowohl die Häufigkeit als auch die Nutzungsdauer der mobilen Endgeräte. So wird das Smartphone über alle Altersklassen hinweg, ausgenommen die Gruppe der 55- bis 69-Jährigen, häufiger genutzt als der Laptop. Im Vergleich zu 2018 ist die Nutzung des Smartphones im Jahr 2019 an Arbeitstagen um 14 Prozent angestiegen, an arbeitsfreien Tagen um 19 Prozent. Neben Optionen wie Information, Organisation und zahlreichen weiteren wird das Smartphone vor allem zur Kontaktaufnahme (Instant Messaging) genutzt (87 Prozent). Eine weitere Zunahme erfahren die Social-Media-Kanäle genauso wie Streamingangebote.[16]

Die Digitalisierung mutiert zu einem riesigen Hype. Sowohl in den Medien, wenn es um Bildung und Industrie geht, als auch privat, wenn es darum geht, uns ständig neue Produkte vor die Nase zu stellen, die besser sein sollen als Vorgängermodelle. Damit wird nicht nur unser Konsumverhalten angekurbelt, sondern unserer Bequemlichkeit gefrönt, sodass wir uns in unserem Smart-Home vom Sofa gar nicht mehr wegbewegen müssen. Oder das Leben nur noch durch das Display erleben und alles posten, um dadurch unsere Selbstbestätigung über möglichst viele »Likes« und »Shares« zu erlangen und dabei die realen Kontakte vernachlässigen. Wir klicken uns durch die sozialen Netzwerke auf der Suche nach Glück. Wenn wir in der virtuellen Welt andere User bestaunen, die immerzu glücklich erscheinen und die tollsten Orte besuchen, das beste Essen genießen und das vermeintlich coolste Leben führen, vergleichen wir unser eigenes Leben damit, was letztlich unglücklich macht, da wir dem nicht gerecht werden können. Dazu werden fast unmerklich und unaufhörlich unsere privaten Daten gesammelt, selbst wenn man sich den Social-Media-Netzwerken entzieht, macht das die Datensammelwut sämtlicher smarten Geräte, vom Kühlschrank bis zum Sprachassistenten, wieder wett.

Auch wenn Digitalisierung nicht mehr wegzudenken ist und sie viele Vorteile mit sich bringt, sind auch Gegentrends zu beobachten, die eine Rückkehr zu analogen Prozessen und Produkten im Sinne einer Entdigitalisierung propagieren. Damit wird die Digitalisierung nicht etwa abgelöst oder ersetzt werden, sie aber ergänzen oder zum Teil korrigieren.[17]

Der Philosoph Wilhelm Schmid spricht in diesem Zusammenhang vom »Triumph des Anfassbaren«:

Auf die Entpersonalisierung reagieren immer mehr Menschen mit der neuerlichen Suche nach dem Persönlichen, nach real erfahrbaren Beziehungen, nach wirklicher Freundschaft und Liebe. Die Entgrenzung der Kommunikation macht das direkte Gespräch face to face wieder wertvoll. Auch die Dinge kehren zurück: Kaum hat sich das Streamen durchgesetzt, wird die Schallplatte wieder interessant. Statt für digitale Fotos begeistern sich junge Leute für Polaroid. Das E-Book, das doch das alte Buch ablösen sollte, kommt über einen kleinen Anteil am Buchmarkt nicht hinaus. Wiederentdeckt wird die Natur, die Liebe zum Garten oder zum Urban Gardening, zur Heimat im Sinne der willentlichen Verwurzelung an einem Ort.[18]

Das Spannungsfeld zwischen dem Nutzen der Digitalisierung und der Sehnsucht nach dem Analogen oder Realen lässt sich gut am Beispiel der Corona-Krise verdeutlichen. Ohne den technischen Fortschritt wäre es nicht möglich gewesen, dass viele Menschen im Homeoffice gleichermaßen ihrer Arbeit nachgehen konnten wie im Büro, dass Schüler online unterrichtet wurden. Genauso hätten wir mit unseren Familien, Freunden und Verwandten ohne Internet, Smartphones, Videotelefonie nicht in Kontakt treten können und wären gänzlich von der Außenwelt abgeschottet gewesen. So wurden während der strengen Kontaktbeschränkungen vermehrt Video-Anrufe genutzt. Das zeigte eine kürzlich durchgeführte repräsentative Befragung unter 1003 Internetnutzern ab 16 Jahren aus Deutschland. Bei den 16- bis 29-Jährigen waren es 52 Prozent, bei den 30- bis 49-Jährigen 43 Prozent sowie auch bei den 50- bis 64-Jährigen. Auch Nutzer über 65 Jahren nutzten zu 27 Prozent die Möglichkeit der Video-Telefonie.[19]

Gleichzeitig wurde uns bewusst, welche Dinge wir durch die weitreichenden Maßnahmen zur Eindämmung des Virus plötzlich nicht mehr tun können, die zuvor selbstverständlich waren. Daraus erwächst eine Sehnsucht nach realen Begegnungen fernab der virtuellen Welt. Die persönliche Interaktion und menschliche Nähe werden schmerzlich vermisst, ebenso die Natur, die durch das Zuhause-bleiben-Müssen wieder eine neue Wertigkeit erlangt und uns feststellen lässt, wie wichtig sie für unser Wohlbefinden ist. So richtig es ist, dass die Corona-Krise eine Chance für die weitere Digitalisierung sei, ist sie gleichzeitig eine Möglichkeit zur Wiederentdeckung oder vermehrten Begegnungen mit der Natur, die die digitale Welt nicht zu ersetzen vermag. Und indem wir uns wieder ein wenig mehr in die echte Welt hineinbewegen und unsere Aufmerksamkeit gezielt auf andere Dinge lenken, sind wir ein Teil der Entdigitalisierung oder auch Reanalogisierung in der weiterlaufenden Entwicklung der technischen Welt.

Interessanterweise gilt Deutschland im internationalen Vergleich in Sachen Digitalisierung als »Entwicklungsland«. Denken wir allein an die Menge landesweiter Funklöcher, den nach wie vor mangelhaften Ausbau des Mobilfunk- und Glasfasernetzes oder auch den ungleichen Zugang zum Internet. Noch immer existiert ein starkes Stadt-Land-Gefälle. Die Internetverbindungen in der Stadt sind besser ausgebaut, zuverlässiger, stabiler und schneller als auf dem Land. Wenngleich sich dieser Aspekt nicht aus einer mangelnden Nachfrage begründet, scheint es doch so, als ob es sich auf dem Land leichter entdigitalisieren lässt. Kein Wunder also, dass Digital-Detox-Angebote (eine Art digitale Entziehungskur) in ländlichen Regionen stattfinden. Dabei wird das Ziel verfolgt, sich eine bewusste Auszeit von der digitalen Welt und der allwährenden Erreichbarkeit zu nehmen und damit die negativen Folgen des digitalen Konsums wie Stress sowie physische und psychische Belastungen abzubauen, einmal die Resettaste drücken, nicht bei einem Gerät, sondern bei sich selbst. Ebenso soll erlernt werden, die Aufmerksamkeit wieder mehr auf die physisch reale Welt zu lenken und so auch zurück zur Natur zu finden. Die Natur vermag auch hier wieder zu helfen, nicht nur als Balsam für die Seele, sondern als Beitrag für ein gesünderes Leben. Warum dabei nicht auch mal Heu ernten, um sich vom Stress digitaler Medien zu erholen?

Internetsucht und Digital Detox

Was die Digitalisierung und die digitalen Medien angeht, gibt es die Tendenz, dass das Nutzungsverhalten zunehmend außer Kontrolle gerät. Dies betrifft insbesondere Kinder und Jugendliche, aber auch immer mehr Erwachsene. Wir sind mittlerweile darauf konditioniert, ständig erreichbar zu sein, die Frequenz, auf das Display des Smartphones zu schauen, steigt und steigt. Anstatt dass Kinder draußen miteinander spielen, wird die Zeit beim Internetsurfen verbracht, genau wie wir selbst auch unablässig zu einem der vielen Geräte greifen, sodass wir permanent mit Informationsreizen bombardiert werden, die wir gar nicht verarbeiten können. Angetrieben wird dies von einem Phänomen, das als »Fear Of Missing Out« (FOMO) bezeichnet wird, also die Angst, etwas zu verpassen. Mit dem überhöhten Digitalkonsum und immer mehr Optionen zur Realitätsflucht wachsen nicht nur die Suchtpotenziale, sondern auch die gesundheitlich negativen Begleiterscheinungen. Es kommt dadurch nicht nur zu innerer Unruhe, Stress, Konzentrationsmangel, geringerer Aufmerksamkeit, schlechter Körperhaltung und Unausgeglichenheit, sondern auch zu Folgen wie allgemeiner physischer und psychischer Überlastung, Schlafstörungen, Stoffwechselstörungen und Übergewicht, Burn-out und Depression bis hin zu beruflichen Schwierigkeiten durch Leistungsabfall und zu sozialer Isolation.

Für Kinder und Jugendliche ist es daher besonders wichtig, einen verantwortungsvollen Umgang mit Medien frühzeitig durch Aufklärung durch die Eltern, Schulen und Bildungseinrichtungen – Stichwort Medienkompetenz – zu erlernen, um einem überhöhten Digitalkonsum entgegenzuwirken, denn die intensive Nutzung digitaler Medien kann zu Entwicklungsstörungen führen, wie eine Studie unter 5573 Eltern und deren Kindern gezeigt hat. So kann es bei Säuglingen zu Fütter- und Einschlaf- bis zu Bindungsstörungen kommen, wenn die Mutter während der Zeit mit dem Kind parallel digitale Medien nutzt. Bei Kleinkindern (zwei bis fünf Jahre) und Kindern und Jugendlichen von acht bis 13 Jahren kann die intensive Nutzung vermehrt zu motorischer Hyperaktivität, Konzentrationsstörungen, Sprachentwicklungsstörungen sowie Unruhe und Ablenkbarkeit führen. Darüber hinaus zeigte sich in der Altersgruppe der Acht- bis 13-Jährigen ein signifikanter Zusammenhang zwischen täglicher digitaler Bildschirmnutzung und einem vermehrten Verzehr von Süßgetränken und Süßigkeiten sowie einem höheren Body-Mass-Index. Auch nutzten 70 Prozent der Kinder im Kita-Alter (drei bis sechs Jahre) das Smartphone der Eltern bereits mehr als eine halbe Stunde am Tag. Es gelten schon bundesweit rund 600 000 junge Menschen als medienabhängig und 2,5 Millionen als problematische Nutzer. Jedes Jahr wird Mediensucht bei rund 20 000 Kindern neu diagnostiziert.[20]

In einem weiteren Projekt im Auftrag des Bundesverbands Informationswirtschaft, Telekommunikation und neue Medien (Bitkom) befragten die Studienleiter 962 Kinder und Jugendliche im Alter von sechs bis 18 Jahren. Die Ergebnisse: Während in der Altersgruppe von zehn bis elf Jahren nahezu alle Kinder mit einem Anteil von 94 Prozent online sind und im Schnitt 22 Minuten pro Tag im Internet surfen, sind es bei den Jugendlichen von 16 bis 18 Jahren bereits 115 Minuten. 84 Prozent der 12- bis 13-Jährigen verfügen über ein eigenes Smartphone, das mit zunehmendem Alter wichtiger wird: Für die 16- bis 18-Jährigen stellt das Smartphone das Hauptgerät für den Zugang zum Internet dar (89 Prozent). Laptops belegen mit 69 Prozent den zweiten Rangplatz, gefolgt von Computern (52 Prozent) und Tablets (26 Prozent). Im Alter von zehn und elf Jahren beginnt die Nutzung der sozialen Netzwerke. In diesem Alter werden diese von zehn Prozent der Befragten genutzt, während sie mit fortschreitendem Alter weiter ansteigt: Unter den 12- bis 13-Jährigen sind es 42 Prozent, bei den 14- bis 15-Jährigen 65 Prozent und bei den 16- bis 18-Jährigen 85 Prozent.[21]

Das Smartphone ist längst zu einem ständigen Begleiter geworden. Eine Studie von B2X Care Solutions in Kooperation mit der Ludwig-Maximilians-Universität München, die international mehr als 2600 Menschen zu ihrer Smartphone-Nutzung befragt hat, verdeutlicht einige interessante, teils erschreckende Aspekte. Ein Viertel der Millennial-Generation schaut mehr als hundertmal täglich auf das Smartphone und nutzt es mindestens fünf Stunden am Tag. Ungefähr die Hälfte überprüft es mehr als fünfzigmal am Tag und nutzt es bis zu drei Stunden. Die Generation der Babyboomer liegt etwas darunter. Trotzdem haben 85 Prozent der Nutzer ihr Smartphone immer griffbereit oder tragen es sogar nachts am Körper. Auch erwarten 57 Prozent auf eine von ihnen abgeschickte Nachricht eine sofortige Reaktion von Freunden oder der Familie. Ist das Handy weg oder der Akku leer, fühlen sich viele Nutzer frustriert (27 Prozent), verloren (26 Prozent), gestresst (19 Prozent) oder traurig (16 Prozent).[22]

Mittlerweile sind wir in unserem alltäglichen Leben überall mit Bildschirmen und Displays konfrontiert, denen wir unsere Zeit und Aufmerksamkeit schenken. Dies beschränkt sich nicht mehr nur auf die Arbeit, sondern findet immer mehr Einzug in das private Umfeld bis hinein ins Schlafzimmer – mit Folgen. Häufig hindert uns das Fernsehen oder das Surfen auf dem Smartphone daran, ins Bett zu gehen. So gaben 62 Prozent der 18- bis 29-Jährigen laut der TK-Schlafstudie[23] 2017 an, dass sie abends häufig nicht ins Bett kommen, weil noch lange im Internet gesurft oder Computer gespielt und dabei häufig die Zeit vergessen wird.

Ab einem Alter von 40 Jahren gilt das nur noch für rund ein Fünftel der Befragten und bei den über 60-Jährigen surft abends lediglich jeder Zehnte. Ähnliches gilt für die Kommunikation über Telefon, Textnachrichten oder E-Mails: Jeder Fünfte steht abends gern über diese Medien in Kontakt mit anderen und findet deswegen erst spät in den Schlaf, wobei die Jüngeren dies vermehrt tun – 27 Prozent der 18- bis 39-Jährigen kommunizieren abends, 21 Prozent der 40- bis

59-Jährigen. Ebenso problematisch ist das gleichzeitige oder wechselweise Nutzen mehrerer Bildschirme (Second-Screen-Nutzung), wenn beispielsweise neben dem Smartphone noch der Fernseher läuft. Der permanente Wechsel zwischen mehreren Bildschirmen strengt das Gehirn dermaßen an, dass es sich nicht regenerieren kann. Die Folgen sind Erregungszustände und innere Unruhe. Das Zurruhekommen, das so unabdingbar für einen gesunden, erholsamen Schlaf ist, kann sich so kaum einstellen.[24]

Aber damit noch nicht genug. Häufig finden die Geräte ihren direkten Weg mit ins Schlafzimmer, vornehmlich bei der jüngeren Generation (14 bis 39 Jahre). In einer Umfrage der Barmer Krankenkasse zur Schlafgesundheit in Deutschland kam heraus, dass das beliebteste Kommunikationsmittel im Bett das Smartphone ist. Insgesamt nutzen nahezu zwei von fünf Deutschen ihr Smartphone oder einen Fernseher im Schlafzimmer, jeder Fünfte einen Laptop. Und kaum aus dem Schlaf erwacht, folgt der Griff zum Smartphone. Das gilt für fast zwei Drittel der Befragten noch vor dem Aufstehen, für fast die Hälfte beim Frühstück oder vor dem Verlassen der Wohnung.[25] In der Schlafstudie der Techniker Krankenkasse wurde angegeben, dass das Smartphone jeden Zehnten beim Schlafen stört, wenn es auf dem Nachttisch oder unter dem Kopfkissen liegt. Bei den 18- bis 29-Jährigen gibt sogar jeder Fünfte an, das Handy am Bett bringe ihn häufig um den Schlaf.[26] Hinzu kommt, dass das Blaulicht der Bildschirme, die Freisetzung von Melatonin (Schlafhormon) beeinträchtigt und in Deutschland keine speziellen Blaulichtfilter verwendet werden.[27]

Das Smartphone und digitale Medien schaffen nicht nur gesundheitliche Probleme, sondern darüber hinaus Abhängigkeiten, die sich bis hin zur Sucht entwickeln können, denn der routinierte und konditionierte Griff zum Telefon lässt sich nur schwer wieder abstellen. Aber es ist genau das, was viele dazu bringt, sich einer digitalen Fastenkur zu unterziehen. Es scheint, dass Digital Detoxing an Relevanz gewinnt und sich immer mehr Menschen wie auch Unternehmen dahingehend sensibilisieren. Für jeden Vierten der Befragten der Barmer-Studie ist es in der kommenden Zeit vorstellbar, sich intensiv mit der Thematik des digitalen Fastens auseinanderzusetzen, genauso wie dieses Thema für die Befragten »wertvoll« und »wichtig« war.[28] Auch das vermehrte Angebot von speziellen Detox-Reisen spricht dafür. Aber ein Urlaub von Smartphone oder Internet allein reicht nicht aus, um sich aus der Abhängigkeit zu lösen. Kaum zurück im Alltag fallen wir schnell in unsere alten Verhaltensmuster zurück. Es bedarf also einer Änderung der Gewohnheiten und eines Bewusstseins der eigenen Abhängigkeit. Zahlreiche Beiträge und Tipps kursieren inzwischen, was im Alltag und zu Hause dafür getan werden kann, darunter:

- Das Schlafzimmer gerätefrei lassen. Das erfordert womöglich die Anschaffung eines analogen Weckers;
- E-Mails nur einmal am Tag checken (zumindest an arbeitsfreien Tagen);
- Flugmodus einschalten bzw. die Geräte nach der Benutzung ganz abschalten;
- Smartphone freie Zeiten vereinbaren;
- Push-Nachrichten deaktivieren;
- Zeitlimits setzen;
- sich auf einen Bildschirm konzentrieren.

Klar ist, dass das Smartphone so wie auch alle anderen Geräte aus unserem Alltag nicht mehr wegzudenken sind und mit Restriktionen gar nichts erreicht wird, ganz gleich, ob bei Kindern, Jugendlichen oder Erwachsenen. Vielmehr müsste es um einen verantwortungsvolleren und bewussteren Umgang mit technischen Geräten und Medien gehen, um der schnell aufkommenden Abhängigkeit entgegenzutreten. Werden wir uns bewusst, wie viel kostbare Zeit wir mit der Technik verdaddeln, und nutzen wir sie mehr für gemeinsame Aktivitäten, Bewegung und Aufenthalte in der Natur. Treffend formuliert es Wilhelm Schmid:

>> Digitale Technik ist eine Lebenshilfe. Wenn Menschen jedoch gar nicht mehr von ihr lassen können, leben sie nicht mehr, sondern werden gelebt. Es ist der reale Umgang mit anderen und mit Dingen, der sie im Leben verankert und nicht der Technik ausliefert. Daraus folgt nicht, dass das Digitale aus dem Leben verbannt werden müsste. Aber viel spricht dafür, es damit nicht zu übertreiben, sondern einiges buchstäblich in der Hand zu behalten.[29]

Bei pathologischer Computer-, Handy- und Internetsucht gilt es, wie auch bei anderen Abhängigkeiten, auf Basis einer gestellten Diagnose – zum Beispiel mittels strukturierten klinischen Interviews zu internetbezogenen Störungen (AICA-SKI-IBS) oder Fragebögen wie dem Internet Addiction Test (IAT) und der Internetsucht-Skala (ISS) – eine Behandlung durch spezialisiertes Fachpersonal wie Psychotherapeuten, Ambulanzen oder spezielle Kliniken zu erhalten. Bei dieser Form von Sucht wird das Verhalten, also etwa die Internetnutzung, so exzessiv ausgeübt, dass dadurch zum Beispiel soziale Kontakte, Job, Uni, Schule und Hobbys vernachlässigt werden und Dauer und Zeitpunkt der Nutzung außer Kontrolle geraten und bei Entzug eine erhöhte Reizbarkeit zu Tage tritt.[30]

Verringerte psychische Belastbarkeit

Der globale Urbanisierungstrend scheint unaufhaltsam: Annähernd die Hälfte der Weltbevölkerung lebt in Städten (1950 war es rund ein Drittel), bis zum Jahr 2050 werden es schätzungsweise fast 70 Prozent sein, sofern kein Gegentrend aufkommt. Die Urbanisierung ist mit zahlreichen die Gesundheit betreffenden Konsequenzen verbunden, darunter vor allem psychische Belastungen und diverse Krankheiten. Gründe hierfür sind Risikofaktoren, die von der städtischen Umgebung herrühren, wie Lärm, Luftverschmutzung, Armut und mangelnde Grünflächen, die zu einer gesteigerten Stressexposition führen können. Ein erhöhtes Stresslevel wirkt sich indes negativ auf die psychische Gesundheit aus. Dass die Zahl der Diagnosen in Städten deutlich höher ist, kann mit einem größeren Angebot an Gesundheitseinrichtungen und auch deren Inanspruchnahme zusammenhängen. Wenngleich Städter einen besseren Zugang zur Gesundheitsversorgung haben und teils physisch fitter sind als Landbewohner, ist das Risiko für psychische Erkrankungen, die bereits als häufigste Ursache für Krankschreibungen gelten, in Städten sehr viel höher als in ländlichen Regionen.[31]

Die Stadt an und für sich macht nicht krank, vielmehr fließen hierbei unterschiedliche Faktoren zusammen. »Krank wird, aller Wahrscheinlichkeit nach, wer sich nicht nur eingeengt und isoliert fühlt, sondern darüber hinaus das Gefühl hat, seine Umgebung nicht kontrollieren zu können«, so Mazda Adli, Leiter des Forschungsbereichs Affektive Störungen an der Berliner Charité und Chefarzt einer psychiatrischen Tagesklinik. Demnach ist »sozialer Stress, wie zum Beispiel fehlende Kontakte und zwischenmenschliche Bindungen bei gleichzeitiger Dichte und Überbevölkerung«, die die »stressabhängige

Emotionsverarbeitung«[32] beeinflussen können, ein weiterer zentraler Faktor bei psychischen Erkrankungen. In den Metropolen leben die Menschen dicht beieinander, aber die Anonymität ist größer. Die gefühlte Einsamkeit kann durch eine mitunter häufig eher oberflächliche soziale Kontaktstruktur verstärkt werden sowie auch durch das Gefühl, in der Masse unterzugehen und nicht wahrgenommen zu werden. Für die psychische Stabilität ist der soziale Anschluss essenziell, um sich akzeptiert und wohl zu fühlen, denn fehlende Sozialkontakte oder das Gefühl sozialer Isolation können das Erkrankungsrisiko erhöhen. Auch scheinen Faktoren wie Status- oder Gruppenstress eine wesentliche Rolle zu spielen. Insbesondere die Angst vor dem sozialen oder gesellschaftlichen Abstieg und vor Diskriminierung kann sich belastend auf die psychische Gesundheit auswirken, ebenso Furcht vor Ausgrenzung aus dem gesellschaftlichen Leben.

Ein ausgewogenes Maß an Stress ist zwar zum Abruf von Leistungen unabdingbar, doch sobald dieser als unkontrollierbar erlebt wird, wirkt sich Stress negativ auf uns aus. Das Gehirn von Städtern reagiert schneller auf jene Reize, die zu Stress führen, wie eine Studie der Mannheimer Psychologen Florian Lederbogen und Andreas Meyer-Lindenberg gezeigt hat. Die Probanden wurden im Rahmen dieser Studie einem Stresstest unterzogen, indem sie in einem funktionellen Magnetresonanztomografen (fMRT) unter Zeitdruck schwierige Rechenaufgaben lösen mussten und gleichzeitig der Kritik des Versuchsleiters ausgesetzt waren. Dabei erhöhte sich nicht nur dass Stresslevel (Anstieg von Blutdruck und Cortisol), sondern auch die Aktivität der Hirnbereiche, die an der Stressverarbeitung beteiligt sind. Bei den Städtern war der Mandelkern (Amygdala) deutlich aktiver und reagierte empfindlicher als bei den Kleinstädtern beziehungsweise Landbewohnern, deren Mandelkernaktivität vergleichsweise gering blieb. Dieser Effekt ist nicht umkehrbar, wer also in der Stadt aufgewachsen ist, bleibt vulnerabler, auch wenn er als Erwachsener auf dem Land lebt. Je größer der Zeitraum, den man in der Stadt verbracht hat, desto kleiner wird die Fähigkeit der Emotionskontrolle.[33]

Städter gehen unterschiedlich mit den Faktoren um, die einen Einfluss auf die psychische Gesundheit haben und das Risiko, psychisch zu erkranken, erhöhen können.

Werden die Stressoren allerdings zu einer Dauerbelastung, sollten die Betroffenen aktiv werden und mit entsprechenden Maßnahmen der Dynamik entgegensteuern. Hilfreich sind vor allem ausreichend körperliche Aktivität und Aufenthalte in der Natur sowie Entspannungsübungen. Daneben ist der Aufbau eines sicheren sozialen Netzes für die Wiederherstellung und Aufrechterhaltung der psychischen Gesundheit zu gewährleisten. Hierfür versuchen Stadtplaner, Architekten und Psychotherapeuten gemeinsam in Städten Orte der Begegnungen zu schaffen, um Menschen einander näherzubringen und den Stress durch soziale Isolation zu verringern.[34]

Im ländlichen Raum liegt die Natur häufig vor der Haustür, was zur psychischen Gesundheit beitragen kann, da sie zu einer besseren kognitiven Entwicklung und zur Senkung der neuronalen Stressaktivität verhilft. Es mehren sich zunehmend die Belege, dass ein natürliches Umfeld für die mentale Gesundheit von großer Bedeutung ist.

Zudem sind die Landbewohner nicht dem Rauschen der Metropolen und den damit einhergehenden Risikofaktoren ausgesetzt. Das soziale Netz ist größer und die Bindungen enger und verbindlicher, zumindest meistens. Dennoch treten auch auf dem Land psychische Erkrankungen infolge von

Stressoren auf. Auslöser sind hierbei andere Aspekte als in der Stadt.

In Dörfern wird es problematisch, wenn es auf vielen Ebenen eine mangelhafte Infrastruktur gibt. So zieht es vornehmlich die Jugend zum Arbeiten in die Städte. Insbesondere für Ältere kann dies zum Problem werden, wenn es zu wenig oder ausschließlich alte Nachbarn gibt, also niemanden, der helfen und unterstützen kann. Die unzureichende medizinische Versorgung ist ein weiteres großes Problem auf dem Land. Für viele sind medizinische Einrichtungen oder Pflegestationen weit entfernt. So können auch auf dem Land Ältere auf sich allein gestellt und sozial isoliert sein und mangels Anschlusses psychische Beeinträchtigungen erleiden. Gerade in Dörfern mit alteingesessener Bevölkerung, die eine intakte geschlossene Gemeinschaft bildet, kann es zu Gruppenstress durch Ausgrenzung kommen. Die Toleranz Menschen gegenüber, die neu zugezogen sind oder anders aussehen, leben und reden kann sich in Grenzen halten und die Integration in die Gemeinschaft verweigert werden.[35]

Auch wenn das Landleben nicht für jeden das geeignete Lebens- und Wohnmodell ist, sind Menschen in Städten insgesamt vulnerabler für psychische Belastungen und Erkrankungen. Mit der prognostizierten und anhaltenden Urbanisierung wird auch die Zahl der psychischen Erkrankungen weiter ansteigen. So ist die Idee, Städte mit mehr Grünflächen und freien Blickachsen zu versehen sowie Begegnungsmöglichkeiten zu schaffen, neben der Verringerung umweltbedingter Einflüsse wie Lärm und Luftverschmutzung ein wichtiger Schritt, um die Risiken zu minimieren.

Bessere Schlafqualität

Schlaf ist (über-)lebenswichtig und verantwortlich für eine Reihe von biologischen und psychischen Prozessen, die zur Regeneration beitragen. Im Schlaf sinkt die Muskelspannung so wie auch Herzfrequenz, Blutdruck und Körpertemperatur. Die Atmung verlangsamt sich, und dazu kommt der Magen-Darm-Trakt zur Ruhe. Während ein Teil der körperlichen Prozesse heruntergefahren wird, läuft die Hormonproduktion (zum Beispiel die von Melatonin) dagegen weiter. Neben der Erholung für Körper und Geist wird das Immunsystem gestärkt, werden Zellen erneuert und Gelerntes verankert. Kein Wunder also, dass ein jeder von uns im Laufe seines Lebens durchschnittlich 27 Jahre schlafend verbringt, also fast ein Drittel der gesamten Lebenszeit. Unser Schlafzyklus umfasst vier unterschiedliche Stadien plus den REM-Schlaf (Rapid-Eye-Movement-Schlaf), die mehrmals in der Nacht durchlaufen werden bei einer Dauer von je 70 bis 110 Minuten. Im ersten Stadium wechseln wir allmählich vom Wach- in den Schlafzustand, während das zweite Stadium den Moment des Einschlafens kennzeichnet. Die Tiefschlafphasen drei und vier, in denen noch keine Augenbewegungen stattfinden, werden von der REM-Phase abgelöst, die in etwa ein Viertel der Schlafenszeit bei Erwachsenen ausmacht. In dieser Phase, in der sich die Augen sehr schnell bewegen, wird bei Erwachsenen die kognitive Verarbeitung unterstützt, bei Neugeborenen die Reifung des Gehirns.[36]

Zumeist schlafen wir durchschnittlich zwischen sieben bis acht Stunden in der Nacht. Die National Sleep Foundation USA empfiehlt je nach Altersstufe verschiedene Schlafrhythmen. Demnach sollen Neugeborene 14 bis 17 Stunden, Schulkinder neun bis elf Stunden, Jugendliche acht bis zehn Stunden schlafen und ab dem 18. Lebensjahr sollen es mindestens sechs Stunden sein. Es wird ebenso angeraten, nicht zu lange zu schlafen, das heißt bis zu einem Alter von 25 Jahren sollte nicht mehr als elf Stunden, und danach nicht mehr als zehn Stunden geschlafen werden. Ab Mitte 60 sollte die Schlafdauer bei mindestens fünf und maximal neun Stunden liegen.[37]

Schlafmangel und -störungen wirken sich in vielerlei Hinsicht negativ auf den Organismus aus, darunter auf das Immunsystem, den Stoffwechsel, das Herz-Kreislauf-System sowie Muskulatur und Bindegewebe. Unzureichender Schlaf führt darüber hinaus zu erhöhtem Stressempfinden, geringerem psychischen Wohlbefinden und Tagesmüdigkeit, die mit mangelnder Konzentrations-, Aufmerksamkeits- und Leistungsfähigkeit einhergeht.[38] Dauerhafte Schlafstörungen sind mit einer erhöhten Mortalitätswahrscheinlichkeit verbunden, da »zu wenig Schlaf eine altersunabhängige Dosis-Wirkungs-Beziehung zu Übergewicht und Adipositas, Bluthochdruck sowie zum metabolischen Syndrom aufweist«.[39]

Ich habe bereits beschrieben, dass sich unter anderem Umwelteinflüsse auf unseren Gesundheitszustand auswirken können. Laut einer repräsentativen Bevölkerungsumfrage sind knapp 80 Prozent der deutschen Bevölkerung der Ansicht, dass Umweltbelastungen für ihre Gesundheit schädlich sind, 30 Prozent empfinden diese als stark bis sehr stark belastend.[40] Zahlreiche Studien konnten nachweisen, dass eine (nächtliche) Lärmexposition in Verbindung mit schlechter Schlafqualität steht und folglich zu gesundheitlichen Beeinträchtigungen führen kann. Lärmbedingte Schlafstörungen stellen ein eigenständiges Gesundheitsproblem (umweltbedingte Insomnie) dar, das weitere Folgen für Gesundheit und Wohlbefinden nach sich zieht.

Zu den häufigsten Auswirkungen von Lärm gehören Schlafstörungen, Leistungsbeeinträchtigungen, körperliche

Stressreaktionen, Herz-Kreislauf-Krankheiten und Gehörschäden. Auch wenn Betroffene sich nicht unmittelbar durch Lärm gestört oder beeinträchtigt fühlen, kann im Schlaflabor nachgewiesen werden, dass es zu vermehrten Aufwachreaktionen, gestörten Schlafstadien, weniger Tiefschlaf- und Traumphasen sowie zu Blutdruck- und Herzfrequenzänderungen kommen kann. Alle negativen Effekte können bereits bei mittleren Lärmpegeln über 55 Dezibel – das entspricht etwa der Lautstärke eines normalen Gesprächs – auftreten, die in urbanen Räumen tagsüber großflächig gemessen werden. So gibt es zusätzlich Hinweise darauf, dass es keine physische Gewöhnung an den Umgebungslärm gibt, denn diese Effekte lassen sich ebenfalls bei Betroffenen nachweisen, die bereits seit Längerem in stark lärmbelasteten Gebieten wohnen. Menschen, die in Städten oder in dicht besiedelten Gebieten leben, sind einer erhöhten (andauernden) Lärmbelastung ausgesetzt und damit gefährdeter als Menschen, die auf dem Land oder in ländlichen Regionen leben.

Die Quellen der krank machenden Geräuschkulisse können von unterschiedlicher Natur sein, darunter die laute Nachbarschaft in hellhörigen Wohnungen, der Schienenverkehr, die Industrie und das Gewerbe sind ebenso Lärmquellen wie der Flug- oder der alles dominierende Straßenverkehrslärm. In Europa fühlt sich ein Drittel der Bevölkerung durch Verkehrslärm belästigt, und rund ein Fünftel leidet an lärmbedingten Schlafstörungen. Der Geräuschmittelungspegel sollte nachts außerhalb der Wohnung einen Wert von 40 Dezibel nicht überschreiten. Denn bei einem Wert ab 40 bis 55 Dezibel sind die gesundheitsschädlichen Effekte bereits deutlich messbar, bei Werten darüber steigt die Gefährdung weiter. Bewiesen ist, dass Umgebungslärm die Gefahr von Bluthochdruck, Herzinfarkt und Schlaganfall erhöht. Sowohl beobachtende als auch experimentelle Studien deuten darauf hin, dass insbesondere nächtlicher Lärm Störungen der Schlafstruktur, vegetative Arousals (zum Beispiel Erhöhungen des Blutdrucks und der Herzfrequenz) sowie Erhöhungen des Stresshormonspiegels und des oxidativen Stresses verursachen kann, was wiederum zu Gefäßerkrankungen und arteriellem Bluthochdruck führen kann.[41]

Das Gehör nimmt jedes Geräusch aus der Umgebung ungefiltert auf; im Gehirn werden diese Informationen verarbeitet und eingeordnet – zum Beispiel als angenehm, störend oder unwichtig. Von »Lärm« kann gesprochen werden, wenn Geräusche ein »unerwünschtes Schallerlebnis« werden, »wenn sie negativ belegt als belästigend, störend oder ängstigend erlebt und empfunden werden. Die Wahrnehmung von Schall als Lärm ist demnach kein allein physikalisches Phänomen, und ein lautes Geräusch (z. B. ein rauschender Wasserfall) nicht automatisch Lärm.«[42]

Fakt ist, die Hauptursache für störenden Lärm ist in Deutschland, laut Umweltbundesamt, der Verkehr, allen voran der Straßenverkehr. Dieser wird von 62 Prozent der deutschen Bevölkerung als besonders störend empfunden.[43] Zwar bezieht sich diese Angabe auf das Jahr 2006, aber aller Wahrscheinlichkeit nach hat sich dahingehend nicht viel verändert. Der Verkehr und damit auch die damit einhergehenden Belastungen haben in den letzten Jahren eher noch zugenommen. Und Städter sind davon und von zahlreichen weiteren störenden Lärmquellen besonders betroffen. Im Vergleich dazu hat man auf dem Land eine weitaus geringere Palette an Umgebungslärm, ist also zumindest mit einem bedeutenden störenden Faktor weniger konfrontiert, was die Chancen auf einen guten Schlaf erhöht.

Laut einer Umfrage der Techniker Krankenkasse geht die Landbevölkerung zeitiger ins Bett als Städter. Etwa die Hälfte geht vor 23 Uhr zu Bett, bei den Städtern sind es mit 44 Prozent etwas weniger. Ein Viertel der Städter geht sogar erst nach Mitternacht ins Bett, während es auf dem Land nur einer von zehn Befragten ist. Ein deutlicher Unterschied zeigt sich am Wochenende beziehungsweise an arbeitsfreien Tagen: 20 Prozent der Städter bleiben bis nach ein Uhr wach, auf dem Land dagegen sind nur acht Prozent noch so spät auf. Als Erklärung hierfür wird einerseits das unterschiedlich große Freizeitangebot angegeben sowie andererseits die längeren Arbeitswege der Landbevölkerung, die deshalb früher aufstehen muss als Beschäftigte in Großstädten.[44] Eine dritte Option könnte aber auch der Unterschied von Lärmbelastungen sein. Wenn in der Stadt draußen auch nachts das Leben noch pulsiert und der Verkehr erst spät zur Ruhe kommt, kann der Schlaf in weiter Ferne sein. Auf dem Land, wo, die »Bürgersteige hochgeklappt werden«, lässt es sich leichter zur Ruhe kommen und Schlaf finden. Ein leises Zimmer oder Blätterrauschen, das man eventuell durch das offene Fenster hören kann, haben einen Schallpegel von rund 20 Dezibel und keinerlei negativen Einfluss auf unsere Gesundheit. In der Stadt und in Ballungsräumen ist nach Berechnungen die Hälfte der Bevölkerung Mittelungspegeln von mindestens 45 Dezibel in der Nacht ausgesetzt. Circa 15 Prozent werden sogar mit Pegeln von mindestens 55 Dezibel nachts belastet.[45]

Die Ruhe auf dem Land wirkt sich förderlich auf den Schlaf und seine Qualität aus. Und je besser man schläft, desto besser das allgemeine Wohlbefinden und die Gesundheit.

Urlaub auf dem Land

Das Landleben hat zweifellos seinen Reiz. Und für diejenigen, die nicht dauerhaft dort wohnen und leben möchten, bietet sich ein Urlaub an, um die Ruhe, Weite und Vorzüge des Landlebens zu genießen. Der Trend geht immer mehr in Richtung Landurlaub, und schon lange sind Ferien auf dem Bauernhof nicht nur etwas für Kinder. Immer mehr Erwachsene entdecken diese Art von Ferien für sich, fernab des Trubels der Großstädte und des Alltags. Die Urlauber suchen auf dem Land Stille, Entschleunigung und die Nähe zur Natur. Es wird ja auch behauptet, dass die Uhren auf dem Land langsamer ticken.

Insbesondere bei Familien sind Ferien auf dem Bauernhof angesagt: Kinder und Erwachsene können den ganzen Tag draußen sein, Tiere füttern, Kühe melken, Pferde striegeln und reiten. Auf sogenannten Mitmachbauernhöfen gibt es außerdem die Möglichkeit, Ställe auszumisten, Wiesen mit der Sense zu mähen, Minibeete anzulegen, Traktor zu fahren, Obst zu pflücken, Weidezäune zu reparieren und Unkraut zu jäten oder vielleicht sogar eine Nacht auf dem Heuboden zu verbringen. Insbesondere für Kinder, die in Großstädten aufwachsen und wohnen, bieten Ferienhöfe die Chance, spielerisch zu lernen, wie die Agrarprodukte vom Anbau über die Verarbeitung bis in die Läden gelangen. Aber auch Erwachsene kommen nicht zu kurz. Das Angebot erstreckt sich von Marmeladekochen, Brotbacken bis hin zu speziellen Wellness-Möglichkeiten. Bei den Angeboten für Bauernhofurlaube ist von traditionell puristisch bis gehoben komfortabel alles mit dabei. Wenngleich sich vornehmlich Familien für die freie Zeit auf den Höfen begeistern, gibt es auch bei Haushalten ohne Kinder ein Interesse, das Land als Ruhezone zu erfahren und die Natur als intakten Raum zu erleben.

Laut einer Marktforschungsstudie haben im Jahr 2011 insgesamt 4,5 Millionen Menschen (entspricht 6,4 Prozent der Bevölkerung) 7,2 Millionen Bauernhofreisen inklusive Übernachtung unternommen, davon 5,1 Millionen im Inland und 2,1 Millionen im Ausland.

Die Kosten lagen bei durchschnittlich 33,50 Euro pro Person und pro Tag.[46]

Seitdem erfreuen sich Land- und Bauernhofurlaube ungebrochener Faszination und Beliebtheit: Laut dem Landurlaubsportal *LandReise* gingen im Mai 2020 bis zu 90 Prozent mehr Anfragen ein als noch im Vorjahr.[47] Dies ist sicherlich auch eine Folge der Corona-Krise. Für viele gewann der Urlaub im eigenen Land fernab der Massen an Attraktivität.

Die Bauernhöfe bieten die Möglichkeit, sich selbstständig zu versorgen und Abstandsregeln zu beachten. Darüber hinaus scheint es so, dass im Zuge der Krise die Natur wieder eine ganz neue Bedeutung bekommt. Die Nachfrage nach Natur und Naturerleben in den Ferien nimmt zu und wird für immer mehr Menschen ein führendes Urlaubsmotiv, sogar noch vor Strand- und Badeurlaub.[48]

Die beliebtesten Aktivitäten sind im Natururlaub: Wandern, Tierbeobachtung, Naturexkursionen und Radfahren. Neben dem reinen Naturerlebnis, etwa die Tier- und Pflanzenwelt zu erleben, stehen vor allem Aktivitäten, Regeneration oder Geselligkeit im Vordergrund. Dafür eignen sich Wander-, Wasser-, Fahrrad- oder Reiturlaube, aber auch Yoga- und Meditationsreisen. Dies zeigt sich auch anhand einer Typisierung von Naturtouristen, bei der sich vier Formen nach Art der Beteiligung des Erlebenden (aktiv vs. passiv) und der emotionalen und kognitiven Ausrichtung des Angebotes (Aufnahme vs. Eintauchen) unterscheiden. Die meisten Urlauber finden sich im Typ Escapist wieder:[49]

- Entertainment-Erlebnisse entsprechen passivem Naturinteresse (z. B. Anschauen von Naturfilmen);
- Educational-Erlebnisse entsprechen aktiver Umweltbildung (z. B. Teilnahme an Naturführung oder Wandeln auf einem Waldlehrpfad);
- Aesthetic-Erlebnisse entsprechen passiver Naturbeobachtung (z. B. Genuss beim Anschauen einer Blumenwiese oder die Aussicht auf die Landschaft von einem Aussichtsturm);
- Escapist-Erlebnisse entsprechen aktivem Naturerleben (z. B. Aktivurlaub wie Wandern).

Fast selbstverständlich sind für viele Natururlauber Aspekte der Nachhaltigkeit und des ökologischen Fußabdrucks von Bedeutung.

Inzwischen gibt es auch Reisen, bei denen das Motiv Digital Detox im Vordergrund steht, um sich von der ständigen Erreichbarkeit eine Auszeit zu nehmen. In speziellen Kuranlagen und Hotels liegt der Schwerpunkt auf der Entwöhnung von Smartphone und Internet durch die Kompensation zahlreicher Aktivitäten wie Aufenthalten in der Natur, Fitness- und Sportaktivitäten, Wellness inklusive Massagen und Meditationen. Manche Unternehmen bieten eine digitale Entgiftungskur sogar als Firmenevent oder Betriebsausflug für ihre Mitarbeiter an.

Schnellere Regenerationseffekte und Gesundung

Im Laufe dieses Buches haben wir bereits zahlreiche gesundheitsförderliche Effekte der Natur kennengelernt. Aber auch ohne die Belege können wir an uns selbst spüren, wie gut es sich anfühlt, an der frischen Luft zu sein. Ganz gleich, ob wir durch den Wald spazieren, im Garten arbeiten, im Park sitzen oder auf einen Weinberg schauen, das Grün ist eine Wohltat für die Augen. Die Natur lässt uns zur Ruhe kommen, wieder durchatmen, den leeren Akku vom Stress des Alltags wieder aufladen. Wie wir an den verschiedenen Erklärungsansätzen dazu gesehen haben, sind die Nähe zur Natur und der Aufenthalt in der Natur Grundbedürfnisse, die wir im Laufe der Evolution erworben haben.

Wenn wir diesen Grundbedürfnissen aber kein Gehör schenken und sie konstant übergehen, uns ausschließlich in einem künstlichen Umfeld aufhalten und uns der permanenten Reizüberflutung aussetzen, werden wir auf Dauer möglicherweise krank. Unser Gleichgewicht gerät aus den Fugen.

Wenn wir bereits krank sind, kann die Natur nicht nur als Kraft- und Wohlfühlquelle fungieren, sondern auch als therapeutisches Mittel zur Regeneration eingesetzt werden, was aber in unserem Gesundheitssystem noch keine größere Beachtung findet. Zwar befinden sich Rehakliniken und Kurorte meist in ländlicheren Gebieten, aber Naturerfahrungen und -aufenthalte als weiterführende, unterstützende Therapieelemente, die über die festgelegte Reha-Zeit hinausgehen, sind keine Kassenleistung.

Wenn wir aber zum Beispiel an Atemwegserkrankungen wie Asthma, chronische Bronchitis und chronische Nasennebenhöhlenentzündung denken, wissen wir schon lange, wie heilend das Reizklima der Nordsee sein kann, um die Beschwerden jener Erkrankungen zu lindern. Hierbei dringen maritime Aerosole, also mikroskopisch kleine Tröpfchen, die über einen hohen Gehalt an Salz, Jod, Magnesium und Spurenelementen verfügen, in die Lungenbläschen ein und lösen den Schleim, sodass wieder freier geatmet werden kann. Das Aerosol hilft auch bei Hauterkrankungen, indem es sich als feiner Schutzfilm auf die Haut legt und beruhigend wirkt. Auch für Allergiker eignet sich das Meeresklima, denn die Brise verweht Allergene, und dazu ist die Luftzirkulation höher, wodurch mehr frischer und sauberer Sauerstoff produziert wird. Ein Spaziergang am Strand wirkt wie eine Gesundheitskur für die Atemwege, die Haut und allgemein für das Wohlbefinden.[50]

Dennoch lässt sich eine Entwicklung erkennen, indem immer mehr Kliniken und Rehas über einen eigenen Garten für ihre Patienten verfügen und dessen therapeutische Wirkung nutzen. Damit wird an eine uralte Tradition angeknüpft: So sollen Ärzte im alten Ägypten die heilende Wirkung von Grünflächen bereits genutzt haben, indem sie ihren Patienten Spaziergänge im Garten für eine schnellere Genesung anrieten. Auch im Mittelalter diente der Klostergarten nicht nur als Nutzgarten, vielmehr sollte er zu einem besinnlichen Aufenthalt anregen. Und wie wir bereits erfahren haben, reicht manchmal allein der Anblick der Natur aus, um einen positiven Nutzen zu generieren, wie bereits vor gut 30 Jahren erwiesen wurde. Krankenhauspatienten, die sich einer Gallenblasenoperation unterzogen hatten, wurden in zwei Gruppen eingeteilt: Während die eine Patientengruppe von ihrem Krankenbett durch das Fenster ins Grüne blickte, schaute die andere Gruppe auf eine Backsteinmauer. Die Patienten, die die Natur vor Augen hatten, erholten sich schneller von der Operation. Darüber hinaus benötigten sie geringere Dosen an Schmerzmitteln und blickten der Zukunft optimistischer entgegen.[51]

Neben den gesundheitsförderlichen Aspekten von Bewegung und Entspannung kann der Garten sinnbildlich dafür stehen, die eigene Verantwortung für die Natur zu erkennen und sie entsprechend zu pflegen und zu schützen. Auch führt das Werkeln im Garten zu einer Selbstwirksamkeitserfahrung: Die Früchte des eigenen Tuns sind erkennbar und sichtbar.[52]

Effekte der Gartentherapie untersuchten Wissenschaftler der schwedischen Universität Göteborg in einer Studie, in der sie der Frage nachgingen, ob Gartenarbeit Frauen, die allesamt schon lange arbeitslos waren, den Wiedereinstieg ins Berufsleben erleichtert. Teilgenommen haben 244 Frauen zwischen 21 und 62 Jahren. Die Teilnehmerinnen hatten alle chronische Erkrankungen, befanden sich insgesamt in schlechter physischer und mentaler Verfassung und waren auf staatliche Sozialleistungen angewiesen. Die eine Gruppe der Frauen erhielt über einen Zeitraum von 14 Wochen zwei- bis viermal in der Woche ein kombiniertes Programm aus Gartenarbeit, Bewegungsangeboten und mentalen Übungen sowie ein Coaching für die Berufssuche. Das Ergebnis zeigte, dass sich der körperliche Gesundheitszustand, das Wohlbefinden, die Fitness der Teilnehmerinnen insgesamt verbesserte und sie wieder vermehrt am Sozialleben teilnehmen konnten.[53]

Eine andere Studie konzentrierte sich dagegen explizit auf die Bewegung in der Natur als Teil der Therapie und Rehabilitation von Patienten. Beteiligt waren 150 Patienten einer Rehaklinik mit Patienten mit psychosomatischen Störungen, darunter Angst- und Panikattacken, Reizdarm, Burn-out oder Schmerzerkrankungen. Während eines Jahres trainierte eine Gruppe in der Natur (Walken, Radfahren), die andere in einem Klinikraum auf dem Ergometer. Es zeigte sich, dass sich das physische und psychische Befinden bei der Gruppe, die ihre Therapieeinheiten in der Natur verbrachte, signifikant verbesserte.[54] Dabei betonte die Leiterin der Studie in einem Interview, dass es wichtig sei, den Patienten die positive Wirkung der Natur bewusst zu machen, damit die Erfahrungen einer zumeist sechs- bis achtwöchigen Reha in den Alltag übertragen werden.

Für Erkrankte kann die Natur in vielfältiger Weise zur besseren Regeneration und Erholung beitragen. Dabei gilt es, sich die Effekte auch im Alltag zunutze zu machen, um langfristig davon zu profitieren. Darüber hinaus können wir aber auch im präventiven Sinne als eine Art Schutzschild etwas für uns tun. Nicht nur, dass wir uns mehr in der Natur aufhalten und bewegen, es gibt auch immer häufiger Angebote in diese Richtung.

Derartige Naturtherapien laufen unter dem Begriff »Green Care«. Hierbei werden naturbasierte Maßnahmen zur Förderung von Gesundheit, Wohlbefinden und Lebensqualität eingesetzt.

Dies können pädagogische, soziale, pflegerische und therapeutische Angebote in und mit der Natur sein, teils auch unter Einbeziehung von Tieren und Pflanzen. Insbesondere Österreich engagiert sich derzeit aktiv für gesundheitsfördernde und therapeutische Green-Care-Angebote, die sich sowohl an Einzelpersonen und Gruppen richten als auch an Teams zum Beispiel im Rahmen einer betrieblichen Gesundheitsförderung. Zu den Angeboten gehören zum Beispiel: Reittherapie, therapeutische Arbeit mit landwirtschaftlichen Nutztieren im Rahmen der tiergestützten Intervention (TGI) oder die Gartentherapie und -pädagogik.[55]

Wir brauchen die Natur für unser ganzheitliches Wohlbefinden. Dies begründet sich einmal aus den evolutionsbiologischen Hintergründen, dass grüne, übersichtliche, »schöne« Landschaften eine echte, nachweisbare Erholung und Regeneration zur Folge haben. Zum anderen sind zunehmende künstliche Reize für den Menschen anstrengend, überfordernd und Stress auslösend. Der Aufenthalt in der Natur vermag es, wieder ein Gleichgewicht herzustellen.

Weniger Herz-Kreislauf- und andere Erkrankungen

Grüne Umgebung und Natur wirken sich positiv auf das allgemeine Wohlbefinden aus und regen darüber hinaus zu mehr Bewegung an. Das haben wir bereits aus verschiedenen Blickwinkeln betrachtet. Auf dem Land gibt es grundsätzlich mehr Natur als in der Stadt. Wie sich aber bereits ein kleines Stück Natur auswirken kann, hat eine Forschungsgruppe um Omid Kardan in Toronto, Kanada, in einer Studie gezeigt. Anhand von Satellitenbildern, mit denen sie Grünflächen messen können, und selbst gemeldeten Gesundheitsinformationen durch die Ontario Health Study gingen sie der Frage nach, ob eine grüne Umgebung die Menschen gesünder macht. Dabei fokussierten sie sich insbesondere auf Bäume und nicht Grün- und Rasenflächen, da Bäume aus ihrer Sicht die wichtigste Komponente einer positiven gesundheitlichen Wirkung seien.

Es stellte sich heraus, dass die Personen, die in Gegenden mit mehr Bäumen in der Straße leben, eine bessere Gesundheitswahrnehmung aufweisen als diejenigen in Nachbarschaften mit weniger Bäumen. Unabhängig von ihrem tatsächlichen Gesundheitszustand fühlten sie sich gesünder, aber tatsächlich waren sie auch gesünder: Sie litten unter weniger Herz-Kreislauf-Erkrankungen, Diabetes und Bluthochdruck.[56]

Kardiovaskuläre Erkrankungen wie koronare Herzkrankheit (KHK), Herzinfarkt, Schlaganfall und Herzinsuffizient sind noch immer, vor Krebserkrankungen, die häufigsten Todesursachen weltweit und machen den größten Anteil der direkten Krankheitskosten in Deutschland aus.

Wenngleich seit ungefähr 30 Jahren ein Rückgang der Herz-Kreislauf-Mortalität zu erkennen ist, gehen in Europa immer noch knapp die Hälfte (46 Prozent gesamt, bei Frauen 51 Prozent und bei Männern 42 Prozent) aller Todesfälle darauf zurück. Innerhalb der deutschen Bundesländer bestehen hinsichtlich der Herzerkrankungen regionale Unterschiede, die sich mit Risikofaktoren, der Gesundheitsversorgung, dem Gesundheitsbewusstsein, dem sozioökonomischen Status und grundlegenden demografischen Faktoren erklären lassen. Insbesondere die unterschiedliche Verteilung der Risikofaktoren (zum Beispiel Diabetes mellitus, Hypertonie, Hypercholesterinämie und Rauchen) könnten ursächlich sein ebenso wie die soziale Lage, die einen Einfluss auf die Risikofaktorenverteilung haben kann. Darüber hinaus können die regionalen Unterschiede auch durch Ungleichheiten der Versorgungsstrukturen und -prozesse mitbegründet sein.[57]

Ein Risikofaktor für Herz-Kreislauf-Erkrankungen ist ein erhöhter Blutdruck, unter dem eine Vielzahl von Menschen leidet. Ein chinesisches Forscherteam hat dazu untersucht, ob und inwieweit der Lebensraum einen Einfluss auf das Risiko für Bluthochdruck hat. Dafür wurden über den Zeitraum von 2014 bis 2015 14 956 Personen – davon lebten 7307 Personen (48,9 Prozent) in der Stadt und 7649 Personen (51,1 Prozent) auf dem Land – zwischen 15 und 97 Jahren zu ihrer Lebenssituation und zu Herz-Kreislauf-Erkrankungen befragt sowie körperlich untersucht. Das Ergebnis: Die Personen, die auf dem Land lebten, waren häufiger von Bluthochdruck betroffen (25,9 Prozent) als Personen, die sich für ein Leben in der Stadt entschieden hatten (22,7 Prozent). Sie identifizierten auch Risikofaktoren, die für beide Gruppen gleichermaßen galten, darunter höheres Alter, männliches Geschlecht, niedrigerer

Bildungsstand, Übergewicht, Alkoholkonsum, Rauchen, Bluthochdruck in der Familie, größerer Bauchumfang, Bauchfett und ein höherer Körperfettanteil.[58] Natürlich ist es fraglich, inwiefern sich diese Ergebnisse auf Deutschland übertragen lassen oder ob das überhaupt möglich ist. Man sollte schließlich meinen, dass Menschen auf dem Land einem gesünderen Lebensstil nachgehen, da sie nicht permanent von Junkfood und hippen Ernährungstrends umgeben sind. Die Daten mögen überraschen, zeigen aber auf, dass pauschale Urteile – Land gut, Stadt schlecht – nicht zulässig sind.

Herzgesundheit erfordert auch eine ausgewogene Ernährung und ein normales Körpergewicht. In einer kürzlich durchgeführten Studie zeigte sich – erneut erstaunlicherweise –, dass Bewohner ländlicher Regionen in den letzten 30 Jahren mehr zunahmen als Stadtmenschen. Die Daten von mehr als 2000 Studien, in denen Gewicht und Körpergröße von mehr als 112 Millionen Menschen dokumentiert wurden, zeigten, dass sich das Gewicht um durchschnittlich fünf bis sechs Kilogramm erhöhte. Der Anstieg des BMI zeigte sich insbesondere bei der ländlicheren Bevölkerung und vor allem in ländlichen Regionen einkommensschwacher Länder. In Deutschland hat die ländlichere Bevölkerung in den letzten 30 Jahren zwar auch mehr zugenommen als in den Städten, allerdings sind die Unterschiede im globalen Vergleich eher gering. Aber auch hierzulande kommt es infolge von Übergewicht zu gesundheitlichen Problemen, darunter Herz-Kreislauf-Erkrankungen. Ein bedeutender Aspekt im Hinblick auf Übergewicht und die damit einhergehenden Folgen ist das Einkommen, denn ein niedriger Sozialstatus geht häufig mit schlechter Ernährung gepaart mit Bewegungsmangel einher.[59]

Kardiologen empfehlen für die Herzgesundheit eine mediterrane Ernährung, wie sie in Spanien, Frankreich und Italien üblich ist. Der Verzehr von viel Fisch, Gemüse, Salat,

Hülsenfrüchten, Obst und Olivenöl wirke sich positiv auf die Gesundheit des Herz-Kreislauf-Systems aus. Dies zeige auch die Statistik, da Länder wie Frankreich und Spanien im EU-Vergleich geringe Raten von tödlichen Herz-Kreislauf-Erkrankungen aufweisen. Wichtig ist, neben einer gesunden Ernährung, vor allem, das Rauchen zu unterlassen und sich ausreichend zu bewegen. Aber auch im Süden verlaufen trotz mediterraner Ernährung Herzerkrankungen tödlich, und das sogar häufiger in ländlicheren Regionen. Dies lässt sich mit einer schneller verfügbaren Ambulanz, höherer Arztdichte und mehr ausgebildetem Fachpersonal in den Städten begründen.[60]

Was die Prävention, also die Vorbeugung von Herzkrankheiten, angeht, haben Natur und Bewegung einen potenziell protektiven Effekt. Körperliche Aktivität an der frischen Luft bringt das Herz-Kreislauf-System und die Seele in Schwung. Und wie bereits dargelegt, haben Spaziergänge ein enormes gesundheitsförderndes Potenzial, es muss also nicht immer intensiv trainiert werden. Ein 30-minütiger Spaziergang (ca. 3000 Schritte) täglich, bestenfalls im Wald, kann das Risiko arterieller Verkalkung senken und damit vor Herzinfarkten und Schlaganfällen schützen. Beim »Waldbaden«, also einem Spaziergang durch den Wald, wird laut dem Waldmediziner Qing Li vermehrt das Hormon DHEA (Dehydroepiandrosteron) ausgeschüttet, das eine Vorstufe des weiblichen Geschlechtshormones Östrogen und des männlichen Androgens ist und als Antistresshormon wirkt. Es verlangsamt den Zellstoffwechsel und wirkt dem Stresshormon Kortisol entgegen. Darüber hinaus besitzt das Hormon DHEA eine protektive Wirkung auf Nervenzellen, Blutgefäße und das Herz und wirkt damit Thrombosen und koronaren Herzkrankheiten entgegen.[61]

Bei weiteren Leiden kann das Landleben von Vorteil sein, etwa bei chronischen Darmerkrankungen, deren Häufigkeit immer mehr zunimmt, und bei denen vermutet wird, dass dies an der Urbanisierung liegen könnte. In einer kanadischen Studie mit Daten aus vier kanadischen Provinzen mit 45 567 Personen wurde der Frage nachgegangen, ob das Risiko, an einer chronischen Darmentzündung zu erkranken, vom Lebensraum im Kindesalter abhänge. Das Ergebnis: Die Wahrscheinlichkeit, an Morbus Crohn und Colitis Ulcerosa zu erkranken, war für die Landbewohner geringer als für die Stadtbewohner. Insbesondere für Kinder, die auf dem Land aufwachsen, war der schützende Effekt am deutlichsten. Kinder, die in ihren ersten fünf Lebensjahren für mindestens ein Jahr auf dem Land wohnten, hatten insgesamt ein geringeres Risiko, im Verlauf des Lebens an einer der Darmerkrankungen zu leiden. Auch die Rate der Neuerkrankungen lag bei Städtern mit 33,16 Neuerkrankungen pro 100 000 Einwohner im Jahr höher als bei den Landbewohnern mit 30,72 Neuerkrankungen pro 100 000 Einwohner im Jahr.[62]

Das Landleben scheint auch Einfluss auf die Häufigkeit von Kopfschmerzen zu haben. Eine Studie der Neurologischen Klinik der Ludwigs-Maximilians-Universität München hat in einem Zeitraum von 1995 bis 2009 in jedem Jahr Daten von 16 000 bis 18 000 Personen erhoben. Über die Jahre hinweg lag der Anteil der Befragten, die über Kopfschmerzen klagten, stetig zwischen 58,9 und 62,5 Prozent. Dabei war die Verteilung unterschiedlich: Personen, die in Städten mit über 50 000 Einwohnern lebten, klagten häufiger über Kopfschmerzen als Menschen in ländlichen Regionen. Dies könne an den unterschiedlichen Lebensstilen in der Stadt und auf dem Land liegen. Für Kopfschmerzpatienten sei es von Vorteil, Stress zu vermeiden und sich in einer ruhigen Umgebung aufzuhalten.[63] Wie wir bereits mehrfach gehört haben, ist insbesondere in Großstädten die Stress- und Lärmbelastung verdichtet und höher als in ruralen Gebieten.

Womit wir im Zusammenhang mit Lärm abschließend noch einmal kurz auf die Herzgesundheit zu sprechen kommen. Die gesundheitlichen Beeinträchtigungen, die infolge der Lärmexposition auftreten können, haben wir zwar bereits besprochen. Dabei rücken die schädigenden Wirkungen von Verkehrs- und insbesondere Fluglärm in den Fokus medizinisch-wissenschaftlicher Aufmerksamkeit, da sie dosisabhängig zu mehr Herz- und Gefäßkrankheiten und damit verbundenen Sterbefällen beitragen. Bei einer Lärmbelastung von über 50 Dezibel und pro Zunahme von zehn Dezibel erhöht sich die Rate der Erkrankungen um bis zu acht Prozent. Gerade durch nächtlichen Lärm kommt es zur Fragmentierung des Schlafs, zum Anstieg des Stresshormonspiegels und oxidativem Stress, der die Entwicklung von Gefäßfunktionsstörungen und Bluthochdruck verstärkt, womit das Risiko für Herz- und Gefäßkrankheiten steigt. Besonders betroffen ist in Deutschland das dicht besiedelte Rhein-Main-Gebiet, wo die Grenzwerte deutlich überschritten werden.[64]

In Bezug auf Herzkrankheiten haben wir gelernt, dass es zur Vorbeugung wichtig ist, Stress und Lärm zu vermeiden, sich ausreichend an der frischen Luft zu bewegen und sich ausgewogen zu ernähren.

---

[1] Rosa H (2013): Beschleunigung und Entfremdung. Berlin: Suhrkamp Verlag.
[2] Ebd.
[3] Ebd., 123.
[4] Ebd.
[5] Baumann C (2016): Die Lust am Ländlichen – Zur Persistenz und

Variation idyllischer Ländlichkeit, [online]. Verfügbar unter: https://www.bbsr.bund.de/BBSR/DE/Veroeffentlichungen/IzR/2016/2/Inhalt/downloads/baumann-dl.pdf?__blob=publicationFile&v=2 [Zugriff am: 4.5.2021].

[6] Über das Phänomen gibt es einen sehenswerten Dokumentarfilm, »Zeit ist Geld« von 2016.

[7] Inrix (2020): INRIX Verkehrsstudie: Stau verursacht Kosten in Milliardenhöhe, [online]. Verfügbar unter: https://inrix.com/press-releases/2019-traffic-scorecard-german/ [Zugriff am: 4.5.2021].

[8] Ebd.

[9] Ebd.

[10] Randelhoff M (2011): Die drei Haupttheoreme der Stauforschung: Der Schmetterlingseffekt, unsichtbare Wellen (= Phantomstau) und die Tragik des Zufalls, [online]. Verfügbar unter: https://www.zukunft-mobilitaet.net/3344/analyse/wie-entstehen-staus-phantomstau/ [Zugriff am: 21.5.2021].

[11] Inrix (2017): Deutsche Verschwenden 41 Stunden Im Jahr Bei Der Parkplatzsuche, [online]. Verfügbar unter: https://inrix.com/press-releases/parking-pain-de/ [Zugriff am: 4.5.2021].

[12] Ebd.; Fuhrmann P (2019): Stressfaktor Stadt – Eng, laut, anonym, [online]. Verfügbar unter: https://www.swr.de/swr2/wissen/swr2-wissen-2019-11-27-100.html [Zugriff am: 5.5.2021]; Inrix (o. J.): INRIX-Studie zu den Kosten des Autofahrens: Parken verursacht die höchsten laufenden Ausgaben, [online]. Verfügbar unter: https://inrix.com/press-releases/inrix-studie-zu-den-kosten-des-autofahrens-parken-verursacht-die-hochsten-laufenden-ausgaben/ [Zugriff am: 5.5.2021].

[13] Le Quéré C, Jackson RB, Jones MW et al. (2020): Temporary reduction in daily global CO_2 emissions during the COVID-19 forced confinement. Nat. Clim. Chang [online]. Verfügbar unter: https://doi.org/10.1038/s41558-020-0797-x [Zugriff am: 5.5.2021].

[14] Tarkowski P (2018): Digitalisierung: Was ist das? Eine Definition., [online]. Verfügbar unter: https://digital-magazin.de/digitalisierung-definition/ [Zugriff am: 5.5.2021].

[15] BVDW (2018): Digitale Nutzung in Deutschland 2018, [online]. Verfügbar unter: https://www.bvdw.org/themen/publikationen/detail/artikel/digitale-nutzung-in-deutschland-2018/ [Zugriff am: 5.5.2021].

[16] Borchers D (2019): Digitale Nutzung in Deutschland: Die Smartphone-Nutzung stieg 2019 werktags um 14 Prozent an, am Wochenende sogar um 19 Prozent / Vor allem Nutzer mittleren Alters treiben Wachstum, [online]. Verfügbar unter:

https://www.bvdw.org/der-bvdw/news/detail/artikel/digitale-nut-zung-in-deutschland-die-smartphone-nutzung-stieg-2019-werktags-um-14-prozent-an-am-woc/ [Zugriff am: 5.5.2021].

[17] Scheller S (2017): Entdigitalisierung und Reanalogisierung als Gegentrend zur Digitalisierung, [online]. Verfügbar unter: https://persoblogger.de/2017/04/24/entdigitalisierung-und-reanalogisierung-gegentrend-zur-digitalisierung/ [Zugriff am: 5.5.2021]; Schmid W (2018): Digitalisierung war gestern – es gibt eine Wiederentdeckung der Sinnlichkeit abseits der Geräte, [online]. Verfügbar unter: https://www.nzz.ch/meinung/digitalisierung-war-gestern-es-gibt-eine-wiederentdeckung-der-sinnlichkeit-abseits-der-geraete-ld.1436918 [Zugriff am: 5.5.2021].

[18] Schmid 2018.

[19] Bitkom (2020): Corona sorgt für Boom bei Video-Anrufen, [online]. Verfügbar unter: https://www.bitkom.org/Presse/Presseinformation/Corona-sorgt-fuer-Boom-bei-Video-Anrufen [Zugriff am: 5.5.2021].

[20] Riedel R, Büsching U, Brand (2017): BLIKK im ÜberBLICK FACT-SHEET-Pressetermin 29.05.2017 im BMG; Schmid R (2017): Jedes Jahr erkranken 20 000 Kinder, [online]. Verfügbar unter: https://www.aerztezeitung.de/Politik/Jedes-Jahre-erkranken-20000-Kinder-305725.html [Zugriff am: 5.5.2021].

[21] Bitkom (2015): Studie zu Kindern und Jugendlichen in der digitalen Welt, [online]. Verfügbar unter: https://www.bitkom.org/Presse/Presseinformation/Studie-zu-Kindern-und-Jugendlichen-in-der-digitalen-Welt.html [Zugriff am: 5.5.2021].

[22] B2X Care Solutions (2017): Smartphone-Sucht wächst: 25 % der Millennial-Generation verbringen mehr als 5 Stunden täglich Laut neuer Verbraucherstudie von B2X fühlen sich ein Viertel ohne ihr Smartphone frustriert oder traurig, [online]. Verfügbar unter: https://www.presseportal.de/pm/112066/3638753 [Zugriff am: 5.5.2021].

[23] TK Techniker Krankenkasse (2017a): Schlaf gut, Deutschland TK-Schlafstudie 2017, [online]. Verfügbar unter: https://www.tk.de/resource/blob/2033604/118707bfcdd95b0b1ccdaf06b30226ea/schlaf-gut-deutschland-data.pdf [Zugriff am: 5.5.2021];

[24] Ebd.

[25] Barmer (2018): Schlafgesundheit in Deutschland, [online]. Verfügbar unter: https://magazin.barmer.de/wp-content/uploads/2018/06/REPORT-BARMER-SCHLAF.pdf [Zugriff am: 5.5.2021].

[26] TK 2017.

[27] Barmer 2018.

[28] Ebd.

[29] Schmid 2018.

[30] Pro Psychotherapie e.V. (2020): Unterstützung und Behandlung von Internetsucht, [online]. Verfügbar unter: https://www.therapie.de/psyche/info/index/diagnose/internetsucht/behandlung/ [Zugriff am: 5.5.2021]

[31] Lücke N (2014): »Stress and the City", [online]. Verfügbar unter: https://www.pharmazeutische-zeitung.de/ausgabe-282014/stress-and-the-city/ [Zugriff am: 5.5.2021]; Gruebner O, Rapp MA, Adli M et al. (2017): Cities and mental health. Deutsches Ärzteblatt Int 2017; 114 (8): 121–127.

[32] Adli M (2017): Stress and the City. Warum Städte uns krank machen. Und warum sie trotzdem gut für uns sind, Bertelsmann Verlag.

[33] DGPPN Deutsche Gesellschaft für Psychiatrie und Psychotherapie, Psychosomatik und Nervenheilkunde e.V. (2015): Stress in der Großstadt, Ausgabe 2/2015, [online]. Verfügbar unter: https://www.dgppn.de/_Resources/Persistent/f7f14ba6ebc12c8bc-9d61a6e7c9ef1f31db0ce8f/PiF_2015-2.pdf [Zugriff am: 5.5.2021]; Barthélémy A (2013): Stadt, Land, Stress, [online]. Verfügbar unter: https://www.spiegel.de/gesundheit/diagnose/psychische-gesund-heit-von-grossstaedtern-stadt-land-stress-a-919418.html [Zugriff am: 5.5.2021]; Lücke 2014; Lederbogen F, Kirsch P, Haddad L et al. (2011): City living and urban upbringing affect neural social stress processing in humans. Nature 474: 498–501.

[34] DGPPN 2015; Lücke 2014.

[35] Hahn M (2018): Die Stadt kann krank machen. Das Dorf auch., [online]. Verfügbar unter: https://www.saechsische.de/die-stadt-kann-krank-machen-das-dorf-auch-psyche-belastung-wohnort-psy-chisch-krank-5001605.html [Zugriff am: 5.5.2021].

[36] Schlack R, Hapke U, Maske U et al. (2013): Häufigkeit und Verteilung von Schlafproblemen und Insomnie in der deutschen Erwachsenen-bevölkerung. Bundesgesundheitsblatt 56: 740–748; TK 2017.

[37] Hirshkowitz M, Whiton K, Albert SM et al. (2015): National Sleep Foundation's Sleep Time Duration Recommendations: Methodology and Results Summary. Sleep Health; 1(1): 40–43.

[38] Schlack et al. 2013, TK 2017.

[39] Schlack et al. 2013, 740.

[40] BMUB, UBA – Bundesministerium für Umwelt, Naturschutz, Bau und Reaktorsicherheit, UBA – Umweltbundesamt (Hrsg.) (2015): Umweltbewusstsein in Deutschland 2014. Ergebnisse einer repräsen-tativen Bevölkerungsumfrage. Berlin und Dessau-Roßlau, [online].

Verfügbar unter: https://www.umweltbundesamt.de/sites/default/files/medien/378/publikationen/umweltbewusstsein_in_deutschland_2014.pdf [Zugriff am: 5.5.2021].

[41] WHO World Health Organization (2009): Night noise guidelines for Europe, [online]. Verfügbar unter: https://www.euro.who.int/__data/assets/pdf_file/0017/43316/E92845.pdf?ua=1 [Zugriff am: 5.5.2021]; Claßen T (2013): Lärm macht krank – Gesundheitliche Wirkungen von Lärmbelastungen in Städten. Informationen zur Raumentwicklung; 3: 223-234; Münzel T, Gori T, Babisch W et al. (2014): Cardiovascular effects of environmental noise exposure; Eur Heart J; 35(13): 829–836.

[42] Claßen 2013, 224.

[43] Umweltbundesamt (2007): Lärm – das unterschätzte Risiko, [online]. Verfügbar unter: https://www.umweltbundesamt.de/sites/default/files/medien/publikation/long/3203.pdf [Zugriff am: 5.5.2021].

[44] TK 2017.

[45] Umweltbundesamt (2019): Geräuschbelastung im Straßenverkehr, [online]. Verfügbar unter: https://www.umweltbundesamt.de/themen/verkehr-laerm/verkehrslaerm/strassenverkehrslaerm#gerauschbelastung-im-strassenverkehr [Zugriff am: 5.5.2021].

[46] Grimm B (2011): Urlaub auf dem Bauernhof/Urlaub auf dem Land – Quantitative und qualitative Ergebnisse. Studie für das Bundesministerium für Ernährung, Landwirtschaft und Verbraucherschutz (BMELV), [online]. Verfügbar unter: http://docs.dpaq.de/882-2011_bmelv-reiseanalyse.pdf [Zugriff am: 5.5.2021].

[47] Deutsch D (2020): Corona-Krise: Nachfrage nach Bauernhofurlaub boomt, [online]. Verfügbar unter: https://www.agrarheute.com/land-leben/corona-krise-nachfrage-bauernhofurlaub-boomt-569441 [Zugriff am: 5.5.2021].

[48] BTE Tourismus- und Regionalberatung (2016): Naturtourismus in Deutschland 2016, [online]. Verfügbar unter: https://bw.tourismus-netzwerk.info/wp-content/uploads/2017/08/BTE-Studie-Naturtourismus-Deutschland-2016.pdf [Zugriff am: 5.5.2021].

[49] Ebd.

[50] Melzer M (2018): Reizklima: Warum Meeresluft gesund ist, [online]. Verfügbar unter: https://www.apotheken-umschau.de/Lunge/Reizklima-Warum-Meeresluft-gesund-ist-220231.html [Zugriff am: 5.5.2021].

[51] Ulrich R: View through a window may influence recovery from surgery. Science Vol 224/1984, 420f.

[52] Werner S (2017): Natur als Ressource, [online]. Verfügbar unter:

https://www.aerztezeitung.de/Panorama/Natur-als-Ressource-299948.html [Zugriff am: 5.5.2021].

[53] Lidén E, Alstersjö K, Gurné FL et al. (2016): Combining garden therapy and supported employment – a method for preparing women on long-term sick leave for working life. Scand J Caring Sci; 30 (2): 411–418.

[54] Boßlet E (2016): Natur als Ressource für die psychosomatische Rehabilitation, [online]. Verfügbar unter: https://publikationen.sulb.uni-saarland.de/bitstream/20.500.11880/27186/1/Natur %20als %20Ressource %20f %c3 %bcr %20die %20psychosomatische %20Rehabilitation.pdf [Zugriff am: 6.5.2021].

[55] Greencare OE (o. J.): Gesundheitsort Bauernhof, [online]. Verfügbar unter: https://www.greencare-oe.at/angebote-am-hof+2500++2443974+1089 [Zugriff am: 6.5.2021].

[56] Kardan O, Gozdyra P, Misic B et al. (2015): Neighborhood greenspace and health in a large urban center. Scientific Reports; 5: 11610.

[57] Dornquast C, Kroll LE, Neuhauser HK et al. (2016): Regional differences in the prevalence of cardiovascular disease-results from the German Health Update (GEDA) from 2009–2012. Deutsches Ärzteblatt Int; 113: 704–711; Kuttig A, Bohley S, Haerting J (2015): Regionale, bevölkerungsbezogene, epidemiologische Studien als Beitrag zur Erklärung regionaler Unterschiede in der Häufigkeit von Herz-Kreislauf-Erkrankungen, [online]. Verfügbar unter: https://www.researchgate.net/publication/289534599_Regionale_bevolkerungsbezogene_epidemiologische_Studien_als_Beitrag_zur_Erklarung_regionaler_Unterschiede_in_der_Haufigkeit_von_Herz-Kreislauf-Erkrankungen [Zugriff am: 6.5.2021].

[58] Wang J, Sun W, Wells GA et al. (2018): Differences in Prevalence of Hypertension and Associated Risk Factors in Urban and Rural Residents of the Northeastern Region of the People's Republic of China: A Cross-Sectional Study. PLoS One; 13 (4): e0195340.

[59] Schnepper R, Richard A, Wilhelm FH et al. (2019): A Combined Mindfulness-Prolonged Chewing Intervention Reduces Body Weight, Food Craving, and Emotional Eating. J Consult Clin Psychol.; 87 (1): 106–111.

[60] Friedrich T (2012): Gesunde Herzen rund ums Mittelmeer, [online]. Verfügbar unter: https://www.aerztezeitung.de/Politik/Gesunde-Herzen-rund-ums-Mittelmeer-266559.html [Zugriff am: 6.5.2021].

[61] Hoffschulte K (2017): Gesundheit aus dem Wald, [online]. Verfügbar unter: https://www.carstens-stiftung.de/artikel/gesundheit-aus-dem-wald.html [Zugriff am: 6.5.2021].

[62] Benchimol EI, Kaplan GG, Otley AR et al. (2017): Rural and Urban Residence During Early Life is Associated with Risk of Inflammatory Bowel Disease: A Population-Based Inception and Birth Cohort Study. Am J Gastroenterol.; 112 (9): 1412–1422.

[63] Straube A, Aicher B, Förderreuther S et al. (2013): Period prevalence of self-reported headache in the general population in Germany from 1995–2005 and 2009: results from annual nationwide population-based cross-sectional surveys. The Journal of Headache and Pain; 14 (11).

[64] Münzel T, Gori T, Babisch W et al. (2014): Cardiovascular effects of environmental noise exposure; Eur Heart J; 35(13): 829-836; Hahad O, Kröller-Schön S, Daiber A et al. (2019): Auswirkungen von Lärm auf das Herz-Kreislauf-System. Deutsches Ärzteblatt Int; 116:

Kapitel 5: **Das Geheimnis einer guten Dorfgemeinschaft**

G – wie Gemeinschaft, G – wie Gesundheit

Das Dorf entwickelte sich ursprünglich aus den traditionellen Bodenbauern, die in einer Zweckgemeinschaft Landwirtschaft betrieben. Auf diese Art und Weise wurde die Versorgung beziehungsweise die Existenz- und Lebensgrundlage eines Dorfes gesichert. Je stärker die Gemeinschaft, desto geringer existenzielle Risiken. Damit entwickelte sich die Gemeinschaft auf wirtschaftlicher, jedoch auch auf sozialer Ebene zu einem funktionierenden Sozial- und Lebensgefüge. Obwohl die beschriebene traditionelle Landwirtschaft in Deutschland nahezu vollständig verschwunden ist, zeigt sich die bedeutsame soziale Bindung zwischen den Landwirten noch heute. Gegenseitige Hilfe und Unterstützung sind insbesondere unter den Bauern mit kleineren Betrieben weiterhin stark ausgeprägt. Beim gegenseitigen Ausleihen von Maschinen oder Hilfe bei der Ernte oder in Notsituationen – es ist üblich, dass man Tag und Nacht füreinander da ist.

Das traditionelle dorfgemeinschaftliche Leben hat sich in den letzten hundert Jahren stark verändert, am offensichtlichsten ist dabei der starke Rückgang der Anzahl der Landwirte. Jedoch zeichnen sich bis heute das gute Dorfleben und eine funktionierende Gemeinschaft weiterhin durch die erfolgreiche Umsetzung gemeinsamer Projekte aus, die heutzutage nicht mehr zwingend an landwirtschaftliche Ansätze gekop-

pelt sein müssen. Die Definition einer intakten Dorfgemeinschaft erfolgt weiterhin über das gemeinschaftliche Handeln
und Tun, auch wenn es oftmals nicht mehr existenzsichernd
ist. Dennoch ist der landwirtschaftliche Einfluss in jeder Dorfgemeinschaft bis heute allgegenwärtig.

Der Mensch ist per se kein Einzelgänger. Von den Insekten bis
zum Homo sapiens, alle Lebewesen fühlen sich in der sozialen
Isolation eingeschränkt und schlecht. Der Mensch wird unter
normalen Umständen durch soziale Isolation dramatisch beeinträchtigt – auf körperlicher wie auch psychischer Ebene.
Die Forschung zeigt, dass wahrgenommene soziale Isolation,
etwa Einsamkeit, ein Risikofaktor für eine schlechtere kognitive Gesamtleistung ist. Das bedeutet, dass gestörte Emotionen (negativer Stress) zu einem schnelleren geistigen Verfall
führen, zu einer Beeinträchtigung, sachliche Analysen und
Beurteilungen von Geschehnissen vornehmen zu können,
was zu Handlungen führt, die für Außenstehende mitunter
schwer nachzuvollziehen sind. Isolation kommt häufig mit
einer erhöhten Sensibilität daher und kann Depressionen begünstigen. Die dauerhafte Einschränkung der sozialen Kognition führt zu einer Verzerrung der Wahrnehmung, die selbst-
schützend und paradoxerweise selbstzerstörerisch ist. Diese
Einschränkungen in der Aufmerksamkeit und Kognition wirken sich schließlich auf Emotionen, Entscheidungen, Verhaltensweisen und zwischenmenschliche Interaktionen aus. All
dies gepaart kann zu einem erhöhten Krankheitsrisiko im Allgemeinen beitragen.[1]

Studien zeigen, dass Menschen in einer funktionierenden Gemeinschaft, und das kann auch die Dorfgemeinschaft sein, im
allgemeinen zufriedene Menschen sind. Und dies ganz unabhängig vom Alter, der finanziellen Situation, dem Bildungsgrad,

dem Beziehungsstatus oder einer möglichen Arbeitslosigkeit. Soziale Kontakte sind für das psychische Wohlbefinden, die Lebenszufriedenheit und Physis genauso wichtig wie gesunde Ernährung, regelmäßige Bewegung und das Nichtrauchen.

Doch wie funktioniert ein Sozialgefüge, welche Mechanismen stecken dahinter? Zunächst bildet das soziale Netzwerk im wahrsten Sinne des Wortes ein »Fallnetz«, durch das Menschen aufgefangen werden. Nur ein Beispiel: Akute Krankheiten, aber auch chronische Erkrankungen lassen sich in einem engen sozialen Gefüge besser behandeln, da häufigere und insbesondere zeitnahe Arztbesuche möglich sind. Die Bewältigung von Krankheit gelingt einfacher, psychische Beeinträchtigungen können schneller überwunden werden. Tatsächlich stellt das enge funktionierende Netz auch eine Art »Gesundheitsscreening« dar. Man beobachtet sich mehr, man spricht auch Gesundheitsthemen häufiger an und ermutigt sich, gegenseitig notwendige Schritte zu unternehmen.

Aber auch Vorbeugung und Gesundheitsförderung werden in einem Sozialverbund mehr thematisiert. Das erlebe ich persönlich in unserem Dorf regelmäßig, in dem es verschiedene Sportgruppen gibt, die regelmäßig Einladungen aussprechen, die nur schwerlich ausgeschlagen werden können.

Tatsächlich ist aber auch das eigene Bewusstsein ausgeprägter, auf sich selbst zu achten, wenn man sich auch für andere Menschen, die Mitglieder der Gemeinschaft, verantwortlich fühlt. Zentraler Motor in dem sozialen Gefüge ist die Sehnsucht von uns allen, positive Bestätigung zu erfahren, besonders durch Menschen, die einem wichtig sind.

Völlig unstrittig ist die Tatsache, dass das Leben in einer funktionierenden Gemeinschaft sehr lustig sein kann. Die regelmäßigen Dorfversammlungen (zugegebenmaßen sind die nicht immer lustig, aber immer ein Erlebnis), Ausflüge, Wanderungen und vieles mehr sind in der Regel Garanten für größtes Vergnügen. Schöne Unternehmungen, gelungene Projekte, positive Bestätigungen sind ein wahrer Quell für Glückshormone, die zu einer echten Zufriedenheit führen. In wissenschaftlichen Erhebungen wird sogar beschrieben, dass zufriedene Menschen in einem funktionierenden sozialen Gefüge und in stabilen Beziehungen schnellere Heilung nach operativen Eingriffen erleben.[2]

Ein weiterer zentraler Punkt in einer Gemeinschaft ist das gegenseitige Geben und Nehmen. Bindungen müssen gepflegt und ausgebaut werden, wofür Hilfsbereitschaft, Toleranz und der gegenseitige Respekt essenziell sind. Dass dies nicht einfach ist, liegt auf der Hand, jedoch ist es der Grundstein für ein langes und gesundes Leben in einer Gemeinschaft.

Systematische Übersichtsarbeiten zeigen, dass soziale Unterstützung mit positiven »biologischen Profilen« bei krankheitsrelevanten Systemen verbunden ist – diese Profile wirken wie ein immunologischer Schutzschild.[3] Die soziale Unterstützung scheint auch die Bewältigung von Arbeitslosigkeit zu erleichtern. In der GEDA-Studie wurden Daten von 12 022 Personen im Alter von 30 bis 59 Jahren ausgewertet. Es zeigte sich, dass Arbeitslose häufiger unter körperlichen, emotionalen und funktionellen Beeinträchtigungen leiden als Erwerbstätige. Männer und Frauen, die wenig soziale Unterstützung erfahren, sind jedoch mit höherer Wahrscheinlichkeit in diesen Bereichen beeinträchtigt – und zwar unabhängig davon, ob sie erwerbstätig sind oder nicht. Die Autoren schlussfolgern, dass

Ärzte arbeitslose Patienten ermutigen sollen, sich in soziale Netzwerke zu integrieren, da diese Unterstützung gesundheitliche Vorteile haben kann.[4]

Doch nicht in allen Dorfgemeinschaften ist soziale Integration einfach. Gerade in Dörfern mit alteingesessener Bevölkerung, einer intakten geschlossenen Gemeinschaft, kann es zu Gruppenstress durch Ausgrenzung kommen. Die Toleranz der Menschen gegenüber den »Neuen«, »Imis« oder den »Zugezogenen« kann sich in Grenzen halten, sodass sie bisweilen kaum oder gar nicht in die Gemeinschaft integriert werden. Dickerson und Kollegen vom Department of Psychology and Social Behavior der University of California führten eine experimentelle Studie durch, ob sozialer Stress zu einem Anstieg von Entzündungsmarkern (proinflammatorischer Zytokin-Aktivität) führen kann. Die Probanden mussten eine Sprach- und eine Rechenaufgabe bearbeiten – zunächst in Anwesenheit, dann in Abwesenheit eines sie bewertenden Publikums. Tatsächlich stieg die Produktion eines Entzündungsmarkers unter Anwesenheit des bewertenden Publikums an, im anderen Fall nicht. Es zeigte sich, dass der Anstieg der Produktion des Entzündungsmarkers mit den kognitiven Einschätzungen der Teilnehmer zusammenhing. Je schlechter die Bewertung, desto höher der Stress. Diese Ergebnisse zeigen, dass soziale Bewertung eine Bedrohung sein und immunologische Veränderungen nach sich ziehen kann.[5] Aus Angst vor Abwertung und Ansehensverlust scheuen deshalb viele davor zurück, sich zu exponieren und einen aktiven Beitrag zur Gesellschaft zu leisten.

Soziale Abwertung bedeutet für Betroffene enormen Stress, dessen sich Menschen mit einem gefestigten Rang in der Gemeinschaft oft nicht bewusst sind. Soziale Ausgrenzung bedeutet sogar eine menschliche und gesundheitliche Katastrophe. Evolutionsbiologisch ist in uns genetisch immer noch verankert, dass wir die Gemeinschaft brauchen, um zu überleben, wie es vor Jahrhunderten und Jahrtausenden war. Werden wir sozial aus der Gruppe verstoßen, empfinden wir dies als reale Existenz- und Überlebensbedrohung – das bedeutet maximalen psychischen und damit gesundheitlichen Stress. Studien bestätigen, dass soziale Isolation und Einsamkeit wichtige Risikofaktoren sind, die mit einem schlechten körperlichen und psychischen Gesundheitszustand in Verbindung gebracht werden: Herzerkrankungen, erhöhter Blutdruck, Schwächung des Immunsystems, Fettleibigkeit, Angst, Depression, schlechtere kognitive Funktionen, erhöhtes Risiko für Alzheimer und erhöhte Sterblichkeit. Soziale Isolation wurde mit einem um 29 Prozent höheren Risiko für koronare Herzerkrankungen, einem um rund 50 Prozent höheren Risiko für die Entwicklung von Demenz und einem um 32 Prozent erhöhten Schlaganfallrisiko in Verbindung gebracht.[6]

Idealerweise sollte unser Sozialleben nicht allein auf einem Netzwerk fußen, sondern sich auf mehrere verteilen. Eine zuverlässige Bindung beispielsweise ausschließlich mit dem Lebenspartner oder zu den Eltern ist wichtig und hilft kurz- und mittelfristig. Langfristig kann dieses Einzel-Netzwerk jedoch problematisch sein und zu Abhängigkeit und dies wiederum zu sozialem Stress führen. Auch ein soziales Netzwerk, das sich ausschließlich aus dem Internet speist, ist auf Dauer zu wenig, um langfristig hohe Lebenszufriedenheit, Wohlbefinden und Sicherheit zu verspüren. Funktionierende soziale Netzwerke sollten demnach optimalerweise über mehrere Ebenen verteilt sein, zum Beispiel auf Familie, Freunde, die Dorfgemeinschaft, Bekannte, Vereine, Nachbarn, die Arbeitsstelle und das Internet.

Zusammengefasst: Die gesundheitlichen Folgen durch Einsamkeit oder soziale Ausgrenzung sind demnach genauso ernst zu nehmen wie beispielsweise die Gefahren durch das Rauchen. Ziehen wir Vergleiche aus der Tierwelt heran, so ist dabei die Hackordnung bei Hühnern sehr anschaulich. Die Hühner mit dem geringsten Status laufen zerfleddert abseits herum, während sich die überlegenen kräftigeren Hühner und Hähne zu herrlichem Geflügel entwickeln. Der Mensch am Rande der sozialen Gemeinschaft ist häufiger krank, hat eine belastete Psyche und ist häufiger von Unfällen oder gesundheitlichen Einschränkungen betroffen – und lebt kürzer.[7] Wie man empfindet, denkt, handelt und wie jemand sich selbst bewertet, hängt von der Peergroup ab, mit der man verbunden ist. Je weniger funktionierende soziale Kontakte, desto größer sind vielfältige Risiken.

Gemeinschaft, soziale Distanz und Covid-19 – die Exklusionswelle nach der Pandemie

Als uns im März 2020 infolge der Corona-Pandemie plötzlich der Lockdown einholte, habe ich eine neue Bedeutung eines Begriffs kennengelernt, der auf einmal positiv bewertet sein musste: social distancing oder soziale Distanz. Unstrittig ist die Notwendigkeit einer solchen Maßnahme, um vorrangig Risikogruppen bestmöglich vor einer gefährlichen Virusinfektion zu schützen.

Wichtig ist nun der Blick auf die gesundheitlichen Folgen, die sich ergeben und mit denen wir zwangsläufig zukünftig konfrontiert sein werden. Wir werden uns darauf vorbereiten müssen, dass wir nach Pandemie-Ende mit einer Welle von chronischen Erkrankungen auf körperlicher wie auch auf psychischer Ebene zu tun haben, bedingt auch durch das social distancing. Sorgen bereiten dabei Menschen aller sozialen Schichten, insbesondere aber Ältere und Kinder, wie aktuelle Studienergebnisse aufzeigen.

Wie sich Einsamkeit und soziale Isolation durch Maßnahmen zur Eindämmung oder Behandlung einer Krankheit auf die psychische Gesundheit von Kindern und Jugendlichen auswirkt, beschrieben die Autoren um Loades und Kollegen in einer systematischen Übersichtsarbeit zu 2020. Insgesamt wurden dabei 80 Studien ausgewertet, von denen 63 Studien, mit insgesamt 51 576 Probanden und einem Durchschnittsalter von 15,3 Jahren, über den Einfluss von sozialer Isolation und Einsamkeit auf die psychische Gesundheit von zuvor gesunden Kindern und Jugendlichen berichteten. Die Studien waren von unterschiedlicher methodischer Qualität. Die Ergebnisse zeigten, dass soziale Isolation und Einsamkeit das Risiko für Depressionen und möglicherweise für Angstzustände erhöhen. Dieses Ergebnis bezog sich auf den Zeitpunkt während der Isolation. Das erhöhte Risiko konnte noch bis zu neun Jahre später nachgewiesen werden. Es scheint sich demnach um einen nachhaltigen, chronischen Zustand zu handeln. Eine wichtige Erkenntnis war, dass die Dauer der Einsamkeit stärker mit psychischen Gesundheitssymptomen zusammenhängt als die Intensität des Zustands. Die Autoren schlussfolgern, dass Kinder und Jugendliche während und nach dem Ende der Corona-Pandemie wahrscheinlich ein höheres Risiko für Depressionen und für Angstzustände haben werden. Die gesundheitliche Versorgungsstruktur weltweit muss demnach in der Post-Covid-Ära Unterstützung anbieten und auf eine Zunahme psychischer Erkrankungen in den nächsten Jahren vorbereitet sein.[8]

Neben den Kindern sind es aber insbesondere die Menschen der älteren Generation, die unter der Isolation leiden. Nahmen die Senioren sonst häufig an sozialen Aktivitäten teil, etwa Aktivitäten im Seniorenzentrum, Kaffeefahrten, Kirchgänge und viele andere Angebote, war dies mit der Corona-Pandemie plötzlich nicht mehr möglich. Ob die Senioren allein lebten oder in Seniorenheimen – das Problem der Einsamkeit war für alle auf einmal massiv.

Für gebrechliche Ältere, die allein leben, kann der Essenszusteller die einzige Person sein, die sie täglich treffen. In Pflegeheimen sind Familienbesuche eine wichtige Möglichkeit, sich sozial verbunden zu fühlen. Diese Menschen sind häufig das einzige Bindeglied zur Außenwelt. Mit den erlassenen Covid-19-Gesetzen waren diese sozialen Strukturen plötzlich nicht mehr verfügbar. Diese Einschränkungen haben die soziale Isolation und das Gefühl der Einsamkeit bei den Senioren verstärkt. Zudem erleben die pflegenden Angehörigen starke psychische Beeinträchtigungen im Zusammenhang mit der Corona-Pandemie, da die Mehrheit der Pflegenden selbst ältere Personen sind und bereits einem erhöhten Risiko für Stress, Angstzustände und Depressionen ausgesetzt sind. Wir müssen uns darüber bewusst sein, dass die soziale Isolation, die sich aus den Bemühungen ergibt, die Pandemie zu stoppen, gleichzeitig Risiken erhöht, was sich tiefgreifend und nachhaltig auf Gesundheit und Wohlbefinden von älteren Menschen auswirken kann.[9]

Der Ausbruch von Covid-19 wird langfristige und tiefgreifende Auswirkungen auf die Gesundheit und das Wohlbefinden älterer Erwachsener weltweit haben. In einer wissenschaftlichen Erhebung untersuchten Sepúlveda-Loyola und Kollegen 2020 die Auswirkungen der sozialen Isolation während der Covid-19-Pandemie auf die geistige und körperliche Gesundheit von Menschen, die älter als 60 Jahre sind. Dazu wurden zehn Studien mit insgesamt 20 069 Personen aus Asien, Europa und Amerika ausgewertet. Es zeigte sich ein deutlich erhöhtes Auftreten von Depressionen, Schlafmangel, Angstzuständen und Bewegungsmangel während der Isolationsphase. Soziale Isolation und Einsamkeit werden wahrscheinlich zu noch wichtigeren Risikofaktoren, die die gesundheitlichen Folgen bei Älteren beeinflussen. Die wichtigsten internationalen Empfehlungen zur Vermeidung dieser Einschränkungen sind Kognitionsübungen, psychologische Betreuung und Bewegungsübungen mithilfe digitaler Lösungen wie Onlinevideos, Apps oder Telemedizin. Weitere Strategien zur Lösung dieser Probleme sind allgemeine Aufklärung, Informationsweitergabe und Sensibilisierung für die gesundheitlichen Folgen sozialer Isolation und Einsamkeit. Es bedarf zudem neuer innovativer technologiebasierter Wege, um Familienmitglieder, Seniorenheime, Kliniken und die älteren Menschen miteinander in Verbindung zu bringen. Das Gesundheitssystem muss dabei miteinbezogen werden, um Projekte zu initiieren und zu entwickeln, um frühzeitig Risikofaktoren und Menschen in sozialer Isolation und in Einsamkeit zu identifizieren.[10]

Das Bundesministerium für Bildung und Forschung (BMBF) fördert inzwischen Programme und wissenschaftliche Projekte, die den Fragen nachgehen, welcher Einfluss auf Gemeinschaften und Familien besteht, wenn zwischenmenschliche Beziehungen wie in der Corona-Pandemie plötzlich als »risikobehaftet« wahrgenommen werden. Wie wird das Miteinander in Zeiten »sozialer Distanzierung« aufrechterhalten oder neu aufgebaut? Was, wenn Schutzmaßnahmen und Auflagen zur Eindämmung einer Infektionsgefahr ihrerseits die soziale Gesundheit gefährden? Damit beschäftigt sich CoronaCare, ein Forschungsprojekt am Institut für Sozialmedizin und Epidemiologie der Medizinischen Hochschule Brandenburg Theodor Fontane.

Strukturen einer intakten Dorfgemeinschaft

Landwirt und Landwirtschaft

Eine funktionierende Dorfgemeinschaft definiert sich über das Gestalten! Seit Jahrhunderten, ja, seit Jahrtausenden haben es unsere Vorfahren vorgemacht. Durch dorfgemeinschaftliche landwirtschaftliche Tätigkeit wurden Existenz und Überleben eines ganzen Dorfes gesichert und damit untereinander enge Bande geknüpft. Jeder half jedem. und es wurde aufeinander aufgepasst. Die eigenen Bedürfnisse wurden zum Gelingen und Wohle des Ganzen unter- und eingeordnet – jeder und jede hatte seinen bzw. ihren Platz und damit Existenzberechtigung!

Dieses Narrativ lebt in uns und in unseren heutigen Dorfstrukturen weiter, auch wenn sich das Wesen der Landwirtschaft stark verändert hat, ist sie weiterhin präsent und der Pulsschlag einer jeden Dorfgemeinschaft. Dörfer, die tolle Ideen haben, aktive Dorfbewohner, aber auch zerrüttete Verhältnisse mit einflussreichen Landwirten, haben es schwer. Ein Landwirt in verantwortlicher Position eines Dorfvorstandes ist dabei sehr hilfreich.

Demokratische Dorfstruktur

Unerlässlich für eine funktionierende Dorfgemeinschaft ist eine demokratische Dorfstruktur. In unserem Dorf beispielsweise existierten dazu seit 2001 eine Dorfsatzung und ein Organigramm, die das lebendige dorfgemeinschaftliche Leben regeln und von der Dorfgemeinschaft mehrheitlich beschlossen werden müssen. Eine Dorfsatzung entspricht in etwa der Satzung eines Vereins und legt die demokratischen Grundregeln zur Organisation, Struktur, zu Aktivitäten und Entscheidungsfindungen fest. Ob man aus einer Dorfgemeinschaft auch einen eingetragenen Verein gründen muss, ist individuell zu entscheiden. Für kleine Dörfer, die zwei bis drei übersichtliche Aktivitäten im Jahr umsetzen, ist das sicherlich nicht lohnenswert. Sollten jedoch größere finanzielle Volumina im Spiel sein, lohnt es sich, Rat bei der Kommune oder den lokalen Heimatvereinen oder dem Finanzamt einzuholen.

Dorfvorstand

Dringend zu empfehlen ist, jenseits der Kommunalpolitik, die Bildung eines informellen Dorfvorstandes oder einer Steuerungsgruppe, die durch die Dorfbewohner im Rahmen einer Dorfversammlung gewählt werden. Die Dorfversammlung ist das oberste Organ des Dorfes und wählt alle zwei Jahre den Dorfvorstand. Die Dorfversammlung sollte mehrmals im Jahr stattfinden. Laut Satzung besteht der Dorfvorstand aus Dorfvorsteher, Stellvertreter, 1. und 2. Kassierer sowie Schriftführer. Dieser versteht sich nicht als obrigkeitsstaatliche Verwaltungseinheit, sondern vielmehr als Sprachrohr und Interessenvertretung für das Dorf. Alle Dorfbewohner haben in diesem Zuge immer die Möglichkeit, sich an wichtigen Entscheidungsfindungen zu beteiligen, sodass dadurch gefasste Beschlüsse bei Dorfversammlungen von der Dorfgemeinschaft getragen werden. Relevante Entscheidungen, formal gesehen Absichtserklärungen von bedeutender Tragkraft, werden nur hier gefällt, wie beispielsweise über Pläne zur baulichen Veränderung des Dorfgemeinschaftshauses oder zur Teilnahme an der Aktion »Unser Dorf hat Zukunft«.

Der Dorfvorstand besitzt eine Steuerungsfunktion, die Projektideen entwickelt beziehungsweise aufnimmt, plant und umsetzt. Der Dorfvorstand steht mit den Arbeitsgruppen in stetigem Dialog und Austausch und verwaltet die Dorfkasse. Zur besseren Umsetzbarkeit können Arbeitsgruppen gebildet werden, die mal dauerhaft, mal kurzzeitig existieren; je nach Bedarf und Notwendigkeit. Es sind AGs, die nur aus einem bis zwei Verantwortlichen bestehen können. Diese suchen sich je nach Bedarf projektbezogene Mitarbeiter, etwa zu Themenbereichen wie »Dorfplatz und Dorfgemeinschaftshaus«, »Feste«, »Dorfarchiv«, »Streuobst und Natur«, »Außenbeauftragte«, »Seniorenbeauftragte«, »Jugendbeauftragte« usw.

→ **Tipp:** Die Besetzung des Dorfvorstandes sollte so früh wie möglich in die Hände der Dorfjugend gelegt werden.

Dorfsatzung und Leitbild

Neben der Dorfsatzung ist auch ein gelebtes Dorfleitbild zu empfehlen, das durch die Dorfversammlung verabschiedet werden sollte. Ein Leitbild hat die Aufgabe, das (Zusammen)-Leben im Zuge politischer, sozialer, wirtschaftlicher und demografischer Entwicklungen und Veränderungen zu steuern. Allen Bewohnerinnen und Bewohnern sowie den Menschen in den Nachbardörfern wird auf diese Weise ein Bild vom gemeinsamen »Geist« des Dorfes aufgezeigt. Mithilfe des gelebten Leitbildes ist es einfacher, für die Zukunft gerüstet zu sein und das Dorf lebenswert zu gestalten. Es ist ein Handlungspfad, an dem sich der Dorfvorstand und die Dorfbewohner orientieren. Dabei sollten eine Verbindung von Tradition und Moderne sowie Erhalt und Wandel im gesunden Verhältnis stehen und als Antrieb und Orientierungsfaden der dörflichen Entwicklungsarbeit verstanden werden. Ziel dieses Leitbildes ist es demnach auch, das Prinzip des gelebten Leitbilds an die nächsten Generationen weiterzutragen. Das Leitbild sollte auch durch ein Leitziel und ein Dorf-Motto ergänzt werden.

Dorfentwicklung – das Dorf befragen

Um die Arbeit der Dorfentwicklung besser, transparenter und effizienter zu gestalten und damit Stärken und Schwächen in der Entwicklung des Dorfes zu analysieren, sollten in regelmäßigen Abständen anonyme Fragebogenerhebungen durchgeführt werden. Aus diesen ergeben sich das Entwicklungspotenzial für das Dorf und Schwerpunktthemen für die Zukunft, in Ergänzung zu den mehrmals im Jahr stattfindenden Dorfversammlungen – dem obersten Organ. Die Ergebnisse sind Grundlage für verschiedene soziale Aktivitäten und Projekte. Es ist unerlässlich, das ganze Dorf von Anfang an in alle Aktionen einzubinden. Das verhindert Irritationen und Streit. Darüber hinaus ist es in der Umsetzung von neuen Projekten immer ratsam, sich an den Potenzialen (Talente, Ressourcen, Motivation etc.) des Dorfes und seiner Bewohner zu orientieren, das erhöht die Chance auf Erfolg und Nachhaltigkeit.

Interaktion mit der Kommune

Es ist von großer Bedeutung, eine enge Verbindung zur Kommunalpolitik (Stadt, Bürgermeister, Stadtrat) und zum Landkreis (Kreishaus, Landrat, Kreistag) zu pflegen, um überörtliche Entwicklungen in der Region nicht zu verpassen und diese mitzugestalten. Dazu sollte der Dorfvorstand mit den zuständigen Regionalpolitikern wie aber auch Verwaltungsmitarbeitern im steten Dialog stehen. In diesem Kontext ist es ratsam, die Position eines Außenbeauftragten zu schaffen, der enge Verbindungen zu den Personen aus Politik und Verwaltung pflegt. Die Dorfvorsteher halten ebenso steten Kontakt zu Vereinen und Nachbardörfern. Auf den Dorfversammlungen wird dann über neue Strategien oder Projekte gemeinsam abgestimmt. Bei Bedarf werden Vertreter anderer Dörfer oder Vereine zu den Dorfversammlungen eingeladen.

Dorfgemeinschaftshaus

Die soziale Zentralstelle, das Herz einer jeden Dorfgemeinschaft, stellt das Dorfgemeinschaftshaus dar. Das Dorfgemeinschaftshaus ist das Zentrum des kulturellen und sozialen Lebens der Dorfgemeinschaft, in dem nicht nur Festivitäten oder soziale Aktionen stattfinden, sondern auch Versammlungen. Auch externe Personen könnten von dem Dorfgemeinschaftshaus als Veranstaltungsort, Wanderziel oder Rastplatz profitieren. Zur Identifikationsbildung ist das Pflanzen einer Dorflinde sehr zu empfehlen.

Lokale Unternehmen

Die gute Pflege zu lokalen Unternehmen ist für die Umsetzung von (Bau-)Projekten von großer Bedeutung. Sach- und Geldspenden sowie Personaleinsatz sind für die klamme Dorfkasse unerlässlich. Umgekehrt können örtliche und dorfnahe Unternehmer (Elektrik, Sanitär, Baustoffe, Getränke, Brauerei) für die Umsetzung der Projekte gewonnen werden.

Soziale Aktivitäten

In einem funktionierenden Dorf herrscht ein sehr lebendiges und abwechslungsreiches soziokulturelles, auch generationenübergreifendes Leben. Ob die jährliche Organisation und Umsetzung eines traditionellen Festes, Karneval, Fasching, Wandertag, Open-Air-Kino, WM- und EM-Scheune, Osterfeuer, St.-Martins-Feuer, Weihnachtsfeier, Schlitten- (bei passendem Wetter), Oktober- oder Sommerfest, Weinprobe – der Fantasie sind keine Grenzen gesetzt. Auch Sport lässt sich in der Gruppe leichter umsetzen, ob Fußball (auf dem Bolzplatz), Joggen, Walken oder Mountainbiken.

Jugend im Dorf – Tradition und Moderne

Traditionell hat die Jugend im Dorf eine zentrale Bedeutung. Die Besetzung des Dorfvorstandes sollte daher so früh wie möglich in die Hände der Dorfjugend gelegt werden. Es ist nicht zwingend notwendig, dass ein Senior in den Vorstand gewählt wird. Frühzeitige Übertagung von Verantwortung an die jüngere Generation motiviert und schafft Bindung und Identifikation. Das stellt eine sehr gute Möglichkeit dar, um langfristig und nachhaltig die Jugend im Dorf zu installieren. Auf diese Weise erfolgt eine enge und aufgeschlossene Bindung von Kindern und Jugendlichen. Dabei werden Schwerpunkte auf die Nutzung und Berücksichtigung moderner sozialer Medien (Facebook, WhatsApp, YouTube etc.), die Einrichtung eines Jugendbeauftragten oder die Gründung eines »Kids-Clubs« sowie regelmäßige Kinderveranstaltungen (etwa Jugenddisco, Kinderschminken, St.-Martins-Singen) gelegt, um auf diese Weise zur nachhaltigen Bindung der Jugend ans Dorf beizutragen. Ein zweiter wichtiger Faktor ist die dauerhafte Netzwerkpflege zu ehemaligen Dorfbewohnern, die im Dorf aufgewachsen sind, durch soziale Medien und regelmäßige Einladungen zu Veranstaltungen. Getreu dem erfolgreich praktizierten Motto: »Jugend bindet Jugend, Familie bindet Familie.«

Senioren im Dorf

Neben der Jugend gilt es gleichermaßen auch die Senioren des Dorfes im Blick zu haben. Die Installierung eines Seniorenbeauftragten, der für die speziellen Belange der Älteren im Dorf eintritt, ist zu empfehlen. Dazu gehören etwa die regelmäßigen Geburtstagsbesuche, (Mit-)Organisation der monatlichen Kuchentafel, Informationen über aktuelle Entwicklungen im Dorf (per Infozettel oder persönlich), Hol- und Bringdienst zu Festen und sozialen Aktivitäten der Dorfgemeinschaft. Des

Weiteren stehen die Senioren der Dorfjugend beratend dauerhaft zur Seite, die in jedwede Entscheidung frühzeitig miteingebunden werden muss.

Integration von neu Zugezogenen

Neuankömmlinge in Dörfern haben es manchmal schwer. Hier hilft es, wenn die neuen Dorfbewohner einen persönlichen Besuch durch die Dorfbürgermeister erhalten. Ein Willkommensgeschenk, zum Beispiel ein Infopaket mit Infoflyer, DVD, Kontaktdaten, Veranstaltungsterminen, oder der Zugang zu sozialen Medien kann die Integration ebenfalls erleichtern. Zu empfehlen ist auch eine Einladung zu kleineren privaten Treffen oder Aktionen. Aber auch die neuen Bewohner sollten ihrerseits aktiv werden.

Wie funktioniert eine gute Dorfgemeinschaft?

Im Sommer 2020 führten der Dorfbürgermeister von Lückert, Siam Schoofs, und ich eine Befragung zum Thema »Gemeinschaft und Gesundheit« unter den 30 Bundesfinalisten des Dorfwettbewerbes »Unser Dorf hat Zukunft« durch. Von insgesamt 1900 teilnehmenden Dörfern kamen 30 in die letzte Runde, von denen im Jahr 2019 acht Dörfer mit Bundes-Gold ausgezeichnet wurden, 15 mit der Silber- und sieben mit der Bronzemedaille.

Erst der Sinn für das »Wir« macht eine Dorfgemeinschaft stark – darin sind sich die befragten Dörfer einig. Nur zusammen kann viel geschaffen, bewegt und die dörfliche Kultur erhalten werden. Dies offenbart sich bereits in den Leitsätzen, die viele der Dörfer entwickelt haben. So prägt beispielsweise das Motto »Gemeinsam. Von uns. Für uns.« den Gemeinschaftsgeist im 708 Einwohner großen Dorf Räbke an der Ostgrenze Niedersachsens. Das saarländische Dorf Oberesch bündelt die große Bereitschaft seiner 331 Einwohner unter dem Leitsatz »Zusammen können wir viel bewegen«.

Ein starkes »Wir« konstituiert sich insbesondere über umfassende alters- und generationenübergreifende Gemeinschaftsaktionen sowie die Pflege von Dorftraditionen. Über einen äußeren Rahmen wird die innere Zugehörigkeit zur Gemeinschaft nachweislich gestärkt. Die Gemeinschaftsaktivitäten reichen dabei vom Dorfputz, der Pflege von Gemeinschaftsgärten oder Streuobstwiesen über die Organisation und Teilnahme an Festen und Veranstaltungen bis hin zu gemeinschaftlichen Großprojekten. So haben bei dem Bau eines Jugend- und Gästehauses in Räbke über hundert Bürgerinnen und Bürger 6000 Arbeitsstunden geleistet und ehrenamtlich an der Verwirklichung des Bauprojektes mitgewirkt.

Dem im hügeligen Voralpenland gelegenen Gestratz ist die Umsetzung eines besonders innovativen Projekts gelungen: Ganz im Sinne eines engagierten, gemeinschaftlichen Denkens ist in dem kleinen Ort ein neuer Dorfladen entstanden, der den 1300 Einwohnern mehr als tausend Artikel des täglichen Bedarfs bietet. Regionale Back-, Wurst- und Fleischwaren sowie Käse bilden dabei einen Schwerpunkt. Um auch für Menschen mit geringem Einkommen Wohnraum zu schaffen, wurden in das Gebäude zugleich zwei großzügig geschnittene Sozialwohnungen integriert.

Die Grundlage für ein solch hohes Maß an bürgerschaftlichem Engagement bilden vielfältige Möglichkeiten der Beteiligung der Dorfbewohner an den Entscheidungsprozessen bei der Entwicklung von Ideen und der Umsetzung von Projekten und Aktionen. Die befragten Dörfer zeigen sich kreativ bei der Schaffung unterschiedlicher Möglichkeiten zur aktiven Partizipation an der Dorfentwicklung. Besonders gerne geschieht dies über sogenannte Dorfversammlungen und Gesprächskreise: So initiiert beispielsweise das im Saarland gelegene Oberesch in regelmäßigen Abständen unter dem Motto »Mitreden. Mitentscheiden. Mitgestalten.« Dorfgespräche für seine 331 Einwohner mit dem Ziel, die Lebensqualität im Dorf zu erhalten und zu verbessern. Jeder interessierte Oberescher hat hier die Chance, in ungezwungener Atmosphäre Anliegen und Ideen einzubringen und in einem gemeinschaftlichen Prozess Maßnahmen und Projektideen für das Dorf zu erarbeiten.

Auf Basis transparenter Entscheidungsgrundlagen wird so nebenbei die Entwicklung einer dörflichen Gesprächskultur gefördert, die flexibel auf aktuelle und zukünftige Herausforderungen für den ländlichen Raum reagieren kann.

Viele Dörfer haben gemeinschaftlich ein Dorfleitbild entwickelt, das die dorfeigenen Wertvorstellungen abbildet. So auch Räbke: Das Leitbild des niedersächsischen Dorfes orientiert sich an einer eigens formulierten Maxime zur gemeinsamen Zukunftsgestaltung und soll dazu beitragen, den Schwung der ehrenamtlichen Helfer zu erhalten: »Tradition bewahren, Vielfalt fördern, Andersartigkeit respektieren, Zukunft gestalten.«

Unabdingbar für den Erhalt einer guten Dorfgemeinschaft ist zudem die Einbindung der Jugend in das Dorfgeschehen. Eine kontinuierliche Nachwuchsarbeit für die ortsansässigen (Sport-)Vereine sowie die unkomplizierte Miteinbeziehung von Neubürgern in die Gemeinschaft sollte dabei im Mittelpunkt stehen.

In den vergangenen zehn Jahren sind 96 Neubürger in das saarländische Dorf Oberesch gezogen. Bei einer Gesamteinwohnerzahl von 330 hat sich mit dieser hohen Zuzugsrate die Bevölkerung des Ortes um circa ein Drittel vergrößert. Um eine erfolgreiche Integration der neu zugezogenen Bürger zu fördern, werden diese traditionell zum Neujahrscafé in das Dorfgemeinschaftshaus eingeladen. Dort haben sie die Gelegenheit, Kontakte zu knüpfen.

Himmighausen in Ostwestfalen vernetzt seine 448 Einwohner sowie die örtlichen Vereine gezielt durch Apps und eine Homepage. Damit auch die ältere Dorfgeneration ihre Unsicherheit im Umgang mit neuen Medien ablegt und die digitale Vernetzung nutzt, nimmt das Dorf an zwei Digitalisierungsprojekten für den ländlichen Raum teil. »Dorf.Zukunft. Digital« ist eines dieser Projekte. Insgesamt 30 von 124 Dörfern im Kreis Höxter, darunter Himmighausen, nehmen an diesem Projekt teil, das im September 2019 gestartet ist und bis August 2022 läuft. »Dorf.Zukunft.Digital« hat sich unter anderem zum Ziel gesetzt, digitale Kompetenzen der Dorfgemeinschaften zu stärken und die Digitalisierung für soziale Teilhabe nutzbar zu machen. Im Zuge des Projekts werden von der Himmighausener Dorfgemeinschaft unterschiedliche digitale Lösungen erprobt, die bewährte analoge Angebote ergänzen sollen, zum Beispiel ein digitaler Dorf-Hilferuf, der schnelle Nachbarschaftshilfe für alleinstehende Menschen ermöglicht, oder die Fürsorge-Plattform »Das sorgende Dorf«, die Rat, Tat und Unterstützung bei der Daseinsvorsorge und der Lebensbewältigung für diejenigen bieten soll, die Beistand benötigen. Das solidarische Miteinander innerhalb des Dorfes wird durch solche digital-sozialen Innovationen weiter vorangebracht, wovon die gesamte Dorfgemeinschaft profitiert.

Wie initiiert man eine funktionierende Dorfgemeinschaft, und, ist alles Gold, was glänzt?

Fragen an Siam Schoofs und Andreas Hagen, Dorfbürgermeister des Bundesgolddorfes 2019 Lückert mit nur 104 Einwohnern

Baumann: Zunächst herzlichen Glückwunsch zum Gold auf Bundesebene beim Dorfwettbewerb Unser Dorf hat Zukunft. Ein Riesenerfolg, wenn man bedenkt, dass 1900 Dörfer teilgenommen haben und nur acht Bundes-Gold gewonnen haben. Die Jury hat insbesondere die sehr aktive und muntere Dorfgemeinschaft in Lückert gelobt. Was ist eigentlich eine gute Dorfgemeinschaft?

Schoofs: Eine gute Dorfgemeinschaft zeichnet sich dadurch aus, dass Menschen ganz unterschiedlicher Natur zusammenleben, gemeinsam Projekte umsetzen und jeder sich einbringen kann, wie es seinen Fähigkeiten und Stärken entspricht. Wichtig ist, eine Vielzahl an Projekten zu ermöglichen und dabei alle Leute mit einzubinden.

Hagen: Für mich bedeutet eine gute Dorfgemeinschaft, immer füreinander da zu sein und sich gegenseitig zu unterstützen. Wenn jemand aus unserem Dorf zum Beispiel Probleme mit dem Auto hat, dann kommt der Heinz und hilft. Gerade die älteren Leute brauchen Hilfe, beispielsweise wenn Schnee liegt oder beim Einkaufen. Oder wenn man einen guten Rat braucht. Eine gute Dorfgemeinschaft zeigt sich auch, wenn man nur mal kurz durchs Dorf gehen will und erst nach ein paar Stunden wieder nach Hause kommt.

Schoofs: Ein passendes Merkmal für eine gute Dorfgemeinschaft ist aber auch eine gewisse Wachsamkeit, Aufmerksamkeit und Sensibilität gegenüber den Menschen, die in ihren Möglichkeiten eingeschränkt sind und einmal Hilfe benötigen.

Hagen: Ja genau, das Miteinander ist das A und O.

Baumann: Geschieht das von ganz alleine?

Schoofs: Nein, eine gute Dorfgemeinschaft braucht einen Antreiber, sozusagen einen Kümmerer, der die Sache in die Hand nimmt, sich verantwortlich fühlt und Aktivitäten initiiert. Es braucht eine demokratische Struktur, beispielsweise eine Satzung, ein Organigramm, in der sich die Gemeinschaft organisiert. Wichtige Entscheidungen müssen von allen gemeinschaftlich getroffen werden.

Hagen: Das Wichtigste ist dabei, dass jeder Dorfbewohner aktiv eingebunden wird! Das gelingt nicht immer, aber im Laufe der Projekte wird es zunehmend einfacher. Es darf dabei aber nicht zu einem Zwang kommen, sondern die Menschen müssen entsprechend ihren Potenzialen eingebunden werden, und das ganz freiwillig, ohne Zwang. Nein zu sagen gehört auch dazu. Gemeinsam zu feiern ist sehr wichtig und die beste Möglichkeit zur Kommunikation. Man sagt ja nicht umsonst: »Bei einem Bierchen kann man sich am besten verständigen!« Mit den unterschiedlichsten Charakteren lässt sich so gemeinsam Schönes erleben. Und es entstehen Möglichkeiten, über Themen zu reden, die sonst nicht vorkommen.

Schoofs: Positive emotionale Erlebnisse prägen und schaffen Bindung und sind wichtig für die Zukunft. Sie fördern die Identifikation mit dem Dorf. Aber es gehören immer auch kleinere Reibereien dazu. Ausschließlich Harmonie und Einigkeit ist nicht gut. Reibung gehört dazu, das bedeutet Entwicklung. Kontroverse Diskussionen schaffen eine Neuorientierung und Neusortierung in der jeweiligen Dorfentwicklung. Das hatten wir hier zum Beispiel bei der Diskussion, ob wir beim europäischen Dorfwettbewerb mitmachen wollen. Da ging es auf der Dorfversammlung ganz schön rund, das Dorf hatte sich gespalten, wir waren völlig uneins.

Baumann: Und wie hat sich das gelöst?

Hagen: Wir brauchten mehrere Dorfversammlungen. Danach haben wir alle noch gemütlich zusammengesessen. Der offene Streit gehört zu einer guten Dorfgemeinschaft dazu, beispielsweise in einer Dorfversammlung. Wenn wir das nicht hätten, dann hätten wir auch kein Dorfgemeinschaftshaus. Das war auch ein langer Prozess. Wichtig ist dabei, dass der Streit offen ist und man sich danach wieder verträgt.

Baumann: Wie wichtig ist das Dorfgemeinschaftshaus für die Dorfgemeinschaft?

Hagen: Das Dorfgemeinschaftshaus ist eine sehr wichtige zentrale Anlaufstelle für das Dorf, ein Ort der Begegnung. Ein Ort, der allen Dorfbewohnern gemeinsam gehört. Daraus entstehen ein Wir-Gefühl und die Motivation, dass alle mitanpacken, und das ist auch notwendig. Der Alte weiß, wie es geht, kommt aber nicht mehr aufs Dach – der Junge kommt aufs Dach, weiß aber nicht, wie es geht. Daraus entsteht eine funktionierende Dorfgemeinschaft aus Jung und Alt, die voneinander profitieren.

Baumann: Manche Dörfer berichten, dass in ihrem Dorf nichts los ist, von einer funktionierenden Dorfgemeinschaft kann keine Rede sein. Wie kann man eine gute Dorfgemein-schaft überhaupt entwickeln?

Hagen: Das Wichtigste sind Ehrlichkeit und der Wille zur Ge-meinschaft.

Schoofs: Wenn man eine Dorfgemeinschaft aufbauen will, muss man alle Dorfbewohner im Sinne der Partizipation mit-nehmen. Anfangs sollte es eine Ist-Stand-Erhebung geben, mit Fragebögen und/oder einem runden Tisch. Dabei sind zwei Dinge wichtig, erstens muss man herausfinden, welche Potenziale das Dorf hat. Welche Berufe, Hobbys oder Talente wohnen bei uns? Wir haben hier beispielsweise einen Soft-wareentwickler, der kümmert sich um die Webseite, um unser freies Dorf-WLAN oder das Dorf-Intranet. Damit verbunden müssen dann zweitens die konkreten Ziele und Projekte ge-meinsam benannt und beschlossen werden, die das Dorf er-reichen möchte. An diesen Aktivitäten müssen sich dann möglichst alle beteiligen können, ganz unabhängig vom Alter oder anderen Faktoren.

Hagen: Du hast im Dorf immer welche, die lieber im Back-ground arbeiten und welche die vorneweg gehen. Viele wollen gerne direkt und gezielt angesprochen werden, die warten da-rauf.

Baumann: Das heißt, jedes Dorf in Deutschland könnte eine gute Dorfgemeinschaft bilden?

Schoofs: Dazu braucht man eine Struktur, einen Leithammel und Menschen, die mitgenommen werden wollen. Grundsätz-lich ist überall das Potenzial vorhanden. Es liegt insbesondere an den koordinierenden Personen. Damit steht und fällt der

Erfolg. Man darf sich aber auch nicht entmutigen lassen, wenn es nicht klappt. Man muss auch keinen Verein gründen, um eine gute Dorfgemeinschaft zu schaffen.

Hagen: Die Menschen müssen eine Dorfgemeinschaft wollen. Es gibt viele Dörfer, die gute Gemeinschaften haben könnten, wenn sie einen sensiblen Koordinator hätten. Dann gibt es einige Leute, die diese Funktion gern übernehmen würden, sich aber nicht trauen. Dazu sage ich: einfach machen!

Schoofs: Wichtig sind dann aber auch Ruhephasen nach großen Projekten, weil diese für die Dorfgemeinschaft auch erschöpfend sind und Stress bedeuten. Jedes gelungene Projekt schweißt noch mehr zusammen, ist aber auch immer anstrengend.

Baumann: Welche Bedeutung hat die Landwirtschaft beziehungsweise der Landwirt für eine funktionierende Dorfgemeinschaft?

Hagen: Ein Dorf sollte froh sein, wenn es noch einen Landwirt hat. Das Dorf gewinnt eine Menge: um regionale Produkte wie Eier, Milch oder Fleisch einzukaufen oder für die Kinder, um Kühe zu beobachten. In letzter Zeit werde ich darauf immer häufiger angesprochen. Für ein Dorf ist es von Vorteil, wenn ein Landwirt da ist, der beim Aufbau vom Pfingstfest hilft oder mit dem Traktor kommt, wenn sich ein Auto festgefahren hat, wenn jemand einen Holzspalter ausleihen möchte oder eine Winde für den Bau. Ein Dorf profitiert davon ganz gewaltig! Ganz wichtig: Der Landwirt hat meistens Fläche, auf der Fußball gespielt oder die für Veranstaltungen genutzt werden kann. Umgekehrt ist aber für den Landwirt eine intakte Dorfgemeinschaft auch sehr wichtig, denn wenn es beispielsweise ans Ernten geht, bekommt er Unterstützung. Als Landwirt hast du schlechte Karten, wenn du Probleme mit den Nachbarn hast. Die stellen die Wege zu, es ist keiner da, der bei der Ernte mitarbeitet oder hilft, wenn die Kühe ausgebrochen sind.

Baumann: Welche Tipps habt ihr für Städter, die aufs Land ziehen möchten?

Schoofs: Das Dorfleben ist anders als das in der Stadt. Es ist nicht immer einfach, in bestehende Strukturen reinzukommen. Man muss Offenheit und Interesse fürs Landleben mitbringen. Der Städter sollte sich erst mal in Ruhe ein Bild von der Lage machen, nichts überstürzen, geduldig sein. Beide Seiten sollten vorurteilsfrei aufeinander zugehen, das betrifft Städter wie Dörfler. Dann wird man seinen Platz finden.

Hagen: Der beste Einstieg ins Dorf ist, wenn die Zugezogenen den ersten Schritt machen. Da gibt es viele Möglichkeiten: Einen Kuchen oder Getränke bei der Dorfversammlung oder anderen Aktionen beisteuern, Kurzvorstellung bei den Nachbarn und sich dort über das Dorf informieren und sich an den Aktivitäten des Dorfes beteiligen.

Schoofs: Aber auch das Dorf kann aktiv werden, gerade wenn man merkt, dass die Neuzugezogenen unsicher sind. Für den Dorfvorstand ist zu empfehlen, dass man ein kleines Willkommenspaket erstellt: ein kleiner Flyer mit allgemeinen Informationen über das Dorf, eine Kontaktliste mit den Ansprechpartnern, vielleicht noch ein kleines Geschenk, das reicht schon. Wir haben hier in Lückert beispielsweise eine DVD, inzwischen auch als USB-Stick, über das Dorf. Das ist nicht viel Arbeit, hat aber eine große Wirkung.

[1] Cacioppo JT, Hawkley LC. Perceived social isolation and cognition. Trends in cognitive sciences. 2009;13(10): 447–454.

[2] Slatcher RB (2010). Marital functioning and physical health: Implications for social and personality psychology: Marital functioning and health. Social and Personality Psychology Compass, 4: 455–469; Kiecolt-Glaser JK (2018). Marriage, divorce, and the immune system. American Psychologist, 73(9), 1098–1108.

[3] Uchino BN (2006) Social support and health: a review of physiological processes potentially underlying links to disease outcomes. Journal of behavioral medicine 29(4): 377–387.

[4] Kroll LE, Lampert T (2011) Unemployment, social support and health problems: results of the GEDA study in Germany, 2009. Deutsches Ärzteblatt Int 108(4): 47–52.

[5] Dickerson SS, Gable SL, et al. Social-evaluative threat and proinflammatory cytokine regulation: an experimental laboratory investigation. Psychol Sci. 2009 Oct;20(10): 1237–1244.

[6] DiNapoli EA, Wu B, Scogin F. Social isolation and cognitive function in Appalachian older adults. Res Aging. 2014;36(2):161–179; Nicholson NR. A review of social isolation: an important but underassessed condition in older adults. J Prim Prev. 2012; 33(2–3): 137–152; National Academics of Sciences Engineering and Medicine. Social isolation and loneliness in older adults: opportunities for the health care system. Washington, DC: The National Academic Press; 2020.

[7] Kroll LE, Lampert T (2011) Unemployment, social support and health problems: results of the GEDA study in Germany, 2009. Deutsches Ärzteblatt Int 108(4): 47–52.

[8] Loades et al.: Rapid Systematic Review: The Impact of Social Isolation and Loneliness on the Mental Health of Children and Adolescents in the Context of COVID-19. J Am Acad Child Adolesc Psychiatry. 2020 Nov;59(11): 1218–1239.

[9] Bei Wu. Social isolation and loneliness among older adults in the context of COVID-19: a global challenge. Glob Health Res Policy. 2020 Jun 5;5: 27.

[10] Ebd.

Kapitel 6: **Politische Feldwege**

Ministeriale Verantwortung, die Zukunft
ländlicher Regionen sichern

Politik wird häufig als etwas Großformatiges aufgefasst. Der
Kulturgeograf Florian Dünckmann beleuchtet das Dorf als
politischen Ort.

Das Dorf als einen politischen Ort zu thematisieren liegt nicht
auf der Hand und bedarf der Erklärung: Schon die Herkunft
des Wortes Politik von polis, dem Stadtstaat der griechischen
Antike, assoziiert politisches Handeln mit der Stadt, dem ide-
altypischen Steuerungszentrum und sozialen Kontaktraum.
Dagegen wird das Dorf in der gesellschaftlichen Vorstellung
eher als ein konfliktarmer, traditionsreicher und damit unpo-
litischer Ort wahrgenommen. Dementsprechend wurden die
Besonderheiten dörflicher Sozialstrukturen in der Forschung
zwar regelmäßig vor dem Hintergrund politischer Kategorien
interpretiert, [...] das Dorf selber wurde jedoch nur selten als
eine Ebene wahrgenommen, auf der politische Konfrontation
und Aushandlungsprozesse stattfinden.[1]

Da der ländliche Raum einer Reihe von Herausforderungen
gegenübersteht, die Veränderungsprozesse nötig machen, um
zukunftsfähig zu bleiben, ist an dieser Stelle intensives und
neues politisches Handeln und Eingreifen erforderlich. Die
Herausforderungen für die ländlichen Entwicklungen liegen
vornehmlich in folgenden Bereichen:[2]

- Infrastruktur und Versorgung;
- demografischer Wandel, Soziostruktur und -kultur;
- Agrarstrukturwandel und Multifunktionalität der Landwirtschaft;
- Freiraumschutz, Flächenverbrauch, Raumnutzungs- konflikten;
- Klima-, Natur- und Ressourcenschutz, Kulturland- schaftspflege;
- wirtschaftsräumlicher Dynamik.

Vor diesem Hintergrund sollten die politischen Bemühungen insgesamt dazu dienen, die Zukunft ländlicher Regionen zu sichern. Die politischen Anstrengungen sollten laut Grabski-Kieron, ehemalige AG-Leiterin Orts-, Regional- und Landes-entwicklung der Universität Münster, so ausgerichtet sein, dass sie »ein zweckmäßiges Niveau der Daseinsvorsorge ge-währleisten, angepasste zentralörtliche Funktionen aufrecht-erhalten, Zugänge zu Mobilität, Information und Wissen ermöglichen und gegebenenfalls durch Digitalisierung ver-bessern sowie eine nachhaltige Landnutzung gewährleisten, die auch das natürliche und kulturelle Erbe der ländlichen Kulturlandschaften berücksichtigt«.[3]

Dabei darf nicht übersehen werden, dass die Dörfer und ihre Regionen alle für sich individuell unterschiedlich sind. So bedarf es einer Raumklassifikation, die es ermöglicht, die Vielfalt und Unterschiedlichkeit zu berücksichtigen und be-darfsgerechte Lösungen zu finden. Grabski-Kieron führt aus:

» Politik für die ländlichen Räume baut auf diesem Grund-verständnis differenzierter regionaler Ausgangslagen und Entwicklungspfade auf. Sie ist weniger Sektorpolitik als viel-mehr ein politisches Handlungsfeld, in dem verschiedene raumwirksame Politiken zusammenwirken.[4]

Lange Zeit waren die peripheren Dörfer und Landschaften nicht im Fokus politischen Handelns, allein die Agrarpolitik im Speziellen findet auch auf der großen Bühne Beachtung. Aufgrund wachsender Problembereiche scheinen sich inzwischen die Bemühungen zu wandeln und stehen auf einer ausgeweiteten politischen Agenda. Und das sollte auch so sein. Denn je größer die Unterschiede zwischen Stadt und Land werden, desto mehr besteht die Gefahr, dass sich ländliche Regionen von der Politik vernachlässigt und vergessen fühlen. Mit dem Voranschreiten negativer Entwicklungen, zum Beispiel dem Haus-Leerstand, kann mehr und mehr das Gefühl des »Abgehängtseins« gegenüber anderen Regionen erwachsen, das einen Nährboden für Populismus, Politikverdrossenheit und Ressentiments bieten kann.[5] Daher sollte die Politik ein besonderes Augenmerk auf das Engagement zur Sicherung ländlicher Regionen legen. Vor dem Hintergrund der Vielfalt und Einzigartigkeit jeder Region sollte der Fokus auf jene Örtlichkeiten gelegt werden, die den größten strukturellen Bedarf aufweisen, damit sie zukunftsfähig bleiben.

Hierfür fordert das Bundesministerium für Ernährung und Landwirtschaft (BMEL) »ergänzende, unbürokratische und an der Lebenswelt der Menschen orientierte Förderkonzepte, die [...] gezielt vor Ort wirken und den Menschen deutlich machen, dass der Staat sie in ihrem Engagement unterstützt«.[6] Der *LandAtlas* des Thünen-Instituts soll dabei als Datenbasis dienen, um die lokalen Schwierigkeiten zu erkennen und auf deren Grundlage bedarfsgerechte Lösungen zu erarbeiten. Aufgrund des Föderalismus könne der Bund nur begrenzt tätig werden, weshalb es gemeinsame, landesweite Bemühungen geben müsse, die sich noch stärker als bislang um die spezifischen Anliegen kümmern und entsprechende Aktivitäten anstrengen. Demnach gelte es, »neue föderalismuskonforme Lösungsmodelle zu entwickeln«, so der Bundesminister.[7]

Das BMEL hat es sich zur Aufgabe gemacht, den Schwierigkeiten ländlicher Räume zu begegnen. Dabei wird das Ziel verfolgt, den ruralen Raum wieder zu stärken, das Stadt-Land-Gefälle zu verringern und damit für gleichwertige Lebensverhältnisse zu sorgen.[8]

Ein voluminöses Förderinstrument ist die »Gemeinschaftsaufgabe Verbesserung der Agrarstruktur und des Küstenschutzes« (GAK), wofür die Bundesregierung im Jahr 2019 insgesamt 900 Millionen Euro und davon 142 Millionen Euro für die ländliche Entwicklung aufwendete. Zusammen mit dem seit 2018 bestehenden Sonderrahmenplan zur weiteren »Förderung der ländlichen Entwicklung«, für den 2020 und in den Folgejahren 200 Millionen Euro vorgesehen sind, kommen für 2019 damit insgesamt etwa 470 Millionen Euro zusammen. Auf EU-Ebene ist der Europäische Landwirtschaftsfonds für die Entwicklung des ländlichen Raumes (ELER) das zentrale Förderinstrument.[9]

Inwieweit die Höhe der Fördergelder ausreichend ist, lässt sich an dieser Stelle schwer beantworten. Laut den Kommunen müssten nicht nur die Maßnahmen deutlich erweitert werden, sondern auch die Bewerbungsvorgänge niedrigschwelliger sein.[10]

Als Instrument wurde das Bundesprogramm Ländliche Entwicklung (BULE) entwickelt. Für die Umsetzung ist das Kompetenzzentrum Ländliche Entwicklung (KomLE) verantwortlich, das aus zwei Referaten mit jeweils unterschiedlichen thematischen Schwerpunkten besteht. Das KomLE organisiert die Maßnahmen sowie deren Entwicklung und steht dem BMEL in beratender Funktion bei der praktischen Ausgestaltung zur Seite. Zum BULE zählen neben der Ideenfindung auch Wettbewerbe, Förderungen von Modellregionen sowie Wissenstransfer und Forschungsförderung.[11] Zu den thematischen und inhaltlichen Schwerpunkten gehört neben sozialer Dorfentwicklung, Kultur auf dem Land, Mobilität und Digitalisierung auch die Stärkung der Ehrenamtsstrukturen. Die aus den Modellen gewonnenen Erkenntnisse und Ergebnisse gelten dabei als Basis für die Weiterentwicklung der Regelförderung aus der GAK.[12]

Im Jahr 2016 veröffentlichte die Bundesregierung den Stand aktueller Entwicklungen ländlicher Räume in Deutschland und ihre politischen Ziele in dem »Bericht der Bundesregierung zur Entwicklung der ländlichen Räume 2016«. Aufgezeigt wurden verschiedene Initiativen aus drei Handlungsfeldern.[13]
- Wohnen, Infrastruktur und Daseinsvorsorge;
- regionale Wirtschaft und Arbeit;
- Landnutzung, natürliche Ressourcen und Erholung.

In einer dazugehörigen Stellungnahme des Sachverständigenrats Ländliche Entwicklung (SRLE) beim BMEL wurden der Überblick und die Darlegung der politischen Ziele für die Entwicklung ländlicher Räume in dem Bericht zwar begrüßt, allerdings dürfe dieser nicht nur als Handlungsnachweis gelten, sondern müsse als Grundlage für konkrete politische Maßnahmen verstanden werden und formuliert dafür selbst Handlungsempfehlungen für die Bundespolitik.[14]

Ziele zur Förderung und Entwicklung des ländlichen Raums:[15]
- Daseinsvorsorge stärken;
- Wirtschaftskraft der Regionen verbessern;

- digitale Chancengleichheit;
- medizinische Versorgung sichern;
- Ortsentwicklung und Nahversorgung stärken;
- Bildungs-, Betreuungs- und Verkehrsinfrastruktur erhalten;
- Bürokratie reduzieren, staatliche Ebenen besser vernetzen, Verwaltung bürgernah sichern;
- gesellschaftlichen Zusammenhalt und bürgerliches Engagement stärken.

Allerdings wird bereits seit dem OECD-Bericht von 2007 – der die politischen Bemühungen für die ländlichen Räume betrachtete und Empfehlungen für die Politik aussprach – kritisiert, dass politische Maßnahmen zu stark auf Sektoren und die Agrarpolitik fokussiert seien. Also trotz formulierter Ziele und Kenntnis über die Problembereiche bemängeln Kritiker noch immer, dass ein Großteil der Fördermittel in Agrar-Direktsubventionen fließen würden und ein zu geringer Anteil in die Förderung der Entwicklung des ländlichen Raums. Und dabei sei das Problem, dass angesichts einer fehlenden regionalen problembezogenen Unterscheidung Regionen Förderungen zukommen würden, die es nicht zwingend nötig hätten. Es bedürfe insgesamt mehr integrativer Ansätze (zum Beispiel LEADER, siehe Projektideen vom Land) und eines gezielteren Ausbaus spezifischer Politik für den ruralen Raum unter der Formulierung von Leitbildern und Zielen. Es sei in jedem Fall dringend erforderlich, die Ausarbeitung ländlicher Politik weiterzuführen und ein adäquates Konzept zu entwickeln unter Beteiligung sämtlicher benötigter Akteure. Ansonsten bestünde die Gefahr einer Aufrechterhaltung der sektororientierten Agrarpolitik, bei der die Dörfer, ihre Bewohner und das Land auf der Strecke bleiben würden.[16]

Daher müsse politisches Engagement weg von der Agrarorientierung hin zu einer tatsächlichen Fokussierung auf die Entwicklung ländlicher Regionen gehen, für die wiederum verschiedene Voraussetzungen nötig sein werden (siehe folgende Aufstellung).

Erfordernisse zur Entwicklung ländlicher Räume

- Berücksichtigung der veränderten wirtschaftlichen und sozialen Bedingungen sowie gesamtstaatlich bedeutsamen Problemlagen;
- Verwirklichung der grundlegenden Entwicklungsbedingung aus Ökonomie, Sozialem und Ökologie;
- Potenziale und Leistungen des ländlichen Raums wirtschaftlich angemessen bewerten und dabei vor Ort erzielte Gewinne den Bewohnern ausreichend zugutekommen lassen;
- Ausgewogenheit von Bottom-up- und Top-down-Prozessen, Verwirklichung neuer Ideen, Bereitstellung notwendiger Ressourcen;
- Dauerhafte Mitwirkung und Einbezug der Zivilgesellschaft;
- Tragfähige Strukturen zur Versorgung des ländlichen Raums erhalten, schaffen und stärken;
- Ausbau interkommunaler Kooperationen und Zusammenarbeit;
- Überwindung von Stadt-Land-Dualismus und Stadt-Land-Konkurrenz;
- Anpassung des planungsrechtlichen Rahmens;
- Ressortübergreifende Förderung, die auf Stärkung der Akteure und der Initiativen vor Ort ausgerichtet ist.

Quelle: modifiziert nach Kurt, Hawel, Döll 2014, S. 11.

Man dürfe allerdings nicht vergessen, dass die Politik mit ihren Maßnahmen einen wichtigen Beitrag leisten könne, sie aber nur ein Teil der Entwicklung ländlicher Räume darstelle.

Die Bundeszentrale für politische Bildung (BpB) dazu:

> **"** Vielfach wichtiger für die Schaffung von Arbeitsplätzen und die wahrgenommene Lebensqualität sind oftmals andere Faktoren wie etwa der Ideenreichtum und die Kreativität einzelner Menschen oder die Entwicklungen auf den Märkten. Die Politik kann im Idealfall unterstützend eingreifen, um die bestmöglichen Rahmenbedingungen zu setzen und ländliche Räume gezielt zu entwickeln.[17]

Dorfentwicklung fördern, Projekte initiieren, Gesetze weiterentwickeln

Für die Entwicklung ländlicher Regionen spielen die Kommunen eine wichtige Rolle, allerdings ist deren Handlungsspielraum begrenzt. Die Kommunen sind ins politische System als die »dritte Ebene« eingebettet, das heißt, sie sind der Europäischen Union, dem Bund und den Ländern unterstellt, die mit Zielvorgaben den Rahmen abstecken und Fördermittel bestimmen. Wenngleich viele kommunale Aufgabenbereiche bestehen, basieren diese selten auf eigenem Ermessen. Eher gleichen sie Pflichtaufgaben, die durch die Regularien höherer politischer Ebenen bestimmt sind und die Gestaltungsoptionen damit stark einschränken. Angesichts der vielfältigen Herausforderungen ländlicher Regionen scheint diese Ordnung unangemessen zu sein, wenn man bedenkt, dass sich ländliche Entwicklung immer »vor Ort« auf der kommunalen Ebene vollzieht.[18] Und dabei sind die Kommunen Dreh- und Angelpunkt für Bürgeranliegen und lokale Gegebenheiten genau wie bei Maßnahmenentscheidungen und -umsetzungen in den Bereichen Verkehr, Siedlungsentwicklung oder soziale Dienstleistungen.

Die BpB bringt das Dilemma auf den Punkt:

 " Trotz formaler Allzuständigkeit in örtlichen Angelegenheiten ist der kommunale Handlungsspielraum vielfach
eingeschränkt. So mindert zum Beispiel das EU-Wettbe-
werbsrecht die Möglichkeiten, privatwirtschaftliche Unternehmen sowie Anbieter der Daseinsvorsorge zu unterstützen. Oftmals betrifft dies auch öffentliche Unternehmen
oder gemeinnützige Vereine ohne Gewinnabsicht. Ein
weiteres Beispiel sind die bildungspolitischen Vorgaben
der Länder, die den rechtlichen Rahmen für Strategien
zur Fachkräftesicherung sowie für die Sicherung eines gut
erreichbaren Schulangebotes bilden. Zudem können die
Kommunen nur in begrenztem Maße über ihre Einnahmen
und Ausgaben bestimmen.[19]

Zwar können Fördermaßnahmen für Entwicklungen bean-
tragt werden, die aber zweierlei Notwendigkeiten vorausset-
zen: auf der einen Seite eine gut besetzte und ausgestattete
Verwaltung und auf der anderen Seite die Einbringung eigener Zuschüsse. Beides ist vor allem für strukturschwächere
Regionen schwer zu leisten, was wiederum die ohnehin bestehenden Probleme verstärken beziehungsweise vergrößern
kann. Das bedeutet, dass finanz- und strukturstarke Kommunen einen größeren Handlungsspielraum aufgrund besserer
Mittel haben und die Entwicklung über die Pflichtaufgaben
hinaus in höherem Maße beeinflussen können.[20]

Der Humangeograf Gerhard Henkel spricht in einem Interview
diesbezüglich von einer »Geringschätzung der Kommunalpolitik«, denn die auferlegte eingeschränkte Handlungsfreiheit
führe nicht nur zu einer erschwerten kommunalpolitischen
Arbeit, sondern beeinflusse auch das Image der Kommunal-

politik in negativer Weise. Die Geringschätzung durch die höheren politischen Ebenen wirke sich dabei gleichermaßen auf die Bürger aus, die folglich nicht mehr dazu bereit seien, eine kommunalpolitische Position zu besetzen.[21] Dabei sinkt nicht nur das Engagement der Dorfbewohner, sondern auch das Vertrauen in die oberen politischen Instanzen, sodass sich Gefühle der Abwertung, Vernachlässigung und Resignation breitmachen. Die nahezu ohnmachtsgleichen Gefühle verstärken die Abwendung von politischem und dem demokratisch geprägten Denken, das auf einen Zuwachs der Nicht- oder Protestwähler und Wutbürger hinausläuft.[22]

Die aktuellen Gegebenheiten seien Anlass genug, ein lange überfälliges Umdenken der überlegenen politischen Ebenen anzuregen, und zwar weg von der Auferlegung von Programmen »top-down«, hin zu einer Stärkung und Wiederbelebung der demokratischen Basis auf der »dritten Ebene«, die durch Gebietsreformen beschädigt wurde.[23] Ob Heimatministerien als Zeichen der Zuwendung und Aufmerksamkeit durch den Bund und die Länder ausreichen, stellt Henkel in Frage. Für eine Veränderung müssten der Kommunalpolitik mehr Befugnisse und Entscheidungsfreiheit zugeschrieben werden, wodurch nicht nur ihr Image wieder verbessert würde, sondern auch die Bürger wieder mit an Bord wären.[24] Henkels Appell:

>> Wenn es dem Staat wirklich ernst damit ist, die demokratische Basis des Volkes auf dem Lande wiederherzustellen, ist auf Bund- und Länderebene ein wirkliches Umdenken vonnöten: Gebt der – durch zentralistische »Reformen« – entmachteten Mehrheit der deutschen Dörfer und Kleinstädte ihre Autonomie mit Bürgermeister*in und Gemeinderat und damit ihre eigentliche lokale Kraft zurück! In jedem Dorf

sollte das demokratische Denken, Fühlen und Handeln für den Ort wieder möglich und eine kommunale Instanz mit Befugnis vorhanden sein. Jedes Dorf wird dann wieder seinen wichtigen Beitrag im Staatsaufbau leisten, wenn man dies zulässt.[25]

Wie eine Kommune ihre Dörfer unterstützt – am Beispiel der Stadt Hennef (Sieg)

Um erfolgreich Dorfentwicklung zu betreiben, ist die gute Anbindung des Dorfes an die zuständige Kommune von zentraler Bedeutung. Auf diese Weise können wichtige Informationen etwa zu neuen Gesetzen, ausgeschriebenen Projekten, Veranstaltungen, neuen Projektideen oder Fördergeldern ausgetauscht werden. Zu empfehlen ist dabei, dass ein Dorf einen geschickten und zuverlässigen Stellvertreter bestimmt, der die Kommunikation mit den verantwortlichen Personen der Kommune pflegt. Mit den Jahren entsteht auf diese Weise eine unkomplizierte und fruchtbare Verbindung, die für das Dorf wie auch für die Kommune gewinnbringend ist.

»Förderung des Landlebens durch die Stadt Hennef« – Gastbeitrag von Ursula Muranko, Dorfkoordinatorin der Stadt Hennef, und Dominique Müller-Grote, Leiter des Amtes für Kultur, Sport und Öffentlichkeitsarbeit der Stadt Hennef (Sieg):

Hennef ist seit 1981 offiziell eine Stadt. Rund die Hälfte der fast 50 000 Menschen zählenden Kommune lebt geballt im Zentrum, die andere Hälfte verstreut übers Land in den sprichwörtlichen »100 Dörfern«. Hennef wächst seit Jahren. Einerseits ziehen Menschen in das Stadtzentrum, zum

Beispiel um die direkte Anbindung an den Bahnhof oder die Autobahn zu haben. Andererseits ziehen Menschen aufs Dorf, um die unschlagbaren Vorteile des Landlebens zu genießen.

Von 2011 bis 2013 hat die Stadt Hennef mit breiter Beteiligung der Bürger*innen über Leitbilder für die Stadt diskutiert. Bemerkenswert war, dass dabei die Aspekte Land und Dorf im Zentrum der Betrachtung standen. Politik und Stadtverwaltung haben damals als Leitziel definiert: »Hennef ist sich seines Charakters als einer Stadt im ländlichen Raum, als einer Stadt, in der die beiden prägenden Elemente der Urbanität einerseits und der dörflichen Strukturen in enger und fruchtbarer Wechselwirkung stehen, bewusst und ist bestrebt, diesen Charakter zu erhalten, für die Zukunft zu stärken und für die nachfolgenden Generationen zu sichern.«

Aus diesem Leitziel haben sich drei Themenfelder ergeben: »Stadt im ländlichen Raum«, »prägende Urbanität« und »prägende dörfliche Strukturen«. Damit waren Weichen gestellt. Im Bereich prägende dörfliche Strukturen standen die Themen Tradition, soziales Leben, Gemeinschaft, Vereinsleben und dörfliche Kultur im Vordergrund. Folgende Ziele wurden definiert:
- Stärkung der Dörfer und der Dorfgemeinschaften
- Stärkung des Miteinanders der Generationen
- Stärkung der Vereine als integrative soziale Kraft
- Förderung von Familien und Kindern

Für die »Stärkung der Dörfer und der Dorfgemeinschaften« hat eine Arbeitsgruppe aus Interessierten folgenden Kernsatz definiert: »Die Hennefer Dörfer werden in ihrem für Hennef, die Landschaft und die Menschen prägenden Charakter gefördert und weiterentwickelt.« Die Gruppe hat dann fünf Ziele festgelegt:

- **Stärken der Dorfgemeinschaft:** die prägenden Dorf-gemeinschaften, das generationenübergreifende Gemeinschaftsleben und die Integrationsfähigkeit dörflicher Gemeinschaften stärken.
- **Lebensfähigkeit der Dörfer:** die Lebensfähigkeit der Dörfer und die Vielfalt des dörflichen Lebens erhalten.
- **Schnelle Datenleitungen:** die Anbindung aller Dörfer an schnelle Datenverbindungen und die modernste Telekommunikations-Infrastruktur gewährleisten, um einerseits den Lebenswert der Dörfer auch im Kommunikationszeitalter zu erhalten, andererseits die besten Voraussetzungen dafür zu schaffen, dass Menschen von zu Hause aus arbeiten können.
- **Bausubstanz erhalten:** alte Bausubstanz und die historischen Gebäude in Dörfern erhalten.
- **Dorfkoordinator*in:** in der Stadtverwaltung eine*n Ansprechpartner*in für die Dörfer etablieren, die*der Netzwerke aufbaut, Vereine berät und als Schnittstelle zwischen Ämtern und Dörfern informiert, berät, vermittelt und Kontakte herstellt.

Allen Zielen gemeinsam ist, dass Maßnahmen aus dem Zielkatalog nur in einem engen Austausch mit der Stadtverwaltung erfolgreich sein können. Die Vielfältigkeit der Anliegen bedarf daher einer Anlaufstelle, quasi einer Lotsenfunktion für die unterschiedlichsten Themen der Stadtverwaltung. Umso wichtiger war daher die Etablierung einer Dorfkoordination. Das ist 2014 geschehen und war wahrscheinlich eine der wichtigsten Fördermaßnahmen, die die Stadt im Bereich Dörfer geleistet hat. Aufgabe der Dorfkoordinatorin ist zum einen, Bindeglied zur Arbeitsgemeinschaft der Heimatvereine in der

Stadt Hennef (Sieg) e.V., dem Zusammenschluss von 30 Heimat- und Bürgervereinen im Stadtgebiet zu sein, zum anderen Förderprogramme auf ihre Umsetzbarkeit in den Dörfern zu sichten oder sich in vielfältigen Aktivitäten von Projekten wie »Mitten im Leben« des mittlerweile aufgelösten Vereins kivi e.V. in den Ortsteilen Dambroich und Happerschoß einzubringen mit dem Ziel der Etablierung einer multifunktionalen Nahversorgung.

Mit der Gründung der Dorfquelle e.V. ist es engagierten Bürger*innen in Happerschoß gelungen, durch die Etablierung eines Hofmarktes erste Schritte eines DORV-Konzepts umzusetzen (DORV: Dienstleistung und ortsnahe Rundum-Versorgung).

Die Begleitung von überregionalen Prozessen wie dem Wettbewerb »Unser Dorf hat Zukunft« sowie auch die Einbringung von Fragestellungen rund um die Dörfer auf Landesebene bei der »Entwicklung einer Engagementstrategie für das Land NRW« gehören zum Aufgabengebiet bei dem Ziel, die Gleichwertigkeit der Lebensverhältnisse aller Generationen in den Dörfern zu erhalten und auszubauen.

Ein anderes Ziel, das sich an dieser Stelle besonders zu erwähnen lohnt, ist es, schnelle Datenleitungen in die Dörfer zu bringen. Wenn man berücksichtigt, dass die Stadt Hennef eine Größe von 105 Quadratkilometern hat, aus 100 Dörfern besteht und eine anspruchsvolle Topografie hat, ist die Stadt hier sehr weit: Bereits 95 Prozent der Haushalte verfügen (Stand März 2021) über eine Geschwindigkeit von 30 Mbit/s, 99 Prozent über mindestens 6 Mbit/s. Viele Haushalte können in der näheren Umgebung der Verteilerkästen bereits bei bis zu 250 Mbit/s Downloadgeschwindigkeit surfen. 2008 sah das noch ganz anders aus, damals waren noch 49 Prozent der Haushalte ohne DSL und gingen mit höchstens einem Mbit/s ins Netz. Dennoch besteht besonders in einigen ländlichen Bereichen des Stadtgebietes auch heute noch Nachholbedarf. Ziel ist es, diese Lücken weiter zu schließen und darüber hinaus Maßnahmen anzustoßen, die dazu beitragen, dass alle Bürger*innen auch in Dörfern einen glasfasergebundenen Breitbandanschluss erhalten können. Entsprechende geförderte Projekte werden 2021 und 2022 umgesetzt.

Auch in anderen Bereichen der Stadtverwaltung sind die Dörfer im Blick, so natürlich auch im Kulturamt, das Gelder zur Förderung alter Traditionen und von Veranstaltungen bereitstellt. Außerdem ist eine Mitarbeiterin des Kulturamtes qua Amt Geschäftsführerin der Arbeitsgemeinschaft der Heimatvereine.

Und auch im Jugendamt gibt es kräftig Unterstützung für das Leben auf dem Land: »Jugend weit draußen« heißt das Projekt, kurz »JWD«. Das zweiköpfige JWD-Team hat eine Art Spielmobil in Form eines Kleinbusses voller Material für Kinder und Jugendliche aufgebaut, fährt damit zu festen Zeiten von Dorf zu Dorf und bietet Spiel und Spaß für Kinder vor Ort. Aktuelle Infos werden via Instagram geteilt.

Kurz: Das Leben auf dem Land ist bei der Stadtverwaltung auf allen Ebenen im Blick. Künftig sogar noch mehr. Denn aktuell plant die Stadt die Einstellung einer Ehrenamtskoordination, die der Förderung der Dörfer sicher einen zusätzlichen Schub verleiht.

Die Dörfer müssen mit- und ernst genommen werden – Projektideen vom Land

Wie wir bereits bei der politischen Betrachtung notieren konnten, ist zum Erhalt und zur Entwicklung ländlicher Regionen und Dörfer das Engagement der Bürger sowie deren Wissen um die bestehenden Herausforderungen zur Entwicklung von innovativen und kreativen Ideen ein wichtiger Bestandteil. Die Bewohner und Bürger machen mit ihrem Engagement das Herzstück von Dörfern aus und sichern wesentlich deren Überleben. Aber wie wir alle wissen, reichen guter Wille und kreative Ideen allein oftmals nicht aus, um etwas zu bewegen. Es braucht dazu ausreichend finanzielle Mittel und Förderungen, mit denen die demokratische Kultur und das Engagement des ländlichen Raums gestärkt werden können. So sollten die Dörfer und ihre Bewohner mit allen Mitteln befähigt und unterstützt werden, um Abwanderung, Überalterung, Einbußen sozialer und kultureller Entwicklungen sowie den Verlust von Naturlandschaften abzuwenden.

Eine seit den 1990er-Jahren bestehende integrative Förderung der Europäischen Union ist der LEADER-Ansatz (Abkürzung für Liaison entre actions de développement de l'économie rurale, zu Deutsch: Verbindung zwischen Aktionen zur Entwicklung der ländlichen Wirtschaft), der Projekte in ländlichen Gebieten unterstützt. In der derzeitigen Förderperiode sind 321 LEADER-Regionen vorhanden, also abgegrenzte ländliche Gebiete, in denen eine lokale Strategie mit festgelegten Handlungsfeldern und Zielen zur Entwicklung definiert wird. Die Strategie dient als Basis für die zu fördernden Projekte, ausgewählt von der jeweiligen LEADER-Aktionsgruppe (LAG), bestehend aus Bürgern, Interessenvertretern der örtlichen Wirtschafts- und Sozialpartner sowie politischen Vertretern der Region. Verfolgt wird ein Bottom-up-Ansatz (von unten nach oben), bei dem die Akteure über die Lokale Integrierte Ländliche Entwicklungsstrategie (LILE) ihrer Region entscheiden und Projekte nach objektiven Kriterien auswählen. Thematische Schwerpunkte der Projekte können von wirtschaftlichem, sozialem, kulturellem und touristischem Charakter sein.

Da die derzeitige Förderperiode (2014 bis 2020) bald endet, werden die Regionen von den jeweiligen Bundesländern wohl noch 2021 aufgerufen, sich für die nächste Zeitspanne zu bewerben, die 2022 oder 2023 starten soll. Anders als bisher soll es keine Unter- und Obergrenze der Einwohnerzahlen der Regionen geben, die LEADER-Regionen bislang einschränkten. Außerdem wird es keine thematische Einschränkung der Projekte geben, wenngleich erwartet wird, dass Klimawandel und Umwelt einen besonderen Schwerpunkt bilden werden.[26]

Seit dem Bestehen der LEADER-Förderung wurden bereits viele Projekte[27] umgesetzt, die in diesem Buch nicht alle vorgestellt werden können. Ich habe mir jedoch zwei Beispiele herausgepickt, die deutlich machen, welchen Einfluss die Veränderungen auf das Leben im Dorf haben können und wie wichtig es ist, solche Initiativen zu ermöglichen.

In der LEADER-Region Lachte-Lutter-Lüß, Gemeinde Eldingen in Niedersachsen, wurde eine ehemalige Gaststätte in das Sozioökonomische Zentrum Eldingen (SÖZ) umfunktioniert. Anlass, das Projekt zu initiieren, waren neben der demografischen Entwicklung fehlende innerörtliche Versorgungsstrukturen, schlechte Gebäudestrukturen, keine zentralen Anlaufstellen oder Versammlungsmöglichkeiten für ortsansässige Vereine, keine Gastronomie und keine Betreuungsangebote für Kinder und Jugendliche. Das SÖZ liegt in der Dorfmitte, ist barrierefrei und verfügt heute über Gemeinschaftspraxis, Dorfgemeinschaftssaal, Jugendzentrum, Friseursalon, Bankautomat und ein Bistro. Mit dem Projekt hat die Gemeinde in einem gemeinsamen Prozess den Ortskern wiederbelebt, die Infrastruktur verbessert und das Dorf attraktiver gemacht. Mit dem Angebot an Dienstleistungs- und Gemeinschaftseinrichtungen wird die Gemeinde auch als Wohnort wieder interessanter, etwa für die Einwohner der umliegenden Städte wie Celle und Hannover. Gleichzeitig beinhaltet das Projekt Vorteile für Jung und Alt: Während für die Jungen ein Anreiz geschaffen wird, irgendwann wieder in das Dorf zurückzuziehen, werden Ältere dazu bewogen zu bleiben. Ein dafür entscheidender Faktor ist sicherlich die Gewährleistung einer wohnortnahen ärztlichen Versorgung. Inzwischen hat sich auch ein Zahnarzt in der Nähe des SÖZ niedergelassen.[28]

Auch die für Dörfer charakteristische Dorfgemeinschaft wurde gefördert und zeitigt Erfolge:

Durch den umfangreichen Beteiligungsprozess ist ein Wir-Gefühl in der Gemeinde entstanden, das seinesgleichen sucht. Das SÖZ ist »unser SÖZ« und wird von allen Bürgern mit Leben erfüllt. Bei Alt und Jung wurden das Gemeinschaftsgefühl und die Identifikation mit dem Wohnort deutlich gesteigert. Eldingen wird heute wieder als liebens- und lebenswerter Ort mit hoher Lebensqualität und langfristigen Perspektiven für alle Altersgruppen gesehen.[29]

Dass das Projekt nachhaltig ist und der Bürgerverein stetig daran weiterarbeitet, berichtet die *Cellesche Zeitung*. Zurzeit geht es in Eldingen darum, dass auch das Umfeld des SÖZ schöner und besser zugänglich wird. In Planung sind neue Fußwege und Sitzmöglichkeiten rund um das belebte Zentrum.[30]

Ein weiteres Beispiel ist das vom Umweltbundesamt geförderte und vom Ökodorf-Netzwerk GEN (Global Ecovillage Network) durchgeführte Modellprojekt »Leben in zukunftsfähigen Dörfern«. Ziel der Studie war es, die gewonnenen Erkenntnisse auch für nicht-teilnehmende Dörfer in ähnlichen Ausgangslagen als methodisches Orientierungskonzept übertragbar zu machen. An der Studie selbst nahmen fünf deutsche Ökodörfer teil, die jeweils eine partnerschaftliche Kooperation mit einem Dorf, das vor den bekannten Herausforderungen (etwa Abwanderung, Überalterung) steht, eingingen. Dabei wurde der Frage nachgespürt, wie das ganzheitlich orientierte Nachhaltigkeitsverständnis der Ökodörfer, das soziale, kulturelle, ökologische und ökonomische Dimensionen umfasst, auf die betroffenen Dörfer adaptiert werden kann. Gemeinsam mit den lokalen Akteuren und regionalen Partnern wurden in einem Dorf-Nachhaltigkeitsplan konkrete Ideen für Projekte in den vier Dimensionen der Nachhaltigkeit entwickelt. Im Ergebnis konnten auf dieser Basis eine Reihe von Ideen direkt vor Ort in die Tat umgesetzt werden, wie Aufbau der Arbeitsgemeinschaft »Nachhaltiges Ziegenhagen«, Wiederbelebung einer Streuobstwiese, der Bau einer Mitfahrbank oder die Erweiterung eines Regionalladens.[31] In der Projektstudie des Umweltbundesamtes heißt es:

Als wesentlicher Faktor des Gelingens stellte sich auf lokaler Ebene heraus, die spezifische Ausgangslage des Dorfes auf ihre pozentiellen »Transformationsfenster« zu untersuchen. Dazu gehören die Veränderungsbereitschaft der politischen Akteure, die Anerkennung der Legitimität der Dorfaktiven, der Zusammenhalt der Dorfgemeinschaft und ihre nachhaltige Orientierung. Die Wirkungsebenen der Akteur*innen des Wandels wurden auf der Transformations-, Beziehungs-, Prozess- und Machtebene ermittelt. Als Faktoren des Gelingens hinsichtlich der übergeordneten Rahmenbedingungen der Projektstruktur erwiesen sich unter anderem folgende als zentral: die Instrumente der Dorfentwicklung partizipativ entwickeln, Verantwortung teilen, Kommunikation auf Augenhöhe begünstigen sowie eine flexible, prozessorientierte und auf Kontinuität ausgerichtete Dorfentwicklung gewährleisten.[32]

Die im Projekt gesammelten Erfahrungen wurden im Rahmen eines Workshops in fünf Thesen beziehungsweise Kernfragen zusammengefasst, die für eine nachhaltige Dorf- und Regionalentwicklung von Bedeutung sind.

- Bewusstsein schärfen für nachhaltige Dorfentwicklung: Welche Argumente und Botschaften haben Dorfbewohner für eine nachhaltige Dorfentwicklung?
- Dorfbewohner stärken und mitnehmen: Wie lassen sich nachhaltige (Dorf-)Innovationen in Dörfern in einen größeren Maßstab transferieren?
- Nachhaltiges Dorfleben im Alltag: Was braucht es, um die Attraktivität des Dorflebens zu fördern und mehr nachhaltige Räume zu gestalten?
- Die Zukunft gemeinschaftlichen Handelns im Dorf: Was haben bisherige Förderprogramme für eine nachhaltige Dorf- und Regionalentwicklung unterstützt und was fehlt noch? Was schaffen Dörfer aus eigener Kraft?
- Netzwerke bilden und nutzen: Für eine größere gesellschaftspolitische Wirksamkeit braucht es den Schulterschluss der vielen nachhaltigkeitsorientierten Initiativen: Mögliche Partnerschaften und Ressourcen.

Quelle: nach Gen Deutschland o. J.; Veciana, Strünke 2018, S. 29.

Für eine nachhaltige Dorfentwicklung sei dauerhaftes gemeinschaftliches Handeln die Grundlage. So wird eine starke

Vernetzung der Akteure des Projekts mit anderen Organisationen und Projekten über alles gestellt.[33]

Auf Grundlage der abgeschlossenen Projektphase I wurden in der noch laufenden zweiten Projektphase bis 2021 folgende Schwerpunkte gesetzt:[34]

- Bestehende Dörfer werden in nachhaltige »Öko-Dörfer« umgewandelt. Gleichzeitig werden langfristig erfolgreiche Strukturen für einen umfassenden Wandel aufgebaut und unterstützt. Der Fokus liegt dabei auf der wiederbelebten Förderung der Selbstorganisation der gewachsenen Dörfer – also die Bedingungen für eine gelingende Kooperation zwischen den Bürger*innen, Politik und Verwaltung zu erkennen.
- Die Vernetzung mit anderen Organisationen und Initiativen zur Förderung einer ländlichen, nachhaltigen Entwicklung, für Austausch, gemeinsames Lernen und möglicherweise konkrete Kooperationsprojekte.
- Die Konzeption und Einführung der Internetplattform »Lernorte für morGEN. Gemeinschaft. Erfahrung. Nachhaltigkeit«. Die Bildungsformate aus »Dörfern des Wandels« werden einer breiten Öffentlichkeit angeboten.

Wie die Beispiele gezeigt haben, gibt es noch undenkbar viele weitere tolle Initiativen und Bemühungen, um die Dörfer zu retten. Allen liegt die Tatsache zugrunde, dass die besten Erfolge gemeinsam erzielt werden, weshalb es starke Vernetzungen und Kooperationen aller relevanten Akteure braucht. Wenn alle zusammen anpacken, Bürger und Politik, dann haben die Dörfer wieder eine Zukunft, die wir ihnen so gerne geben wollen.

Die Rolle der Heimatvereine – jetzt und in Zukunft

Etwa 600 000 Vereine gibt es in Deutschland – jedoch hat sich das Vereinsleben verändert. Als aktueller Präsident des Mehrspartenvereins SC Uckerath 1922 e.V. spüre ich am eigenen Leibe, wie zunehmend schwerer es ist, junge Menschen für den Verein in ehrenamtlicher Tätigkeit zu gewinnen. Auf dem Land stagnieren die Vereinszahlen, in bestimmten Regionen sinken diese sogar, während sie in der Stadt zunehmen, wie eine Studie des ZiviZ-Verbands (Zivilgesellschaft in Zahlen) aufzeigt. Ich beobachte mit großer Sorge, dass in manchen ländlichen Regionen Vereine verschwinden, die wichtige soziale, gesellschaftliche Funktionen für das Gemeinwohl haben – insbesondere dort, wo ältere Menschen leben und kaum Freizeitangebote existieren. Früher stand das gesellige Vereinsleben als Hauptmotivation im Vordergrund, um einem Verein beizutreten. Heute bedienen Vereine eher ein spezifisches Ziel, beispielsweise den Erhalt einer Naturschutzfläche oder eines Denkmals.

Obwohl uns das Vereinsleben auf dem Lande besorgt, es gibt sie weiterhin in fast jeder Region, in fast jedem Ort – die Heimatvereine. Im 19. Jahrhundert aus der Heimatbewegung und den Geschichtsvereinen hervorgegangen, verfolgen sie das Ziel, Traditionen, Gepflogenheiten und Kulturen in der regionalen begrenzten Heimat zu erhalten und zu fördern. Zu den Heimatvereinen zählen inzwischen auch Bürgerbewegungen, Dorfgemeinschaften und Interessenverbände.

Über die wichtige Rolle der Heimatvereine auf dem Lande habe ich mit Silvia Binot, Vorsitzende des Heimatvereins Eichholz e.V., und mit Walter Keuenhof, 1. Sprecher der Arbeitsgemeinschaft der Heimatvereine der Stadt Hennef (Sieg) e.V., gesprochen.

Baumann: Was war die ursprüngliche Aufgabe der Heimatvereine?

Keuenhof: Wir haben ganz unterschiedliche Strukturen von Heimatvereinen, die sich verschiedene Aufgaben setzen. In der Regel handelt es sich dabei um lokale Angelegenheiten. Dazu zählen Heimatvereine, Bürgervereine, Bürger- oder Interessengemeinschaften. Während Heimatvereine die Strukturen der eigenen Heimat erhalten und fördern wollten, bilden sich Interessengemeinschaften in der Regel aufgrund eines Problems, gegen das sie sich organisieren. Ganz unabhängig vom individuellen Zweck dieser Organisationen, eines verbindet sie alle: die soziale Gemeinschaft. Dabei werden Kinder und Senioren gleichermaßen eingebunden. Auch ist es so, dass die Heimatvereine und Bürgervereine ein Korrektiv sind, das auf Missstände hinweist und konstruktiv mitarbeitet.

Baumann: Ist eigentlich das Thema Gesundheit eine zentrale Aufgabe eines Heimatvereins?

Keuenhof: Gesundheit bedeutet weit mehr als regelmäßige Bewegung und ausgewogene Ernährung. Gesundheit bedeutet auch, für andere Menschen da zu sein, wenn sie Unterstützung oder Hilfe benötigen. Es fördert die Gesundheit, wenn wir selber Freude empfinden, für andere zu arbeiten, und damit wiederum Freude zu bereiten. Es geht hier also insbesondere um die soziale Gesundheit, die wir auf dem Lande ganz hervorragend fördern können durch die Kultur des Miteinanders und des gegenseitigen Helfens. Eine weitere wichtige Aufgabe der Heimatvereine im gesundheitlichen Sinne ist die Förderung des Landschafts- und Naturschutzes, zum Beispiel durch das Anlegen von Streuobst- oder Blühwiesen.

Baumann: Welche Rolle kann das Thema Gesundheit zukünftig in den Heimatvereinen spielen?

Keuenhof: Die Heimat- und Bürgervereine haben nur begrenzte Entfaltungs- und Entwicklungsmöglichkeiten, da es beispielsweise in unserer Region keine übergeordneten Dachverbände gibt, so wie wir das aus dem Sport kennen. Auf diese Weise könnten einheitlich Probleme angegangen werden, wie Steuer, Versicherung, Satzung, Datenschutz. Da kommen wir in den lokal organisierten Heimatvereinen schnell an unsere Grenzen. Das betrifft auch das Thema Gesundheit, das wir vertiefter berücksichtigen könnten, wenn es ebendiese funktionierenden Strukturen geben würde. Um aber Gesundheitsthemen voranzubringen, arbeiten wir mit der Stadt Hennef sehr gut zusammen, bei der vor einiger Zeit die Stelle einer Dorfkoordinatorin installiert wurde. So eine Instanz ist für Heimat- und Bürgervereine sehr hilfreich.

Binot: Ich kann dem hier nur zustimmen. Als Anfang der 1990er-Jahre unser Heimatverein Eichholz e.V. gegründet wurde, da wurde von Anfang an die Gemeinschaft gelebt, die Geselligkeit stand im Vordergrund – das war das Vereinsleben. Weitere Themen und Projekte, also die über die soziale Gemeinschaft hinausgehen, waren noch überhaupt nicht klar. Gesundheit war ebenfalls kein zentrales Thema.

Baumann: Welche Aufgaben hatten die Heimatvereine während der Corona-Krise?

Binot: Es ging uns insbesondere darum, die Kontakte zu den älteren Landbewohnern aufrechtzuerhalten, die unter der Isolation sehr leiden. Tradition in unserem Heimatverein ist, dass wir den Geburtstagskindern jenseits des 70. Lebensjahres einen persönlichen Besuch abstatten. Während der Corona-Krise bekam dieser Besuch eine noch viel höhere Bedeutung. Die Besuche waren viel emotionaler als sonst in den Jahren davor.

Baumann: Welche besondere Begegnung gab es beispielsweise?

Binot: Eine Nachbarin erzählte einer bettlägerigen Dame, die ihren 80. Geburtstag hatte, voller Stolz vom Erwerb einer Hose bei Aldi für 19,90 Euro. Davon erfuhr eine Freundin, die einmal die Woche zu Besuch kam, und berichtete, dass sie beim Secondhandladen eine neue Hose für nur 4,90 Euro gekauft hatte. Das 80-jährige Geburtstagkind zog die Bettdecke zurück, zeigte auf seine Windel und meinte: Diese Hose ist von der AOK und war völlig umsonst! Zwar mit Abstand und Mundschutz, aber wir waren alle so glücklich, als wir auseinandergegangen sind.

Baumann: Wie hart hat die Corona-Krise die Heimatvereine getroffen?

Binot: Wir hatten natürlich so viele Probleme wie andere Vereine auch, von einer Sekunde auf die andere auf null herunter. Die jährlichen, traditionellen Veranstaltungen mussten alle abgesagt werden: Müllsammel-Aktionen, Wanderungen, Seniorencafé usw. Dies traf die älteren Mitglieder besonders hart. Die bereits erwähnten Geburtstagsbesuche konnte ich fortsetzen, aber musste jetzt vor der Türe stehen bleiben. Da habe ich mir dann einen Stuhl vor die Türe gestellt. So waren wir zwar auf Distanz, aber sie haben sich tausendmal bei mir bedankt, dass ich gekommen bin. Viele haben auch darüber geweint, dass sie ihren geplanten runden Geburtstag nicht so feiern konnten, wie sie es geplant hatten. Da konnten wir ein wenig helfen.

Baumann: Der Begriff Heimatverein klingt für viele ja recht verstaubt. Wird sich der Heimatverein in Zukunft verändern?

Binot: Es ist zunehmend schwieriger, junge Leute für den Heimatverein zu gewinnen. Womöglich ist der Name ein Problem, der für manchen zu altmodisch klingt. Aber es gibt auch noch andere Gründe: Ganztagsschulen, und dadurch weniger Freizeit, Arbeit, ausgelastete Familien, veränderte Freizeitaktivitäten, die nicht im Verein stattfinden, höhere Bedeutung von Internet, TV und Handy vor allem bei jungen Menschen und damit Unterschiede zwischen den Generationen, demografischer Wandel, und damit Überalterung der Vereinsmitglieder usw. Ich habe das Gefühl, dass es immer schwieriger wird.

Keuenhof: Dass es zukünftig schwieriger für die Heimatvereine wird, da stimme ich zu. Die Lebensarbeitszeit ist länger geworden, und es arbeiten nicht nur die Männer, sondern auch die Frauen. Neben dem Berufsleben muss auch das Vereinsleben unter einen Hut gebracht werden, und Paare bekommen später Kinder und werden erst im Heimatverein aktiv, wenn die Kinder flügge sind. Es bleibt abzuwarten, ob die sozialen Strukturen in der Corona-Krise derart gestärkt werden, dass davon auch die Vereine profitieren. Eine nachhaltige Verbesserung der Sozialstrukturen zugunsten der Heimatvereine sehe ich aber noch nicht.

Binot: Ich glaube schon, dass durch die richtige Ansprache und attraktive Konzepte junge Familien gewonnen werden können.

Keuenhof: Mit den richtigen Angeboten für Kinder und Jugendliche sehe ich auch einen guten Weg, neue Mitglieder, insbesondere ehemalige Stadtbewohner, zu gewinnen. Durch positive Erlebnisse in der frühen Kindheit können wir eine langfristige Bindung an die Heimatvereine schaffen. Das könnten zum Beispiel Kinderspielfeste, Jugendfeuerwehr, Erlebniswanderungen oder Lehrpfade in der Natur sein. Aber Heimatvereine müssen sich auch zusätzlich verstärkt brennenden Themen wie Digitalisierung, Klimawandel oder eben der Gesundheit widmen.

Digitaler Ausbau – jetzt

Der Ausbau der digitalen Infrastruktur in Deutschland ist ein viel diskutiertes und leidiges Thema. Denn obwohl wir uns hierzulande als fortschrittlich sehen und bezeichnen, hinken wir im internationalen Vergleich deutlich hinterher, sowohl bei der Schnelligkeit der Internetverbindungen als auch der Mobilfunknetzabdeckung. Dahinter stecken teils wirtschaftliche, aber auch politische Gründe: Die Ziele für den Ausbau werden regelmäßig verfehlt. Ich will an dieser Stelle das Fass zum unzureichenden Ausbau gar nicht erst aufmachen, denn dazu gibt es bereits unzählige Veröffentlichungen und Meinungen. Offensichtlich ist, dass ländliche Regionen stärker von langsamem Internet und schlechtem Mobilfunknetz betroffen sind.

Schaut man sich die aktuelle Breitbandverfügbarkeit (Stand 2019) in Deutschland an, mag es im ersten Moment gar nicht auffallen: für 94,6 Prozent ist eine Geschwindigkeit von 16 MBit/s fast in ganz Deutschland flächendeckend verfügbar. Auch 30 MBit/s (92,3 Prozent) und 50 MBit/s (90,2 Prozent) sind relativ weit verbreitet. Das heißt aber nicht viel, denn in ländlichen Regionen lässt die Verfügbarkeit bei allem über 16 MBit/s schon deutlich nach. Während in Städten eine Geschwindigkeit von 100 MBit/s bei 92,7 Prozent verfügbar ist, sind es auf dem Land gerade einmal 49,6 Prozent. Mit höher werdenden Internetgeschwindigkeiten wie 200 MBit/s und 400 MBit/s wird die Kluft noch größer werden.[35]

Und wer auf dem Land wohnt, kennt das Problem. Sind wir Dörfler nicht alle schon mal auf der verzweifelten Suche nach mehr Balken auf dem Handy mit ausgestrecktem Arm umhergeflitzt? Und gibt es nicht mindestens ein Funkloch auf dem Weg von der Arbeit nach Hause? Ach ja, und wenn man einen YouTube-Clip sehen oder »netflixen« will, kann man sich während des Ladevorgangs ein ganzes Menü kochen. Okay, das ist womöglich einen Hauch übertrieben, aber ich denke, Sie verstehen, worauf ich hinauswill. Während des Lockdowns hat es allerdings das gesamte Netz betroffen, unabhängig von der Lage: Streaminganbieter mussten ihre Datenmenge drosseln, damit das Netz nicht überlastet wurde. Die Nachfrage nach sämtlichen Internetaktivitäten, sei es Videotelefonie oder Streaming, ist durch Homeschooling und -office durch die Decke gegangen. Aber die Verbindungen sind dafür noch nicht ausgelegt, denn noch immer wird an kupferbasierten Technologien festgehalten, anstatt den Glasfaserausbau schneller voranzutreiben. In ländlichen Regionen liegt dies nicht nur an Engpässen der (staatlichen) Finanzierung, sondern auch an der Nachfrage nach superschnellen Internetanschlüssen.[36] Der Aspekt der Nachfrage dürfte sich aber spätestens im Zuge der Corona-Krise rasch ändern.

Dörfer und das Leben auf dem Land sind ohnehin zahlreichen Herausforderungen, wie Abwanderungen in die Metropolen, demografischem Wandel und schlechterer Infrastruktur, ausgesetzt. Die Digitalisierung kann, nach Meinung vieler, die Landflucht abmildern und zahlreiche positive Entwicklungen fördern. Dafür braucht es allerdings schnelles Breitbandinternet. Die Chancen der Digitalisierung liegen neben der im Grundgesetz verorteten Herstellung gleichwertiger Lebensverhältnisse auch im Abbau von Unterschieden zwischen Stadt und Land.

Die Bertelsmann Stiftung skizziert die Chancen der Digitalisierung:

" Das Ausbauziel in der Breitbandversorgung darf jedoch kein (technischer) Selbstzweck, sondern sollte Mittel zum Zweck sein: um gesellschaftliche Teilhabe unabhängig vom Wohnort zu ermöglichen. Dies betrifft den Zugang zu einem angemessenen Angebot der Daseinsvorsorge in zumutbarer Erreichbarkeit ebenso wie den Zugang zu einem differenzierten Arbeitsmarkt. Die Digitalisierung kann vor allem in ländlich geprägten Räumen einen Beitrag dazu leisten, Daseinsvorsorge (wieder) zu ermöglichen und Wirtschaftskraft (weiter) auszubilden. Leistungsfähiges Internet wird damit selbst zu einer wesentlichen Daseinsvorsorgeinfrastruktur.[37]

Ähnliches geht aus einer Kurzumfrage des Verbands Kommunaler Unternehmen e.V. aus dem Jahr 2018, an der 321 Unternehmen aus verschiedenen Sparten teilgenommen haben, hervor. Die Unternehmen, deren Versorgungsgebiet ländlich (37,9 Prozent) und städtisch (21,6 Prozent) strukturiert war oder in beidem (40,4 Prozent) lag, benannten für ihren Versorgungsbereich mehrheitlich den Breitbandausbau als größte Herausforderung (64,9 Prozent), gefolgt von bezahlbarem Infrastrukturerhalt (57 Prozent), Verkehrswende (47,9 Prozent), bezahlbarem Wohnraum (47,5 Prozent) und medizinischer Versorgung (38,7 Prozent). Die Bereitstellung von schnellem Internet hielten 40,5 Prozent der befragten Unternehmen für ein zentrales Zukunftsproblem.[38]

Die Potenziale der Digitalisierung für das Landleben waren laut der Umfrage vor allem die Erhöhung der Attraktivität des ländlichen Raums als Wohn- und Arbeitsort (84,1 Prozent), die Reduzierung struktureller Nachteile (67,5 Prozent) und die Förderung gleichwertiger Lebensverhältnisse (50,2 Prozent).[39] Ein gut ausgebautes Internet ist nicht nur standortentscheidend, sowohl für Unternehmen als auch Privatpersonen, sondern kann durch die Verlagerung der zentralen Lebensbereiche, wie Bildung, Wirtschaft oder Medizin, das Stadt-Land-Gefälle verringern und strukturelle Nachteile des Landlebens abbauen.

Die Digitalisierung scheint also ein zentraler Faktor in der Neuerfindung und Sicherung des Landlebens zu sein. Dies hat eine Studie des Berlin-Instituts für Bevölkerung und Entwicklung genauer betrachtet: Entgegen der Abwanderung in die Metropolen, von der Ostdeutschland in besonderem Maße betroffen ist, zeichnet sich eine Gegenbewegung ab. Junge Akademiker aus Berlin suchen sich im urbanen Raum Verbündete, die mit ihnen in entlegene Dörfer ziehen und neue Gemeinschaftsprojekte gründen. Voraussetzung: eine gute und stabile digitale Anbindung. Die braucht es nicht nur, um den Wettbewerbsnachteil gegenüber Städten auszugleichen, sondern auch, um dem Jobmangel auf dem Land entgegenzuwirken. Denn die Digitalisierung entbindet Arbeitnehmer von der Notwendigkeit örtlicher Präsenz. Immer mehr Aufgaben lassen sich unabhängig vom Ort ausführen, zum Beispiel im Homeoffice oder in sogenannten Co-Working-Spaces, also

gemeinschaftlich genutzten Büroräumen, die zeitweise ange-
mietet werden können.

Auf Digital-Konferenzen wie der re:publica in Berlin treffen
sich die des Stadtlebens Überdrüssigen, um flexible Formen
des digitalen Arbeitens mit dem Landleben in Verbindung zu
bringen und damit gemeinsam die Vorstellung vom Leben auf
dem Land zu verwirklichen.

Manche der insgesamt 18 in der Studie berücksichtigten Projekte befinden sich noch in den Kinderschuhen, während andere bereits die gemeinschaftlichen Wohnformen und innovative Arbeitsmodelle in Dörfern ausprobieren und leben.

Alte Gebäude in der Dorfmitte, die meist ungenutzt sind,
werden gekauft und saniert, um die innovativen Ideen für die
Wohn- und Arbeitsprojekte umzusetzen. Es entstehen von
der Gemeinschaft selbst gegründete Cafés, Werkstätten, Ki-
tas und Co-Working-Plätze. Damit werden nicht nur die Dorfmitte wiederbelebt und werden Arbeitsräume und -plätze
geschaffen, sondern auch Gemeinden entlastet, die sonst die
oftmals baufälligen Gebäude kostenintensiv abreißen müssten. Urbane Gewohnheiten werden mit in das Landleben integriert, um eine bessere Versorgung zu gewährleisten. Dazu gehören Mobilitätsideen, um sich auch ohne Auto fortbewegen
zu können, wie Carsharing und Mitfahr-Apps. Auch werden
Hofläden zur Versorgung mit regionalen Lebensmitteln eröffnet und andere Angebote, von Werkstätten, Galerien und
Ateliers bis zu gemeinschaftlichen kulturellen Aktivitäten, an-
gestoßen.

Die Projektinitiatoren, also die neuen Landbewohner, sind
zumeist Angestellte mit Homeoffice- und Teilzeitregelungen

oder Selbstständige aus Wissens- und Kreativberufen. Lehrer, Pflegekräfte, Erzieher und weitere haben die Möglichkeit, auf dem Land eine neue Stelle zu finden, da sie vor Ort gebraucht werden.[40]

Die Dörfer werden mit kreativen und neuen Ideen wiederbelebt, aber ohne digitale Anbindung ist das nicht möglich und deshalb ist sie eine notwendige und zwingende Voraussetzung.

Eines der 18 Projekte ist das »Uferwerk« am Großen Zernsee, etwa eine halbe Stunde von Berlin entfernt. In dem Gemeinschaftswohnprojekt mit 60 Wohnungen leben inzwischen etwa 100 Erwachsene und 60 Kinder.

Viele gemeinschaftliche Angebote bereichern das Leben im Uferwerk. Eine Lebensmittelkooperative nimmt Sammelbestellungen auf und stellt gemeinsame Lagerräume bereit. In einem Umsonst-Laden auf dem Gelände können Bewohner und Werderaner funktionstüchtige Sachen spenden und sich selbst »Neues« aussuchen. Und es gibt einen Vielzweckraum für Bewegungsübungen wie Klettern und regelmäßige Yoga-Angebote, in dem aber auch Meditationsstunden, Workshops oder Konzerte stattfinden und gelegentlich gefeiert wird. Auch das Autofahren – wenn es denn mal nötig ist – hat die Gruppe gemeinschaftlich organisiert: Sieben Carsharing-Autos im Privatbesitz einzelner Genossenschaftsmitglieder und ein ÖPNV-Ticket stehen für die Bewohner des Uferwerks bereit. Selbstständigen und digitalen Arbeitern stehen insgesamt sechs Arbeitsplätze zur Verfügung, die sich einige Mitglieder zur eigenen Nutzung ausgebaut haben.[41]

Den Städtern, die auf das Land wollen, aber nicht in einem Wohnprojekt unterkommen, sondern sich lieber den Traum vom eigenen Haus mit Garten erfüllen möchten, kommt das Projekt »Raumpioniere Oberlausitz« zugute. Die beiden Gründer sind selbst von Berlin in ein entlegenes Dorf gezogen und betreiben dort eine Kommunikations- und Marketingagentur. Ihre Erfahrungen möchten sie mit anderen Umzugswilligen durch das Netzwerk teilen und stellen analoge und digitale Anknüpfungspunkte zur Verfügung. Inzwischen gibt es eine Reihe von Initiativen von Zugezogenen in dem Netzwerk, die Neulingen den Einstieg in das Landleben erleichtern.[42]

Sicherlich retten solche Projekte nicht jedes Dorf, aber sie sind eine große Chance im Kampf zur Rettung des Dorflebens. Regionen mit schwindenden Einwohnerzahlen können mithilfe solcher Projekte demografisch stabil bleiben und sogar wachsen, denn sie bringen nicht nur Einzelpersonen, sondern Gruppen mit in die Dörfer. Mit neuen Ideen und Lösungen und dem Engagement der Initiatoren wird das Gemeinschaftsgefühl gestärkt, und mit dem Gelingen der Projekte werden Nachahmer angeregt, Gleiches in einem anderen Dorf anzustoßen.

»Deshalb können Orte, in denen die Menschen den Chancen der Digitalisierung offen gegenüberstehen, von den neuen Formen ländlichen Wohnens und Arbeitens profitieren und sich im besten Fall eine günstigere demografische Zukunft erschließen«[43] und damit auch der problematischen Entwicklung entlegener Dörfer entgegenwirken und zu einem attraktiven Umland heranwachsen.

Notwendig dafür ist nicht nur der weitere Ausbau des Breitbands, sondern auch die Unterstützung der Politik, um entsprechenden Projekten den Weg zu ebnen durch die

Bereitstellung der notwendigen Rahmenbedingungen und finanzieller Unterstützung. Nachahmer solcher Projekte sind ausdrücklich erwünscht ...

In einer Studie der Bertelsmann Stiftung wurde untersucht, wie gut deutsche Landkreise und kreisfreie Städte auf die Digitalisierung vorbereitet sind, und die Studie unterteilte dabei die Kreise in acht verschiedene Raumtypen, die jeweils über ähnliche sozioökonomische Merkmale und eine ähnliche Ausgangslage in Bezug auf Digitalisierung verfügen. Den Ergebnissen zufolge ist der Ausbau der Breitbandinfrastruktur für alle Raumtypen wichtig, aber mit unterschiedlicher Priorität voranzutreiben. Die Politik wird hierbei insbesondere gefordert, um die ländlichen und abgelegenen Regionen dabei zu unterstützen, die richtigen Strategien zur Nutzung der Digitalisierungschancen zu finden, um gleichwertige Lebensverhältnisse zu sichern und regionale Unterschiede abzubauen. Dafür brauche man zweifelsohne ein gut ausgebautes Breitbandnetz, aber darüber hinaus sei es vor allem wichtig, »die Entscheidungsträger in Politik und Verwaltung, aber auch in Wirtschaft, Wissenschaft und Zivilgesellschaft dafür zu sensibilisieren, dass raumstrukturell differenzierte Strategien erforderlich sind«.[44]

Letztlich bleibt nun im Zuge der aktuellen Corona-Krise die Frage offen, ob die Digitalisierung und ihr Vorankommen beschleunigt werden. Viele behaupten, dass dem so sei. In jedem Fall werden sich die Arbeitsweisen verändern, denn in der Krise hat sich gezeigt, dass viele Tätigkeiten gut von zu Hause ausgeübt werden können. Während sich vor Corona noch viele Unternehmen und Arbeitgeber schwertaten, Homeoffice-Regelungen anzubieten, stehen sie der »neuen Arbeit« (New Work) nun offener gegenüber.

New Work bezeichnet den Wandel hin zu neuen, flexibleren, zukunftsweisenden Arbeitsformen. Dabei soll einerseits stärker auf die Bedürfnisse und Fähigkeiten der Mitarbeiter eingegangen werden. Andererseits ziehen Unternehmen einen Vorteil aus den Angeboten der neuen Technologien und der daraus resultierenden Produktivität.[45]

Bereits während der Krise mussten viele Unternehmen in Homeoffice-Lösungen investieren, damit die Angestellten überhaupt von zu Hause aus arbeiten konnten. Dies ergab eine im Jahr 2020 durchgeführte Studie des Zentrums für Europäische Wirtschaftsforschung (ZEW) unter rund 1800 Unternehmen aus dem verarbeitenden Gewerbe und der Informationswirtschaft. Vor allem die größeren Unternehmen ab 100 Beschäftigten werden die Homeoffice-Lösungen dauerhaft als Angebot etablieren. Der Erfahrungswert, dass viele Tätigkeiten, nicht, wie bislang angenommen, nur vor Ort zu erledigen sind, veranlassten die Arbeitgeber zur Aufrechterhaltung der Maßnahmen. Bei den großen Unternehmen aus der Informationswirtschaft waren es rund 75 Prozent, bei Unternehmen mittlerer Größe um die 64 Prozent und bei den kleinen Unternehmen (fünf bis 19 Beschäftigte) 40 Prozent. Im verarbeitenden Gewerbe sind vor der Krise nur in rund jedem vierten Unternehmen Mitarbeiter im Homeoffice, während es in der Krise annähernd die Hälfte war. Für die Zeit danach planen etwa 37 Prozent dieser Unternehmen, Homeoffice anzubieten.[46]

Bei den Arbeitgebern scheint sich demnach bereits ein Wandel zu vollziehen, der ohne Corona längst nicht so auf dem Vormarsch wäre. Auch die Arbeitnehmer scheinen sich durch die bessere Digitalisierung mit Homeoffice zunehmend anzufreunden, wie eine repräsentative Studie der DAK mit jeweils über 7000 Erwerbstätigen (5845 nahmen an beiden Befragungen teil) vor und während der Pandemie zeigt. Ein zentrales Ergebnis dabei war, dass vor dem Ausbruch der Pandemie nur etwa jeder dritte Arbeitnehmer die zunehmenden digitalen Möglichkeiten bei der eigenen Arbeit als entlastendes Element wahrgenommen hat. Während der Pandemie war es dann annähernd jeder zweite. Um 80 Prozent nahm die Gruppe ab, die in der Digitalisierung eher eine Belastung sieht. Auch diese Studie, wie die der ZEW, zeigte die veränderte Einstellung der Arbeitgeber zum Homeoffice: Noch bei der ersten Befragung (Ende 2019) legten drei Viertel der Arbeitgeber Wert auf die Präsenz ihrer Mitarbeiter vor Ort. Im Zuge der Krise verdreifachte sich die Anzahl der Mitarbeiter, die nahezu täglich von zu Hause aus arbeiteten und von ihrem Arbeitgeber aufgerufen wurden, Heimarbeit zu leisten, annähernd von zehn auf 28 Prozent. Dementsprechend stieg auch die Zahl der Nutzer von Telefon- und Videokonferenzen: von jedem Sechstem zu nun jedem Dritten.[47]

Die Arbeitnehmer, die zum ersten Mal regelmäßig im Homeoffice arbeiteten, bewerteten sowohl die Arbeitszufriedenheit als auch die Produktivität sowie die Work-Life-Balance als positiv. So gaben 59 Prozent an, produktiver zu sein, auch der Zeitgewinn durch den Wegfall des Arbeitsweges schlug positiv zu Buche (68 Prozent). Zudem schätzten 65 Prozent der Befragten die bessere Verteilung der Arbeit über den Tag hinweg sowie die angenehmere Aufgabenerledigung von zu Hause aus (54 Prozent). Darüber hinaus ging der Anteil der täglich gestressten Arbeitnehmer um 29 Prozent zurück. Bemängelt wurden die fehlenden Optionen zur kurzfristen Rücksprache mit dem Vorgesetzten (48 Prozent), der fehlende Zugang zu Arbeitsunterlagen (41 Prozent) und der mangelnde direkte Kontakt zu Kollegen (33 Prozent). Über 75 Prozent der Befragten, die erst in der Corona-Krise regelmäßig im Homeoffice gearbeitet haben, möchten dies aber, zumindest teilweise, auch weiter fortführen.[48]

Die Studie verdeutlicht auch den Digitalisierungsschub bei den Arbeitgebern durch die Krise: Die Mehrheit der Arbeitgeber (57 Prozent) baute die digitalen Möglichkeiten im eigenen Unternehmen aus. Banken und Versicherungen mit 80 Prozent und IT-Dienstleister mit 75 Prozent gehörten dabei zu den Spitzenreitern. In der Automobil- sowie Kultur- und Medienbranche waren es laut Studie jeweils 68 Prozent.[49]

Die Corona-Krise hat insgesamt zu einem sprunghaften Wachstum von digitalen und mobilen Arbeitsformen geführt und gezeigt, dass auch eine schnelle und kurzfristige Durchsetzung möglich ist. Die Erkenntnisse sollten jetzt für die weitere und nachhaltige Entwicklung genutzt werden.

Gesundheitsversorgung – Was der Landarzt braucht

Wer kennt ihn nicht, den charmanten Landarzt oder den adretten Bergdoktor aus Filmen und Fernsehsendungen mit einer wunderschönen Praxis außerhalb der Stadt, der sich für jeden seiner Patienten aufopfert und immer, wenn es vonnöten ist, zur Stelle ist und mit seinem Geländewagen durch die idyllische Landschaft zu seinen Patienten fährt, um ihnen einen Hausbesuch abzustatten? Ja, so schön könnte der Beruf als Arzt auf dem Land sein … Die Realität sieht leider ganz anders aus. In Wahrheit sind ländliche Praxen überlastet, und den Ärzten bleibt von daher fast keine Zeit mehr, Hausbesuche abzustatten. Und vor allen Dingen fehlt es an medizinischem Nachwuchs.

Immer wieder ist in Deutschland die Rede von einem gravierenden Ärztemangel. Aber was steckt dahinter? Tatsächlich lag die Zahl der berufstätigen Ärztinnen und Ärzte (insgesamt 392 402) laut der Ärztestatistik der Bundesärztekammer 2018 um 1,9 Prozent höher als im Vorjahr. Seit 1996 hat sich die Anzahl der in den Ambulanzen arbeitenden Ärzte fast versechsfacht, auf etwa 40 000. 117 472 Personen arbeiteten 2018 als niedergelassene Ärztinnen und Ärzte, damit sank die Zahl um 884 (0,7 Prozent). Dabei ist der Anteil der im Krankenhaus tätigen Ärztinnen und Ärzte nahezu unverändert geblieben.[50]

Laut Expertenmeinungen kann es dennoch zu einem bundesweiten Ärztemangel, insbesondere bei den niedergelassenen Ärzten, kommen. Aufgrund der demografischen Entwicklung gerät das Verhältnis zwischen nachkommenden jungen und pensionsreifen Ärzten aus der Balance. In den kommenden Jahren werden immer mehr Hausärzte in den Ruhestand gehen, sodass laut Hochrechnungen zwischen 30 000 und 50 000 Hausarztstellen neu zu besetzen sein werden. Da es aber an medizinischem Nachwuchs mangelt, ist es für die niedergelassenen Ärzte äußerst schwer, ihre Praxis zu verkaufen und einen entsprechenden Nachfolger zu finden. Die Gründe dafür sind von unterschiedlicher Natur. Ein Aspekt ist, dass viele junge Ärzte nach ihrer abgeschlossenen Ausbildung nicht bereit sind, eine Praxis zu kaufen und sich als Vertragsarzt niederzulassen. Zugleich werden viele Aus- und Weiterbildungen in den jeweiligen Fachgebieten nicht abgeschlossen, die aber für eine flächendeckende ambulante Versorgung der Bevölkerung in Deutschland notwendig wären. Neben der Budgetierung sowie einer zunehmenden Bürokratisierung kommt hinzu, dass die Jungmediziner Wert auf eine ausgeglichene Work-Life-Balance legen sowie auf die Vereinbarkeit von Beruf und Familie. Von daher werden Fest- und Teilzeitanstellungen im ambulanten Bereich bevorzugt. Ein weiterer Punkt, der gegen eine eigene Praxis spricht, sind die Arbeitszeiten, die sich bei niedergelassenen Ärzten im Schnitt auf etwa 50 Stunden belaufen, bei Landärzten können es zwischen 60 und 70 Stunden pro Woche sein. Im stationären Bereich, sprich im Krankenhaus, arbeiten etwa 40 Prozent der Ärzte zwischen 49 und 59 Stunden, jeder fünfte sogar zwischen 60 bis 80 Stunden. Im Vergleich zu einer allgemeinen durchschnittlichen Arbeitszeit von knapp 36 Stunden pro Woche scheinen die Arbeitszeiten für Ärzte in eigener Praxis und im Krankenhaus für die Medizinabsolventen abschreckend und gleichzeitig nicht mit den eigenen Lebensvorstellungen vereinbar zu sein. Ein weiteres Problem ist, dass bei sinkendem ärztlichem Angebot die Nachfrage nach ärztlicher Versorgung jedoch leicht steigen wird.[51]

In puncto Ärztemangel wird stets diskutiert, ob es einen tatsächlichen Mangel oder »lediglich« ein Verteilungsproblem gebe. Tatsache ist, dass vor allem ländliche Regionen von dieser Entwicklung betroffen sind. Trotz steigender Ärztezahlen haben insbesondere Hausärzte in strukturschwachen Regionen und im ruralen Raum erhebliche Schwierigkeiten, einen Nachfolger zu finden. Das übliche Procedere, also die Praxis zu verkaufen, ist damit oftmals nicht mehr möglich. Dadurch arbeiten viele Landärzte weit über das Renteneintrittsalter hinaus, bis sie letztlich dazu gezwungen sind, die Praxis zu verschenken oder sie aber gänzlich zu schließen. Die Schließung ist dabei das schlechteste Szenario, da einerseits das Lebenswerk nicht fortgeführt wird und andererseits eine medizinische Versorgungslücke entstehen kann.

Neben zuvor genannten Gründen sprechen für Jungmediziner neben einer schlechteren Infrastruktur und Standortbindung noch weitere Gründe gegen eine Niederlassung als Arzt auf dem Land – unter anderem die Arbeitsbedingungen. Ein Landarzt hat eine hohe Arbeitsbelastung, lange Arbeitszeiten und muss vergleichsweise mehr Patienten versorgen als städtische Kollegen. Die Arbeitsbedingungen kollidieren mit der Vorstellung, den Beruf mit Familie und Freizeit vereinbaren zu können. Die Vereinbarkeit von Beruf und Familie ist das wichtigste Kriterium für die Stellenwahl angehender Ärzte (94,6 Prozent), wie eine Studie der Universität Trier, des Berufsmonitors Medizinstudium der Berufsvertretung der Medizinstudierenden (bvmd) und der Kassenärztlichen Bundesvereinigung gezeigt hat, bei der etwa 13 000 Medizinstudierende befragt wurden. Und diese scheint nicht mit einer Einzelpraxis auf dem Land kompatibel zu sein, allenfalls konnten die Studenten sich vorstellen, sich auf dem Land niederzulassen, wenn Arbeit und Verantwortung sowie die wirtschaftlichen Risiken geteilt würden, etwa in einer Gemeinschaftspraxis. Bei 77 Prozent der befragten Mediziner schneidet darüber hinaus das Stadtleben deutlich besser ab als das Landleben. Und das nicht nur im Hinblick auf bessere Ausbildungsmöglichkeiten und Stellenangebote, sondern vor allem in Bezug auf Freizeitaktivitäten, Nahverkehr und öffentliches Leben. Ebenso haben »Stadtbefürworter« die Sorge, dass die Arbeit in einer Landpraxis weniger abwechslungsreich sei als in der Stadt (72 Prozent). So würde man auf dem Land stets das gleiche Patientenkollektiv betreuen und dabei eine relativ kleine Auswahl an Krankheiten behandeln. Dagegen schätzen angehende Mediziner, die sich eine Landtätigkeit vorstellen könnten, eben das diverse Verhältnis zum Patienten. Auf dem Land sei es möglich, nicht nur die Patienten lange zu begleiten, sondern auch deren Eltern und Kinder, so die Vorstellung der Studierenden. Wie die Studie gezeigt hat, konnten sich primär diejenigen vorstellen, eine Praxis auf dem Land zu eröffnen, die auch selbst vom Land kamen.[52] Dieser Aspekt ist durchaus aufschlussreich, denn städtische Studierende haben in ihrer medizinischen Ausbildung kaum oder gar keine Gelegenheit,

Einblicke in das rurale Leben und den Beruf des Landarztes zu erhalten. Bei der Entscheidung für die Ergreifung des Landarztberufes wäre dies mit Ungewissheit und nicht abschätzbaren Risiken verbunden.

Die finanziellen Risiken, die mit dem Erwerb einer Landarztpraxis einhergehen können, sprechen nicht wirklich für ein Leben als Arzt auf dem Land. So ist zum einem fraglich, wie die Wertentwicklung einer Landpraxis verläuft, wenn weiterhin eine derart geringe Nachfrage vorherrscht. Zudem spielt hierbei auch wieder die demografische Entwicklung eine Rolle. Im Zuge der Urbanisierung verbleiben auf dem Land immer mehr ältere Patienten. Mit dem Alter steigen Morbidität und Multimorbidität und damit auch der Bedarf an Arzneimitteln. Und individuelle Gesundheitsleistungen (IGeL), die vom Patienten getragen werden müssen, scheinen auf dem Land schwieriger vermittelbar als im städtischen oder stadtnahen Umfeld. Sofern der Arzt dann die Budgetgrenzen im Zuge dessen ausreizt, können kostenintensive Regresse drohen. Dies sollte zwar mit dem Versorgungsstrukturgesetz gelockert werden, doch scheint es etliche Landärzte zu geben, die sich dennoch mit existenzbedrohenden Forderungen konfrontiert sehen.[53]

Was aber kann gegen den Ärztemangel auf dem Land getan werden? Zunächst wurde 2012 das Versorgungsstrukturgesetz (VStG) verabschiedet, um das Niederlassungsverhalten von Ärzten in schwach versorgten Regionen durch Anreize zu fördern. Hierbei wurden verschiedene Regelungen beschlossen, die dazu führen sollten, dass sich Ärzte wieder vermehrt in unterversorgten Gebieten niederlassen und damit eine gut erreichbare medizinische Versorgung der Patienten auf hohem Niveau sichergestellt werden kann. Die Regelungen umfassten beispielsweise eine finanzielle Unterstützung für Landärzte, bei der sie, trotz höheren Patientenaufkommens als in der

Stadt, alle Leistungen voll vergütet bekommen sollen. Weitere Maßnahmen beinhalteten unter anderem eine gelockerte Regelung zur Gründung von Zweitpraxen sowie eine Aufhebung der bis dahin gültigen Residenzpflicht für Vertragsärzte. Über Zweitpraxen könnten Kommunen Arztpraxen oder Medizinische Versorgungszentren betreiben, in denen Ärzte dann im Angestelltenverhältnis tätig sein könnten. Für eine weitere Verbesserung der Situation wurde 2015 mit dem Versorgungsstärkungsgesetz (VSG) eine Regelung aufgebaut, mit der die Kassenärztlichen Vereinigungen (KV) einen Strukturfonds einrichten konnten, um Fördermaßnahmen zum Ausgleich der Unterversorgung sicherzustellen.[54]

Eine Studie im Auftrag der Bertelsmann Stiftung zur aktuellen und geplanten Ärztedichte von Haus-, Frauen-, Augen-, HNO-, Kinder- und Nervenärzten sowie Urologen, Psychotherapeuten und Orthopäden hat allerdings ergeben, dass die gerechtere Verteilung von Arztsitzen zwischen Stadt und Land bislang nicht erfüllt wurde, denn die Bedarfsplanung weiche weiterhin um 70 Prozent vom Versorgungsbedarf ab. Zumindest bei den Fachärzten trifft dies zu, bei den Hausärzten habe die neue Bedarfsplanung die Situation verbessert, wenngleich immer noch etwa die Hälfte der Kreise unterversorgt sei.[55]

Mit dem Masterplan Medizinstudium 2020 wurde neben einer veränderten Studienstruktur eine Landarztquote als Kann-Bestimmung beschlossen, um dem Ärztemangel in ländlichen Regionen entgegenzuwirken. Die Bundesländer können hierbei bis zu zehn Prozent mehr Medizin-Studienplätze vergeben und dabei bevorzugt Bewerber zulassen, die sich vertraglich daran binden, nach abgeschlossenem Studium und allgemeinärztlicher Weiterbildung, für zehn Jahre in schwach versorgten Regionen zu arbeiten. Als Voraussetzung gilt hierbei weniger, wie sonst zur Zulassung nötig, ein Einser-Abitur-Schnitt, sondern sowohl die fachliche Eignung (zum Beispiel sozial-kommunikative Fähigkeiten) als auch die Motivation zu einer hausärztlichen Tätigkeit. Darüber hinaus sollen auch einschlägige Berufserfahrungen für die Zulassung von Nutzen sein. Wer dann nach dem Studium trotz Vertrag aber doch kein Landarzt wird, hat mit einer Vertragsstrafe von bis 150 000 Euro zu rechnen. Die Einhaltung soll mittels einer staatlichen Stelle überwacht werden.

Aber die genaue Umsetzung ist noch genauso unklar wie der Erfolg dieser Maßnahme. Denn sie ist und bleibt eine Option und eben kein Muss. Es bleibt den Bundesländern selbst überlassen, ob sie die Landarztquote einführen. Es ist anzunehmen, dass die Mehrheit der Länder aus Kostengründen den Weg der zehnprozentigen Erhöhung an Studienplätzen nicht mitgehen wird. Denn jeder medizinische Studienplatz kostet rund 200 000 Euro. Zudem ist fraglich, ob junge Studienanfänger die Tragweite einer solchen Entscheidung überblicken können und sich derart früh für einen vorgegebenen Weg verpflichten sollten. Kritiker der Landarztquote fordern eine allgemeine Erhöhung der Medizin-Studienplätze. Im Gespräch sind immer wieder 1000 zusätzliche Studienplätze bundesweit.

Als erstes Bundesland hat Nordrhein-Westfalen zum Wintersemester 2019/20 die Landarztquote eingeführt. Die Auswahl der Studierenden erfolgt zu 30 Prozent über die Abiturnote, zu 30 Prozent über den Test für Medizinische Studiengänge und zu 40 Prozent über den Nachweis einer medizinischen Ausbildung und/oder praktischen Tätigkeit. Weitere Bundesländer (zum Beispiel Bayern, Rheinland-Pfalz, Sachsen-Anhalt, Schleswig-Holstein) haben die Einführung einer Landarztquote beschlossen, werden aber dabei nicht die gleichen Auswahlkriterien anwenden. In Bayern soll beispielsweise die Abiturnote bei der Auswahl keine Rolle spielen, sondern vielmehr ein zweistufiges strukturiertes Auswahlgespräch. In anderen Bundesländern (etwa Baden-Württemberg, Niedersachsen, Saarland) wird über eine Landarztquote zumindest diskutiert.[56]

Aber die Länder lassen sich auch selbst etwas einfallen, zum Beispiel Hessen. Dort startete 2018 das Pilotprojekt Medibus unter Zusammenarbeit zwischen der hessischen KV und der Deutschen Bahn Regio. Hierbei wurde ein Linienbus mit sämtlichen Gegebenheiten einer Hausarztpraxis, Wartebereich, Labor und Behandlungsraum, ausgestattet, der mehrmals in der Woche Gemeinden mit Ärztemangel anfährt, um die Patientenversorgung zu gewährleisten. Damit bietet die mobile Praxis den ausgelasteten Landärzten eine Unterstützung und Patienten einen kürzeren Weg zu einem Allgemeinmediziner. Das Projekt lief bis Ende 2020 und wurde gut angenommen. Ob und wie es für den Bus weitergeht, ist dann eine Frage der Finanzierung.[57]

Ebenfalls in Hessen gibt es die Initiative Landarztnetz (LAN), die sich an ältere Ärzte, die keinen Nachfolger finden, und an junge Ärzte, die sich für die Arbeit auf dem Land interessieren, gleichermaßen richtet. Das Netzwerk integriert niedergelassene Arztpraxen in das Landarztnetz und übernimmt dabei die Praxis (das Sachvermögen) samt Mietvertrag und Angestellten. Der Arzt, der seine Praxis verkaufen will, arbeitet dabei noch ein Jahr, damit das Netzwerk einen geeigneten Nachfolger finden und dieser dann auch von seinem Vorgänger eingearbeitet werden kann. Die Nachfolger haben dabei unterschiedliche Optionen, sich dem Netzwerk anzuschließen: Wenn ihnen der Landarztberuf gefällt, können sie entweder im Angestelltenverhältnis (Teil- oder Vollzeit) ohne zeitliche Einschränkung praktizieren, oder sie können sich dazu entscheiden, die Praxis zu übernehmen, die dann aus dem Netzwerk ausgegliedert wird. Wenn nicht, können die Ärzte eine andere Stelle übernehmen. Die Initiative bietet hier für den Beruf Landarzt »ein Angestelltenverhältnis mit Option auf Niederlassung«, um ihn wieder attraktiver zu machen und damit die Versorgung sicherzustellen. Derzeit werden an den Standorten des Netzes insgesamt 50 Personen beschäftigt, davon zehn Ärzte und 40 Praxismitarbeiter.[58]

Um das Nachwuchsproblem auf dem Land zu beheben, gibt es bereits einige Anstrengungen, deren Erfolg in den nächsten Jahren zu bewerten sein wird. Insbesondere im ruralen Raum muss sich jedoch verstärkt darum bemüht werden, dem Ärztemangel entgegenzuwirken. Wichtiger als finanzielle Anreize und erleichterter Zugang zu Studienplätzen scheinen dabei die Verbesserung der Arbeitsbedingungen und die Vereinbarkeit von Beruf- und Privatleben. Dennoch spielen auch die finanziellen Aspekte eine entscheidende Rolle. Von daher muss auch ein gerechtes und lohnendes Honorarsystem her, damit sich wieder mehr junge Ärzte für den Beruf Landarzt entscheiden.

Demografischer Wandel – veraltete Dörfer!
Es geht auch anders

Das Problem liegt auf der Hand: Infolge des demografischen Wandels altert und schrumpft die Bevölkerung. Wieder einmal sind davon besonders die abgelegenen ruralen Gemeinden und Gebiete betroffen, denn in den kleinen Gemeinden fehlt es nicht nur an Nachwuchs, auch verlassen vornehmlich die jungen Erwachsenen das Dorf, um in den Metropolen zu studieren, zu arbeiten und von dem weitaus größeren Kulturangebot zu profitieren. Es wirkt wie ein Teufelskreis, denn in

Dörfern, in denen vorwiegend ältere Menschen leben, werden logischerweise nicht viele Kinder geboren. Gleichzeitig entstehen in den kleinen Dörfern keine neuen Arbeitsplätze, wodurch viele Regionen in ihrem Fortbestehen bedroht sind. Übrigens hat dieses Problem nicht nur Deutschland, sondern alle Länder mit sinkenden oder gleichbleibenden Geburtenraten. Auch dort zeichnet sich die Landflucht und damit der Verfall vieler ländlicher Gebiete ab. In Deutschland ist der Osten stärker von dieser Entwicklung betroffen als der Westen.

Dabei haben aber nicht alle Dörfer in gleichem Maße größere Bevölkerungsverluste zu verzeichnen, das heißt: Dorf ist nicht gleich Dorf. Ausschlaggebend ist oftmals die geografische Lage.

In einer Studie zur Zukunft der Dörfer des Berlin-Instituts für Bevölkerung und Entwicklung wurden die Entwicklungen in einem Fünfjahreszeitraum von 2003 bis 2008 näher untersucht.

So können sich in Westdeutschland nicht nur Klein- und Mittelstädte, sondern auch ländliche Gemeinden wirtschaftlich und demografisch stabil halten, wenn sie in der Nähe von Metropolen (Oberzentrum) mit notwendigen kulturellen und staatlichen Einrichtungen liegen. Dies gilt für eine Entfernung von unter 20 Minuten zum nächsten Oberzentrum, denn je weiter die Gemeinde von der Metropole entfernt ist, umso wahrscheinlicher und höher die Abwanderungen. Laut der Studie büßten in Westdeutschland Dörfer, die über 40 Minuten Fahrtzeit entfernt sind, im genannten Zeitraum über zwei Prozent ihrer Einwohner ein.

In Ostdeutschland dagegen scheint die Nähe zu großen Städten nicht die gleiche Wirkung zu haben, um Dörfer demografisch stabil zu halten, denn hier schrumpfte das stadtnahe Umland bereits ab einer Entfernung von 20 Minuten. Dies liege wohl an der geringeren Attraktivität großer Zentren im Osten. In dem beobachteten Zeitraum verloren dabei stadtferne Dörfer mit mehr als einer Stunde Entfernung im Schnitt nahezu sieben Prozent ihrer Bevölkerung. Für beide gilt, also sowohl für West- als auch Ostdeutschland, dass die Nähe zu Zentren ausschlaggebend für die demografische Stabilität ist.[59]

Von dieser Entwicklung betroffene Dörfer sind mit weitreichenden Folgen konfrontiert. Geschwächte oder gar verschwindende Infrastrukturen führen zu Versorgungsengpässen, Einbußen der Teilhabe am gesellschaftlichen Leben und massiven Wertverlusten von Immobilien und Eigenheim. Mit der schwindenden Infrastruktur sinken die Einnahmen der Kommunen, die dadurch dazu gezwungen sind, die Kosten für die Aufrechterhaltung von Wasser- und Energieversorgung auf immer weniger Einwohner umzulegen. Die Konsequenzen für die Bewohner sind immer schlechter werdende Lebensbedingungen bei gleichzeitig steigenden Kosten. Daher brauche es nicht nur entsprechende politische Maßnahmen und angepasste gesetzliche Standards, die auf die Dörfer zugeschnitten sind, die sich aufgrund ihrer Gegebenheiten von denen der Stadt unterscheiden. Zudem könnte es sinnvoll sein, wenn sich unterschiedlich betroffene Dörfer zu »handlungsfähigeren Großgemeinden« zusammenschließen würden. Genauso entscheidend ist daneben das Engagement der Bürger und Einwohner, die sich als Gemeinschaft um das Fortbestehen und die Attraktivität des Dorfes bemühen und engagieren.[60]

Gleiches betont auch Gerhard Henkel, emeritierter Humangeograf, im Netzwerk Bürgerbeteiligung: Die Zukunft eines Dorfes hänge maßgeblich von der gleichgestellten Zusammenarbeit zwischen den Kommunen und dem Engagement der Bewohner ab. Jedes Dorf müsse sich »selbst retten«, indem es sich darauf fokussiert, was es ausmache und wie es zum Gemeinwohl beitragen könne. Die Bürger sollten sich dabei nicht nur in der Kommunalpolitik engagieren, sondern auch das Vereinswesen, wie Sport- und Musikvereine, Feuerwehr und Bürgervereine, im Dorf aktiv mitgestalten.[61]

Aber wie kann ganz konkret Dörfern wieder eine Perspektive gegeben werden? Ein wichtiger und immer wieder auftauchender Aspekt in der Sicherung der Zukunft der Dörfer sind öffentliche Treffpunkte (für Jung und Alt), also eine belebte Dorfmitte. Im Ortskern soll es die Möglichkeit geben, alles für den Alltag Nötige zu erledigen und zu besorgen. Also ein Platz mit Lebensmittelgeschäften und Dorfladen, Post und Bank und weiteren Dienstleistungen. Häufig sind in Dörfern mittlerweile diese Angebote in einem Laden gebündelt, sodass dort alles Notwendige vorhanden ist. Genauso verhält es sich häufig bei Arzt, Pflege und Vereinsangeboten, die unter einem Dach angesiedelt werden, um die Dorfmitte zu beleben. In Sachen Schule, Kindergarten und Kinderbetreuung arbeiten inzwischen viele Dörfer mit Nachbarorten zusammen, etwa bei klassenübergreifendem Unterricht. Die Bewohner engagieren sich in selbst gegründeten Initiativen und Vereinen und bemühen sich damit um die Wiederbelebung einer Gemeinschaft, die nicht nur dort lebt, sondern sich auch trifft und die ursprünglich so charakteristisch für das Dorfleben war. Die Dörfer werden immer erfinderischer, um Bewohner zu halten und neue hinzuzugewinnen. So gibt es in manchen Dörfern gar extrinsische Anreize, um neue Bewohner anzulocken, wie eine Babyprämie inklusive Babysitterservice. Oder es werden für jüngere Familien günstige Bauplätze angeboten, Spielplätze werden saniert und ein kostenfreier Fahrdienst für die Kinderbetreuung im Nachbardorf bereitgestellt.[62]

Henkel bemerkt, dass viele Dörfer sich darauf zurückbesinnen sollten, was sie früher ausgemacht hat und heute auszeichnet, um ihre Traditionen und Attraktionen zum Alleinstellungsmerkmal zu entwickeln. Ob sie nun als Künstler- oder Weindorf berühmt waren oder als historisch und kulturell bedeutend galten, diese Besonderheiten werden verstärkt hervorgehoben, um nicht nur neue Bewohner, sondern auch Touristen zu locken.[63] Denn auch der Tourismus vermag es, Dörfer wiederzubeleben, sodass alte Gebäude zu Pensionen umfunktioniert werden können.

Womit wir auch schon bei herausragenden Beispielen von Dörfern wären, die dem demografischen Wandel trotzen. So das Dorf Allmansweiler mit gut 300 Einwohnern und einem Altersdurchschnitt von 38 Jahren, das rund 65 Kilometer von Ulm entfernt liegt. Dort wurde in den letzten Jahren eine Bürgerbefragung durchgeführt, um herauszufinden, was den Bewohnern fehlt. Darunter waren Spielplätze, Einkaufsmöglichkeiten im Ort, Verschönerungen der Dorfmitte. Die Punkte sollen nach und nach abgearbeitet werden. Inzwischen gibt es zum Beispiel einen neuen Spielplatz und einen Dorfladen. Aber auch die Lage des Dorfes ist vorteilhaft, denn im Landkreis gibt es ausreichend Arbeitsmöglichkeiten, sodass auch junge Menschen zum Bleiben bewegt werden können. Die Infrastruktur mit Breitbandanbindung im Ort, Arbeitsmöglichkeiten und größeren Städten unweit des Dorfes machen das Dorfleben wieder attraktiv.[64]

Klar ist aber, trotz intensiver Bemühungen und den richtigen Maßnahmen, dass sich nicht jedes Dorf retten lässt. In manchen Fällen, wenn jegliche Perspektive fehlt, ist es besser, Kosten und Mühen zur Aufrechterhaltung des Dorfes in die noch dort ansässigen Dorfbewohner zu investieren und sie bei einem Umzug zu unterstützen.

Trotz des Wegfalls ganzer Dörfer gibt es gleichzeitig mehr und mehr Bewegung in der Gründung oder Erfindung neuer Dörfer. Im Zuge des Gesundheitstrends und Bio-Booms entstehen sogenannte Bio-Dörfer und Bio-Oasen. Denn immer mehr Menschen wollen regional einkaufen und wissen, wo ihre Lebensmittel herkommen. Ländliche Regionen können dadurch reaktiviert werden, da wieder mehr Flächen landwirtschaftlich genutzt werden müssen, und durch die aufwendigere und intensivere Produktion von Bio-Produkten werden wiederum Arbeitsplätze geschaffen. Die Bio-Höfe wachsen zu kleinen Dorfgemeinschaften mit einem Angebot an Lebensmitteln, Kulturveranstaltungen und Tourismus heran. So etwa die Bio-Oase Dottenfelderhof in der Nähe von Frankfurt am Main. Um die 100 Menschen arbeiten nicht nur, sondern leben auch dort gemeinsam. Nachhaltig eingekauft werden kann in der Hofkäserei, Bäckerei und Konditorei. Darüber hinaus ist vor Ort eine staatlich anerkannte Landbauschule, in der Kurse angeboten werden. Die Bio-Oase und all ihre Angebote und Maßnahmen stehen für eine neue Form von »dörflicher Vergemeinschaftung«.[65]

In einer ländlichen Gegend bei Schwäbisch Hall entstand vor gut zehn Jahren das Dorf Tempelhof. Eine Gruppe von engagierten Menschen hat sich hier zusammengetan und das Ziel verfolgt, ein gemeinschaftliches, generationenübergreifendes Leben unter ökologisch nachhaltigen, sozial gerechten und kulturell ansprechenden Bedingungen zu führen.

Inzwischen leben in der Gemeinschaft Schloss Tempelhof 150 Menschen in einer dörflichen Gemeinschaft zusammen. Das Dorf verfügt über eine Großküche, ein Seminar- und Gästehaus, Werkstätten, eine Kunst- und Kulturkapelle, das SchlossCafé. Neben Wohnungen und gewerblichen Betrieben bleibt auch Raum für soziale und kreative Projekte. Seit 2013 verfügt der Tempelhof sogar über eine dorfeigene Schule.[66]

Das noch bis 2021 laufende Projekt Dorfgemeinschaft 2.0, mitfinanziert durch das Bundesministerium für Bildung und Forschung, entwickelt ein gesundheitsbezogenes Versorgungskonzept in der Region Grafschaft Bentheim/Südliches Emsland, um die besonderen Herausforderungen für ältere Menschen in den Bereichen Wohnen, Versorgung, Mobilität sowie Gesundheit und Pflege auf dem Land zu erleichtern. Ziel ist die Sicherung eines »prägenden Lebensgefühls in einer generationenübergreifenden Dorfgemeinschaft für die älter werdenden Menschen« mit der Unterstützung moderner (informations-)technischer Hilfsmittel.

Die Ziele der Dorfgemeinschaft 2.0:

Zentral für das Konzept der Dorfgemeinschaft 2.0 ist die Koordination aller relevanten Dienste über ein virtuelles Dorfgemeinschaftszentrum, welches Sicherheit, Datenschutz und Vertraulichkeit gewährleistet, innovative und mobile Dienste im Sinne einer mobilen Service-Cloud einbindet und für die Menschen bedarfsgerecht erschließt, aber auch die tatsächliche Begegnungsstätte, das Zentrum aller Face-to-face-Aktivitäten im Sinne einer »Leitzentrale« ist.[67]

Die Ergebnisse des Projekts sollen dann nach Ablauf der Zeit aufbereitet werden, sodass sie auf andere ländliche Regionen übertragen werden können.

Es gibt für die Neu-Erfindung des Dorfes noch etliche weitere Beispiele, darunter Energiedörfer, Health Villages oder Creative Hubs. Aber ob alt oder neu, das Dorf hat eine Zukunft. Das Entscheidende ist, frühzeitig die Initiative zu ergreifen, um der Überalterung der Dörfer entgegenzuwirken und vorzubeugen. Dafür braucht es neben politischen Richtlinien und Infrastruktur vor allem den Gemeinschaftssinn, bürgerliches Engagement sowie kreative Ideen und Lösungen. Das Gemeinschaftsprinzip von Dörfern wird immer mehr in andere Bereiche, wie die Berufswelt, verlagert. Aber auch Städte versuchen die Faszination Gemeinschaft in der Stadt zu etablieren, etwa durch Viertelbildung und generationenübergreifendes Wohnen, genauso wie urbane Charakteristika in das Dorfleben integriert werden.

Für die jungen Menschen, die zum Studieren oder für die Ausbildung in die Metropolen strömen, gibt es dann auch wieder Gründe, irgendwann zurückzukehren. Und für diejenigen, die dort wohnen, zu bleiben.

Öffentlicher Nahverkehr – von Carsharing bis ÖPNV-on-Demand

Im urbanen Raum lässt es sich bequem von A nach B kommen. Der öffentliche Nahverkehr in den Metropolen verfügt über ein dichtes Haltestellennetz, die Verbindungen sind eng getaktet und die Wege beim Umsteigen relativ kurz. Als Fußgänger oder Fahrradfahrer lässt es sich gut fortbewegen. Auch ohne eigenes Auto kommt man in der Stadt ans Ziel. Für die Verkehrswende werden in den Städten bereits innovative und bedarfsgerechte Mobilitätslösungen vorangetrieben. Darunter der Ausbau von Ladestationen für E-Autos, ein Tempolimit von 30 km/h in den Innenstädten, Carsharing-Stationen und Radausleihsysteme.

Mobilität auf dem Land sieht da ganz anders aus. Für die rund 16 Millionen Menschen, die in ländlichen Gebieten Deutschlands wohnen und leben, ist der Weg zum Ziel nicht so einfach wie für Städter und erfordert zumeist das eigene Auto. Die Verbindungen und Fahrpläne des öffentlichen Nahverkehrs auf dem Land sind größtenteils nicht bedarfsgerecht ausgestaltet. Es fehlen Direktverbindungen, engere Taktungen und mehr Flexibilität. Die Entfernungen zum Zielpunkt sind oftmals zu groß, um sie mit dem Fahrrad oder zu Fuß zurückzulegen. Dass die Landbewohner auf ein eigenes Auto angewiesen sind, hat nicht viel mit Nachhaltigkeit und einer angestrebten Verkehrswende zu tun, scheint aber bislang die einzig praktikable Lösung, um sich flexibel fortzubewegen.

Dies hat auch eine repräsentative Studie des ADAC mit 3400 Einwohnern ländlicher Gemeinden gezeigt, bei der die Probanden ab dem Alter von 15 Jahren Auskunft darüber gaben, wie gut sie ihre Ziele mit Auto, Bus und Bahn, Fahrrad oder zu Fuß erreichen können.

In allen untersuchten Regionen zeigte sich eine relativ hohe Zufriedenheit mit der persönlichen Mobilität. Dies liegt aber vor allem daran, dass fast jeder Befragte Auto fährt, sieben von zehn Menschen sogar oft und regelmäßig. Dabei lassen sich die Fahrzeiten gut kalkulieren, da Staus eher selten und Parkplätze jederzeit verfügbar sind. Die Befragten sahen wenig Anlass zur Beanstandung. Bei der Zufriedenheit mit dem öffentlichen Personennahverkehr (ÖPNV) und der Fahrradmobilität sehen die Ergebnisse anders aus. Mehr als die Hälfte der Befragten nutzen den ÖPNV kaum, mangels fehlender Direktverbindungen, großer Lücken im Fahrplan und einer zu langen Reisedauer, um ans Ziel zu gelangen. Die Probanden wünschen sich jedoch Investitionen in bessere Bahn- und Busangebote. Bei über der Hälfte der Befragten spielt die Nutzung des Fahrrades keine Rolle, da die Fahrtzeit zum Erreichen des Zieles als unzumutbar hoch betrachtet wird.[68]

Das Auto ist mangels Alternativen das bevorzugte Verkehrsmittel, um die Alltagsmobilität zu sichern, obwohl es weder kostengünstig noch umweltschonend ist. Vor allem für ältere Landbewohner scheint das Auto die einzig praktikable Option zu sein. Im Hinblick auf die Altersstruktur in ländlichen Gebieten bedarf es jedoch alternativer Mobilitätskonzepte, um auch im Alter die Möglichkeit zu haben, von A nach B zu gelangen. Die »Mobilitätsalternativen Älterer im ländlichen Raum Südbayern« des IGES Instituts im Auftrag des ADAC Südbayern e.V. befragte rund 2000 über 55-Jährige aus Oberbayern, Niederbayern und Schwaben zu ihrem Mobilitätsverhalten und ihren Bedürfnissen. Von den Befragten nutzten mehr als die Hälfte das Auto. Bei einer Fahrt zum Arzt sind es im Sommer in der Gruppe der 65- bis 74-Jährigen 47 Prozent und nochmals 17 Prozent als Mitfahrer. In den Wintermonaten liegen diese Anteile noch höher. Dabei wird die Mitfahrgelegenheit mit zunehmendem Alter immer wertvoller: Auf dem Weg zum Arzt lag beispielsweise der Anteil der Mitfahrenden bei den über 74-Jährigen bei über 30 Prozent. Im Vergleich dazu wurde der öffentliche Nahverkehr nur von sechs Prozent der Älteren genutzt, er spielt quasi keine Rolle. Die dominierenden Hinderungsgründe waren vor allem das unflexible Angebot und die Schwierigkeit, den Bus oder die Bahn vom eigenen Wohnort aus zu erreichen.[69]

Die aktuelle ländliche Mobilitätslage zeigt, dass das Auto ein alternativloses Fortbewegungsmittel ist, das auch bei innovativen Mobilitätskonzepten in puncto Flexibilität unschlagbar bleiben wird. Dennoch sollten neue Konzepte und Maßnahmen gefördert werden, die möglichst auch für Ältere barrierefrei sind, um die Landregionen besser zu vernetzen und die Mobilität zu sichern. Dafür braucht es eine Gesamtstrategie, die neben Finanzierungsoptionen den öffentlichen und individuellen Verkehr besser verbindet und mehr rechtliche Freiräume in Sachen Mitfahrgelegenheiten und On-Demand-Angeboten beinhaltet. Denn die Umgestaltung und der Ausbau von öffentlichem Nahverkehr stellt immer nur einen Teil der Mobilität dar, der sich, wie sich in der Vergangenheit gezeigt hat, aufgrund der geringeren Bevölkerungsdichte sowie verschiedener Reisezeiten und Ziele auf dem Land schwerer gestalten lässt als in der Stadt. Zudem rechnet sich der Ausbau wirtschaftlich oft nicht. Der demografische Wandel und die damit in Verbindung stehende Abwanderung jüngerer Menschen, die tendenziell häufiger vom öffentlichen Nahverkehr Gebrauch machen, lassen den Ausbau des ÖPNV auch unter wirtschaftlichen Gesichtspunkten als wenig sinnvoll erscheinen.[70]

Rufbusse, die von den Verkehrsunternehmen selbst gestellt werden, sind in Ergänzung zu bestehenden Busverbindungen ein Angebot zusätzlicher Fahrtmöglichkeiten mit festem Fahrplan und Routen, allerdings nur nach vorheriger telefonischer Anmeldung. Auch das Anruf-Sammeltaxi wird meist von den Verkehrsunternehmen betrieben und fährt, nach telefonischer Anmeldung, feste Haltestellen in einem bestimmten Zeitraum an, bringt aber die Fahrgäste oftmals bis vor die Haustür. Bürgerbusse sind eine weitere Alternative zum normalen öffentlichen Nahverkehr und gehen oft auf Privatinitiativen von Vereinen zurück, um die Lücken des Nahverkehrs zu schließen. Ehrenamtliche Mitarbeiter fahren auf Bestellung oder auch im regulären Betrieb auf unterschiedlichen Routen. In der bayerischen Gemeinde Freyung gibt es den ÖPNV-on-Demand – ein neuartiges Konzept. Hier wird entweder mittels App oder Telefon ein Bus oder Auto bestellt, die bis zu 230 Stopps anfahren, damit ein großes Netz abdecken und die Einwohner bis vor die Haustür bringen. Pro

Fahrt werden 2,90 Euro berechnet. Und dann gibt es noch die Mitfahrbank: In Anlehnung an das fast vergessene Trampen werden Sitzbänke an hochfrequentierten Straßen oder in unmittelbarer Nähe zu den Bushaltestellen aufgestellt. Wer eine Mitfahrgelegenheit braucht, platziert sich auf der Bank und kann das gewünschte Ziel mithilfe einer Schilderauswahl für Mitnehmende erkenntlich machen. Die Mitnahme ist umsonst, die Bänke sind gesponsert, aber die Wartezeiten können doch sehr lang werden.

In Hübenthal, Hessen, gibt es lokales Carsharing. Hier sind zwei Dorfautos in Benutzung, die von allen Bürgern mit Führerschein gefahren werden dürfen. Die Autos werden immer auf dem Dorfparkplatz abgestellt, die Schlüssel befinden sich in einem Holzschuppen. Ähnliche kleine Carsharing-Projekte gibt es auch in Gemeinden in Bayern und Thüringen. Eine weitere Initiative, STmobil, verbindet den Nahverkehr mit E-Bikes: Die Gemeinden Recke, Mettingen und Westerkappeln können mit dem E-Bike und dem Schnellbus nach Osnabrück pendeln. Das E-Bike wird an der Haltestelle geparkt, von wo es dann mit dem Bus weitergeht. In Osnabrück kann dann von der Radstation wieder mit einem E-Bike zur Arbeit gefahren werden.[71] Damit nicht nur eine bessere Vernetzung, sondern auch nachhaltige Mobilität für Landregionen gelingt, sollten die verschiedenen Möglichkeiten der Mobilität enger miteinander verknüpft werden. Maßnahmen wie Bürgerbusse sollten in Ergänzung zum Nahverkehr intensiv unterstützt werden. Dabei bedarf es dennoch eines schnelleren und flexibleren Nahverkehrsplans. Nicht zu vergessen sind dabei die barrierefreie Ausgestaltung und Organisation der Wege zu den Haltestellen. Dazu sollte ein verbessertes Radwegenetz aufgebaut werden. E-Bikes werden künftig sicher eine größere Rolle in der Mobilität spielen, sowohl für Pendler als auch für Freizeitaktivitäten.

Aufgrund der bedeutenden Position des eigenen Autos auf dem Land sollten bei der Planung möglichst umweltfreundlichere Antriebsformen mitberücksichtigt werden. Eine Möglichkeit wäre, Carsharing auf dem Land auszuweiten. Mithilfe einer staatlichen Förderung könnten E-Autos für die Bewohner zur Verfügung gestellt werden.[72]

In jedem Fall müssen die Angebote und Maßnahmen so gestaltet werden, dass sie zu einer echten Alternative zum eigenen Auto werden können.

Kaufen, Sanieren und Bewohnen alter Bauernhäuser – verrückt oder tatsächlich ein Lösungsansatz?

Was wäre das Leben auf dem Lande ohne die eigenen vier Wände? Davor der Gemüsegarten und hinter dem Haus eine große Wiese, auf der die Kinder mit dem Hund spielen und toben können. Sollte man sich dazu entschließen, eine Immobilie zu kaufen, geht man zunächst davon aus, dass in den entlegeneren Regionen Deutschlands der Hauskauf relativ problemlos und finanzierbar ist. Doch diese Situation hat sich 2020 und 2021 deutlich verändert. Die Immobilienpreise schossen im Jahr 2021 in ungeahnte Höhen, da die auch durch Corona bedingte Nachfrage nach Häusern auf dem Lande förmlich explodiert ist. Die Menschen zieht es derzeit stark aufs Land, um der Enge der Stadt zu entfliehen und der Sehnsucht nach Ruhe, Landluft und Freiheit nachzugehen. Insbesondere junge Familien wollen sich den Traum eines Hauses im Grünen erfüllen, werden dann aber von der Realität hart eingeholt. Denn zum Teil wurden Anfang 2021 für Immobilien bis zu 40 Prozent mehr bezahlt, als dies noch ein Jahr zuvor der Fall war. Mit einem realistischen Blick auf die Preise muss man ehrlicherweise sagen, dass sich kaum noch Menschen in Deutschland eine Immobilie leisten können. Insbesondere für junge Familien, für die ein Haus mit Garten sinnvoll wäre, bedeutet der Kauf derzeit ein hohes Risiko. Neben dem Kaufpreis kommen oft unterschätzte weitere Kosten wie Notar, Steuern oder Maklergebühren. hinzu. Darüber hinaus bedeutet eine eigene Immobilie auch ständig laufende Kosten, wie Hauspflege, Renovierungen, Grundsteuer, Nebenkosten (Müll, Wasser, Strom etc.) – und ... auch ein Garten kostet Geld! Dazu kommt, dass zumeist nicht beide Elternteile voll berufstätig sind, um das Hausprojekt zu finanzieren. Dabei dürfen dann in der Finanzierungsplanung auch nicht die eigenen Kinder vergessen werden, die neben den üblichen Dingen wie Essen, Kleidung, Schulbedarf, Spielsachen auch mal einen Ausflug machen oder Mitglied in einem Verein werden wollen. Trotz eines Hauses möchte man ja dennoch auch mal wieder in den Urlaub fahren. Ergo: Man darf sich ein Haus kaufen, aber kein Gefängnis! Absolutes No-Go ist die Einplanung des Kindergeldes in die Hausfinanzierung! Eine gesunde Finanzierung bedeutet, dass etwa ein gutes Drittel des beruflichen Einkommens zur Finanzierung des Hauses eingeplant wird. Wird mehr als die Hälfte eingeplant, sollte man die Finger davon lassen, erfahrungsgemäß schnürt dies eine junge Familie finanziell über einen langen Zeitraum zu stark ein. Nicht wenige Ehen scheitern unter diesem Stress. Merke: Du darfst ein Haus besitzen – aber das Haus darf nicht dich besitzen!

Man kann Glück haben und dennoch ein Schnäppchen machen – auch diese Möglichkeiten gibt es. Man darf aber nicht unterschätzen, dass auf dem Lande die günstigen und attraktiven Angebote für Bauland und Häuser in der Regel unter der Hand vergeben werden. Für Auswärtige ist es schwer, da zum Zuge zu kommen.

Eine Alternative ist die auf den ersten Blick unattraktivste von allen: der Kauf eines alten Hauses. Automatisch lässt es einen zusammenzucken, wenn man darüber nachdenkt. Denn es heißt schließlich immer: Alte Häuser kosten mehr als neue Häuser! Ist das falsch?

Michael Harnisch hat mit seiner Familie in Nümbrecht das komplette Gegenteil bewiesen. Er kaufte sich im Bergischen Land ein altes, großes Fachwerkhaus und sanierte dies mit klugem Vorgehen und viel Eigenleistung. Satte 980 000 Euro wurden ursprünglich vom Architekten veranschlagt, und letztendlich ist daraus nur ein Viertel der Kosten entstanden. Richtig geplant und strukturiert, mit etwas handwerklichem Geschick und viel Zeit kann dies durchaus eine Alternative sein – insbesondere für den kleineren Geldbeutel. Dazu informierte sich Familie Harnisch bei Denkmalämtern, technischen Hochschulen und Fachexperten, ließ sich bei Handwerkern alte Handwerkstechniken zeigen, erhielt viel der ursprünglichen Substanz (Fenster und Türen), suchte historische Baumaterialien aus abgerissenen Häusern zusammen und schuf viel in Eigenleistung.

Alte, sanierungsbedürftige Häuser gibt es weiterhin sehr kostengünstig. Über das Thema »Kaufen, Sanieren und Bewohnen alter Bauernhäuser – verrückt oder tatsächlich ein Lösungsansatz?« habe ich mit dem Vorstand der Interessengemeinschaft Bauernhaus e.V. (IgB) gesprochen, die sich seit 1973 für den »Erhalt historischer Baukultur auf dem Land und in der Kleinstadt« einsetzt.[73] Mit inzwischen bundesweit etwa 6000 Mitgliedern und rund 150 Außen- und Kontaktstellen in allen Bundesländern gilt die IgB als wichtigste Organisation zur Wahrung historischer Baukultur im ländlichen Raum. Ich sprach mit Ulrike Bach (1. stellv. Vorsitzende) sowie Wolfgang

Riesner (2. stellv. Vorsitzender) der Interessengemeinschaft Bauernhaus e.V. über das Sanieren und Bewohnen alter Häuser.

Ulrike Bach, in Offenbach geboren, aufgewachsen in Lorsch und am Bodensee, ist eigentlich ein Stadtkind. Sie hat im Jahr 1994 ihr historisches Gebäude von 1801 am Marktplatz in Zeilitzheim spontan gekauft: Liebe auf den ersten Blick! Es handelt sich hierbei um ein imposantes Bürgerhaus, das lange Zeit als Geschäftshaus diente. 1997 ist sie mit ihrer Familie in eine Baustelle eingezogen, die bis heute nicht ganz fertig ist. Seit Kindestagen ist sie von alten Häusern begeistert, obwohl sie früher nie in solchen lebte. Frau Bach hat eine Wählergemeinschaft gegründet, die sich unter anderem für eine Innenentwicklung und mehr Wertschätzung der fränkischen Baukultur einsetzt. Dazu sitzt sie derzeit im Gemeinderat von Kolitzheim.

Wolfgang Riesner, in Hannover geboren, ist verheiratet und Vater einer erwachsenen Tochter. Er lebt mit seiner Frau seit 1990 in Petershagen-Neuenknick im Kreis Minden-Lübbecke in NRW. 1986 erwarb Herr Riesner ein völlig heruntergekommenes Kleinbauernhaus von 1880, das er in fast völliger Eigenleistung instand gesetzt und zum Wohnen ausgebaut hat. Seine IgB-Gruppe hat erfolgreich mehrere bedrohte Häuser retten können und gründete unter anderem den Verein denkmal! Windheim No2. Herr Riesner ist ebenfalls in der Kommunalpolitik aktiv.

Baumann: Warum müssen eigentlich alte Häuser gerettet werden?

Bach: Ich halte diese jahrhundertealte, großartige Handwerkskunst mit der Liebe fürs Detail und dem historischen Charme für extrem erhaltenswert. Jedes Haus erzählt uns eine individuelle, eigene Geschichte, die zwischen den Regionen sehr differieren kann. Diese Baukultur muss erhalten werden. Ihre Bewahrung ist auch eine Auseinandersetzung mit unserer eigenen Geschichte, die sich in den Häusern widerspiegelt und verrät, wie unsere Vorfahren gewohnt und gelebt haben. Natürlich spielen auch ökologische Gründe eine wesentliche Rolle. Die Erhaltung von Bestandsbauten verringert das Müllaufkommen – die Baubranche zählt zu den Bereichen, die mit am meisten Abfall produzieren und Ressourcen verbrauchen – sowie die Versiegelung unberührter Natur.

Riesner: Wenn man vor einem alten Haus steht, dann sind es insbesondere immaterielle Gründe, die uns faszinieren und fesseln. Wir benötigen zum Wohlfühlen Vertrautes in der Umgebung – und das erkennt und spürt man in alten Häusern. Wir erleben, wie die Zeit vergeht, und sehen zudem, wie die Häuser funktionieren, das lässt uns die Welt besser verstehen – und das beruhigt uns.

Baumann: Der Hausleerstand in den Dörfern – kann das die Wohnungsnot in den Städten zumindest teilweise lösen?

Bach: Der Hausleerstand wird nicht von alleine die Wohnungsnot lösen können, denn ein Neubauliebhaber wird nicht zu überzeugen sein. Es gibt Vorbild-Regionen, die das erkannt und gute Konzepte entwickelt haben, um dem Leerstand zu begegnen. Interessant ist, dass der Erfolg im Regelfalle von den handelnden Personen abhängig ist. Wenn beispielsweise der Bürgermeister in der Lage ist, den Rat und die Gemeinde von einer Idee zu begeistern, dann ist die Chance groß, dass es funktioniert. Es gibt hier eine Menge Gestaltungs- und Einflussmöglichkeiten, die nicht jedem Ratsmitglied bewusst sind. Demnach steht und fällt die Sache mit den Kommunen und Stadträten. Ein positives Beispiel ist der Bürgermeister in Wanfried in Nordhessen, wo es sehr viel Leerstand gab. Hier wurden und werden in einem funktionierenden Konzept Interessenten eng begleitet mittels relevanter Informationen und Kontakte. Dazu gehört auch, dass der Ort eine funktionierende und attraktive Infrastruktur aus Mobilität, Einkaufsmöglichkeiten und Internet bietet.

Riesner: Wohnraum steht und fällt mit den vorhandenen Arbeitsplätzen. Wo Wohnraum ist, da fehlen Arbeitsplätze und umgekehrt. Viele Leute würden in leere Häuser ziehen, wenn in der Nähe der Broterwerb wäre. Wir haben aktuell so gut wie keinen bezahlbaren Wohnraum mehr in München oder im Rhein-Main-Gebiet. Es gibt viele Menschen, die in den Ballungsräumen leben und aufs Land ziehen würden, wenn das Konzept aus Beruf und Wohnraum es zulassen würde. Homeoffice bietet dazu eine Menge Möglichkeiten, um dort zu wohnen, wo es schön ist: inmitten der Natur, mit viel Platz und Raum zum Gestalten. Durch die Corona-Krise hat sich in vielen Branchen einiges verändert, sodass man nicht immer vor Ort sein muss. Ich hoffe, dass das beibehalten und ausgebaut werden kann.

Baumann: Welche Konzepte gibt es, alte Häuser auf den Dörfern zu erhalten?

Bach: Es existieren beispielsweise die sogenannten LEADER-Projekte der Europäischen Union, die Entwicklungsprojekte auf dem Lande fördern. Dazu existieren Gestaltungshandbücher, Wettbewerbe, Bauberatungen, Zuschüsse zum Erhalt, und Förderprogramme von Städten und Kommunen. Aber auch hier ist der Erfolg abhängig von den handelnden Personen. Eine Notlösung darf es für die Menschen nicht sein, aufs Land zu ziehen. Den meisten Leuten fehlt es allerdings an Mut und Fantasie, ein altes Haus zu neuem Leben zu erwecken. Wer ein historisches Gebäude kauft, muss stets flexibel sein und sich Zeit nehmen. Darüber hinaus benötigt man Leidensfähigkeit, Resilienz – man darf sich nicht zu leicht unterkriegen oder irritieren lassen. Beispielsweise kam bei mir jeden Tag eine Frau vorbei und fragte, wann ich denn endlich mit Styropor dämmen würde. Ein altes Haus mit natürlichen Materialien und ressourcenschonend instand zu setzen ist oftmals schwer zu vermitteln, und es wird immer Rückschläge geben, aber es lohnt sich. Wenn es sich entwickelt und man die ersten Tage darin wohnt, ist dies ein unvergleichliches Gefühl. Man bewohnt ein Objekt, das einzigartig ist, das Geschichte hat. Ich möchte nicht Teil eines Neubaugebietes sein, aber Teil eines historischen Marktplatzes.

Riesner: Die Konzepte können regional sehr unterschiedlich sein. In Minden-Lübbecke (Ostwestfalen) gibt es beispielsweise kaum noch alten leeren Hausstand. Im Weserbergland mag es anders sein. Ein altes, leer stehendes Haus zu beziehen ist vor allem Aufklärungsarbeit. Wir müssen signalisieren, dass man sich das leisten kann, denn es gibt Konzepte, die auch für den kleineren Geldbeutel umsetzbar sind. So war es bei mir, ich konnte mir kein Haus leisten, da musste es eben ein sanierungsbedürftiges sein. Alte Häuser sind eine große Chance, um eine günstige Immobilie zu erwerben. Und dazu gibt es inzwischen viele gute Förderprogramme. Der Rohbau existiert ja, den Ausbau kann man selber machen, mit Geduld und Zeit. Allerdings gibt es leider nicht mehr genügend Handwerker, die sich mit der alten Handwerkskunst noch auskennen. Kalkmörtel anrühren und verarbeiten, das kann nicht jeder Maurer. Lehmbau kann heutzutage kaum noch einer.

Baumann: Eine Familie will aufs Land ziehen und ein altes Haus kaufen – welche Tipps haben Sie?

Bach: Das Wichtigste ist, sich Zeit zu nehmen! Ein altes Haus besteht nicht aus Fertigbauteilen. Darüber hinaus muss man gut und langfristig planen, unter Berücksichtigung der Substanz des Bauwerkes. Man muss die Sprache des Hauses verstehen und diese weitersprechen. Aus einem kleinen Winzerhaus beispielsweise macht man kein Loft. Man muss den Jahresverlauf mitdenken, Sonnenstand und Straßenverlauf berücksichtigen und dementsprechend die Zimmer aufteilen und eigene Bedürfnisse integrieren. Empfehlenswert ist auch der Austausch mit Gleichgesinnten, etwa im Netzwerk der Interessengemeinschaft Bauernhaus. Auch ich komme nach den Treffen immer mit neuen Bauideen nach Hause.

Riesner: Von Anfang an sollte man gute Beratung einholen, dazu empfiehlt sich, wie Frau Bach bereits sagte, der Kontakt zur IgB. Ich muss jemanden finden, der die gesamte Situation überblickt, der prüft, ob die eigenen Vorstellungen mit der Realität übereinstimmen. Dabei werden fundierte Informationen eingeholt, um zu prüfen, ob das Ausgedachte umsetzbar ist. Dazu werden Ressourcen abgewogen. Das ist nicht nur Geld, sondern auch Zeit und unsere eigenen Energien. Wir neigen dazu, immer etwas mehr zu investieren, als wir eigentlich haben. Wenn uns 250 000 Euro zur Verfügung stehen, dann suchen wir uns kein Haus für 180 000 Euro, sondern für 300 000 Euro. Das beeinträchtigt unsere Lebenszeit, unsere Ressourcen. Wenn ich ein Haus saniere, dann muss man verkraften können, dass es zehn Jahre nicht schön aussieht. Das kann ich aus eigener Erfahrung berichten: Wir haben unser altes Haus aufgebaut, ohne einen Kredit aufzunehmen. Das dauerte über zehn Jahre, bis wir richtig fertig geworden sind.

Baumann: Wie stelle ich das konkret an?

Riesner: Es gibt eine Hierarchie der Argumente. Die oberste Hierarchie ist die Umgebung (Bäume), wie sind die Funktionen der Räume, wie sind diese verknüpft, wie stellen sich die Außenräume dar, wo sind Schattenseiten, welche Wege und Räume nutze ich? Zudem sollten sich die Bauherren fragen, wie sie sich das Leben in fünf, zehn und zwanzig Jahren vorstellen, und dabei prüfen, ob das Haus dann auch noch funktioniert. Alte Häuser können sich da leichter anpassen als Fertighäuser. Aber viele Leute können diese Fragen nicht beantworten. Da muss ein kompetenter Berater die Lösungen herauskitzeln, sonst klappt das nicht. Die Lösung liegt immer im Kopf, nicht an der Oberfläche. Hilfreich ist auch, ein Modell zu bauen oder das Haus aufzumalen. Das ist oft besser, als dies verbal zu formulieren. Tipp: Die Lebenspartner sollten die Häuser und Funktionen der Räume getrennt voneinander skizzieren und dann den Vergleich herstellen.

Baumann: Welche Fehler sollten bei den Bauplanungen vermieden werden?

Bach: Zeitmangel ist sehr ungünstig, und man sollte sich nicht an den Versprechungen der Baumärkte orientieren.

Riesner: Die Bauherren sollten möglichst wenig alte Spuren verschwinden lassen. Der ursprüngliche Charakter sollte erhalten sowie wiederbelebt und das Haus nicht kaputtsaniert oder -restauriert werden.

Baumann: Trotz Corona-Krise nehmen die Mitgliederzahlen in der IgB zu. Welche Theorien haben Sie dafür?

Bach: Zunächst einmal haben wir eine gut funktionierende Geschäftsführung und einen tatkräftigen Vorstand. Zunehmend mehr Menschen werden dadurch auf uns aufmerksam. Es ist weiterhin dramatisch, wie viele historische Häuser für immer verschwinden, da hat sich bis heute nichts verändert.

Riesner: Zum einen wird die IgB sichtbarer, aber die Mehrzahl weiß weiterhin nicht, dass es uns gibt. Zudem wollen zunehmend mehr Menschen auf dem Land leben, und die IgB bietet Kurse und Seminare an, sodass wir ihre Lobby für Menschen auf dem Lande sein können. Wir kommen langsam weg vom Image des Hinterwäldlers, der auf dem Land lebt. Wir setzen uns stark für bedrohte Häuser ein und verhindern regelmäßig den Abriss.

Baumann: Wie kann Landwirtschaft zur Lösung des Häuserleerstands beitragen?

Bach: Es ist immer seltener geworden, dass Landwirte ihre alten Bauernhäuser erhalten. Mir fehlt da manchmal die Wertschätzung, die kulturelle Bindung, der Blick für die Schönheit und auch das Selbstbewusstsein der Landwirte für alte Häuser. Da wird mehr Wert auf Pragmatismus gelegt. In der Regel werden diese alten Bauernhäuser an Zugezogene verkauft, die aus Städten oder anderen Dörfern kommen.

Riesner: Der Landwirt denkt zunächst praktisch. Die Landwirtschaft ist heutzutage sehr unterschiedlich ausgeprägt, und es gibt durchaus traditionsbewusste Höfe. In den letzten Jahrzehnten wurden viele kleinere landwirtschaftliche

Betriebe geschlossen, und es geht darum, frühzeitig die vielfältigen und spannenden Umnutzungspotenziale der großen Gebäude deutlich zu machen durch innovative Wohneinheiten. Eine Chance dazu besteht insbesondere bei regional bewirtschafteten Betrieben, Bio- oder Ökobetrieben, nicht bei Industriebetrieben. Es bestehen durchaus große Chancen, die Gebäude für Wohnflächen oder ergänzende Konzepte (zum Beispiel Ergotherapie, betreutes Wohnen) nutzbar zu machen. In den Niederlanden gibt es sogenannte Sorg-Bauernhöfe, in denen Menschen mit Beeinträchtigungen wohnen und sich zugleich um die Tiere, die Gärtnerei oder den Hofladen kümmern. In Deutschland existiert diese Form leider noch nicht.

Baumann: Wie geht ökologisches Bauen?

Riesner: Wenn ich etwas baue, hinterlasse ich immer auch einen ökologischen Fußabdruck. Beim heutigen Bauen mit den üblichen Materialien wie Beton, Zement, Ziegel ist der Fußabdruck sehr groß. Styropor ist beispielsweise gar nicht mal das Problem, aber der Putz und die Ziegelsteine werden verklebt, das kann man noch nicht einmal verbrennen, man muss es separieren. Beim ökologischen Bauen ist der Fußabdruck sehr klein, denn Baumaterialien und Techniken haben nur einen geringen Einfluss auf die Menschen und die Natur. Erzeugung, Herstellung, Nutzung und der Rückbau sind ökologisch nicht verheerend. Die ökologischen Baumaterialien sind lange nutzbar, anpassungsfähig und insbesondere wiederverwendbar.

Bach: Dabei brauchen Sie bloß die alten, traditionellen Materialien (wieder-)verwenden. Ein altes Haus können Sie kompostieren. Dabei besteht auch die Chance, viel selber zu machen. Lehmwände beispielsweise, die kann man eigenhändig bauen, auch Kalkfarben mit Pigmenten werden einfach selber hergestellt. Wir heizen beispielsweise unser Haus komplett mit Holz, das wir aus dem Wald holen.

Baumann: Inwiefern lässt sich durch die Rettung alter Häuser auch ein Beitrag gegen die Folgen des Klimawandels leisten?

Bach: Die IgB hat sich im Sinn der grauen Energie positioniert: Materialien eines Hauses wiederzuverwenden, umzunutzen und nicht zu vernichten.

Riesner: Heutige Bauabfälle bedeuten ein großes Müllproblem. Zur Herstellung werden immense Energien verbraucht, das muss uns bewusst werden. Alten Hausbestand zu erhalten, Baumaterialien wiederzuverwenden das sind wesentliche Beiträge zum Klimaschutz.

Baumann: Sollte die Erschließung von Neubaugebieten gedrosselt werden?

Riesner: Unbedingt! Es dürfen nicht noch mehr Flächen neu versiegelt werden. Daher sollten mehr Auflagen geschaffen werden, um Grünflächen zu erhalten. Ich hatte vor einiger Zeit die Initiative »Stadtgrün« gegründet, um mehr Grün in die Stadt zu bringen. Warum müssen in einem Industriegebiet nur Fabriken und Parkplätze stehen. Es könnten dort auch Baumgruppen integriert werden. Industrieflächen müssten, wenn möglich, mehr nach oben gebaut werden, um den unglaublichen Flächenverbrauch zu begrenzen. Diese Verdichtung ist sehr bedenklich für die Gesundheit der Menschen. Die Funktionstrennung von Industrie, Gewerbe und Wohngebiet müsste aufgebrochen werden, darüber sollten wir verstärkt nachdenken.

Bach: Neubau ist immer zu einem bestimmten Punkt notwendig, aber wir müssen das deutlich reduzieren und unseren Schwerpunkt auf Erhalt alter Substanz oder alter Grundstücke legen, sonst gehen noch mehr Ackerland oder Naturschutzgebiete verloren.

Baumann: Was halten Sie von dem Satz »Der Mensch gehört in die Stadt.«?

Riesner: Der Mensch gehört aufs Land, aber das geht natürlich nicht, dass jetzt alle aufs Land ziehen. Aber viele Menschen schaffen sich in der Stadt dorfähnliche Strukturen, sogenannte Kieze, die einer Dorfgemeinschaft ähneln. Die Shoppingmalls in den USA beispielsweise orientierten sich ursprünglich an den alten deutschen Marktplätzen. Das ist der Luxus des Landlebens, da müssen wir wieder hinkommen.

Bach: Wir brauchen beides, »Polarität« ist das Schlagwort. Das Stadtleben hat seine Reize, aber auch das Dorfleben. Das macht es doch gerade so spannend.

---

[1] Dünckmann F (2019): Das Dorf als politischer Ort. In: Nell W, Weiland M (Hrsg.): Dorf. J.B. Metzler Verlag, Stuttgart: 144.
[2] Grabski-Kieron U (2008): Entwicklung ländlicher Räume – Gestaltungsauftrag an Politik und Planung, [online]. Verfügbar unter: https://www.zukunftsforum-laendliche-entwicklung.de/fileadmin/SITE_MASTER/content/Dokumente/Downloads2008/8Grabski-Kieron.pdf [Zugriff am: 18.5.2021].
[3] Grabski-Kieron U (2016): Politik im und für den ländlichen Raum, [online]. Verfügbar unter: https://www.bpb.de/apuz/236833/politik-im-und-fuer-den-laendlichen-raum?p=all [Zugriff am: 18.5.2021].
[4] Ebd.
[5] Schmidt C (2017): Neue Politik für ländliche Regionen, [online]. Ver-

fügbar unter: https://www.hss.de/download/publications/PS_474_
BUNDESTAGSWAHL_2017_08.pdf [Zugriff am: 18.5.2021].

[6] Ebd., 56.

[7] Ebd.

[8] BMEL Bundesministerium für Ernährung und Landwirtschaft (2018):
Bundesprogramm Ländliche Entwicklung, [online]. Verfügbar unter:
https://www.bmel.de/SharedDocs/Downloads/DE/Broschueren/
bundesprogramm-laendliche-entwicklung2019.pdf?__blob=publicati-
onFile&v=8 [Zugriff am: 18.5.2021].

[9] BMEL Bundesministerium für Ernährung und Landwirtschaft (2019):
Ländliche Regionen verstehen, [online]. Verfügbar unter:
https://www.bmel.de/SharedDocs/Downloads/DE/Broschueren/
LaendlicheRegionen-verstehen.pdf?__blob=publicationFile&v=7
[Zugriff am: 18.5.2021].

[10] Piron R (2019): Den ländlichen Raum fördern – Alles, was Sie
wissen müssen, [online]. Verfügbar unter: https://kommunal.de/
laendlicher-raum-bedeutung [Zugriff am: 18.5.2021].

[11] BMEL 2018.

[12] BMEL 2019.

[13] BMEL Bundesministerium für Ernährung und Landwirtschaft.
(2016): Bericht der Bundesregierung zur Entwicklung der ländlichen
Räume 2016, [online]. Verfügbar unter:
https://www.bmel.de/SharedDocs/Downloads/DE/_laendliche-
Regionen/Regierungsbericht-Laendliche-Raeume-2016.pdf?__
blob=publicationFile&v=3 [Zugriff am: 18.5.2021].

[14] SRLE Sachverständigenrat Ländliche Entwicklung beim Bundesministerium für Ernährung und Landwirtschaft (2017): Weiterentwicklung der Politik für ländliche Räume in der 19. Legislaturperiode,
[online]. Verfügbar unter:
https://www.bmel.de/SharedDocs/Downloads/DE/_Ministerium/
Beiraete/srle/Stellungnahme-SRLE-WeiterentwicklungPolitikLR.
pdf?__blob=publicationFile&v=3 [Zugriff am: 18.5.2021].

[15] Schmidt 2017.

[16] Hilpert K, Knieling J (2008): Politik für ländliche Räume in Deutschland, [online]. Verfügbar unter: https://www.kritischer-agrarbericht.
de/fileadmin/Daten-KAB/KAB-2008/Hilpert_Knieling.pdf [Zugriff
am: 18.5.2021]; Kirschke D, Häger A (2016): Von der Agrarpolitik zur
Politik für den ländlichen Raum? Zeitschrift für Agrarpolitik und
Landwirtschaft, 94 (1), [online]. Verfügbar unter:
https://doi.org/10.12767/buel.v94i1.106 [Zugriff am: 18.5.2021]; Kurz
O, Hawel BW, Döll G (2014): Thesenpapier zur Entwicklung des länd-

lichen Raums, [online]. Verfügbar unter:
https://www.srl.de/dateien/dokumente/de/Thesenpapier_Laend-licher-Raum.pdf [Zugriff am: 18.5.2021].

17 Bundeszentrale für politische Bildung (2020): Ländliche Räume, [online]. Verfügbar unter: https://www.bpb.de/shop/zeitschriften/informationen-zur-politischen-bildung/312730/laendliche-raeume [Zugriff am: 18.5.2021], 49.

18 Ebd.

19 Ebd., 64.

20 Ebd.

21 BMB Bundesverband mobile Beratung (2019): Was blüht dem Dorf?, [online]. Verfügbar unter: https://www.bundesverband-mobile-beratung.de/wp-content/uploads/2019/07/bmb-was-blueht-Ende.pdf [Zugriff am: 23.5.2021].

22 Henkel G (2017): Rettet die Dörfer. In: Awo (Hrsg): TUP Sonderband 2017, [online]. Verfügbar unter: https://www.awo.org/sites/default/files/2019-04/sonderband_tup_2_Henkel.pdf [Zugriff am: 23.5.2021].

23 BMB 2019.

24 Ebd.

25 Henkel 2017, 108.

26 Ländlicher Raum (o. J.): Steckbrief Leader, [online]. Verfügbar unter: https://www.laendlicher-raum.info/foerderung/foerdersteckbrief-leader/ [Zugriff am:19.5.2021]; Dvs Deutsche Vernetzungsstelle ländlicher Raum (2020a): LEADER – wie geht es weiter?, [online]. Verfügbar unter: https://www.netzwerk-laendlicher-raum.de/eler-aktuell/leader-wie-geht-es-weiter/ [Zugriff am: 19.5.2021].

27 Eine Übersicht der Projekte sowie Informationen zu LEADER finden sich auf der Website der Deutschen Vernetzungsstelle ländlicher Raum (DVS): www.laendlicher-raum.info.

28 Landwirtschaftskammer Niedersachsen: LEADER-Region Lachte-Lutter-Lüß erhält Auszeichnung für innovatives Projekt, [online]. Verfügbar unter: https://www.lwk-niedersachsen.de/index.cfm/portal/6/nav/203/article/19989.html [Zugriff am: 23.5.2021].

29 Ebd.

30 Richter C (2019): Bürgerverein will SÖZ-Gelände aufhübschen, [online]. Verfügbar unter:
https://www.cellesche-zeitung.de/Celler-Land/Samtgemeinde-Lachendorf/Eldingen/Dorfmitte-verschoenern-Buergerverein-will-SOeZ-Gelaende-aufhuebschen [Zugriff am: 19.5.2021].

31 Umweltbundesamt (Hrsg.) (2020): Projektstudie Leben in zukunfts-fähigen Dörfern, [online]. Verfügbar unter:

https://www.umweltbundesamt.de/sites/default/files/medien/1410/
publikationen/2020-01-28_texte_21-2020_leben-in-zukunftsfahigen-
dorfern_projektstudie.pdf [Zugriff am: 19.5.2021].

[32] Ebd., 6.

[33] GEN Deutschland (o. J.): Leben in zukunftsfähigen Dörfern I+II,
[online]. Verfügbar unter:
https://gen-deutschland.de/leben-in-zukunftsfaehigen-doerfern/
projekt/ [Zugriff am:19.5.2021]; Veciana S, Strünke C (2018): Leben in
zukunftsfähigen Dörfern. In: ASG; 3/2018: 26–29.

[34] GEN Deutschland o. J.

[35] BMVI Bundesministerium für Verkehr und digitale Infrastruktur
(2019): Aktuelle Breitbandverfügbarkeit in Deutschland (Stand Mitte
2019), [online]. Verfügbar unter: https://www.bmvi.de/SharedDocs/
DE/Publikationen/DG/breitband-verfuegbarkeit-mitte-2019.pdf?__
blob=publicationFile [Zugriff am: 19.5.2021].

[36] Susanne Dähner, Lena Reibstein, Manuel Slupina, Reiner Klingholz,
Silvia Hennig, Gabriele Gruchmann. Berlin-Institut für Bevölkerung
und Entwicklung und Neuland21 e.V. (Hrsg.) Urbane Dörfer – Wie
digitales Arbeiten Städter aufs Land bringen kann. 2019.

[37] Bertelsmann Stiftung (Hrsg.) (2017): Smart Country regional gedacht – Teilräumliche Analysen für digitale Strategie in Deutschland,
[online]. Verfügbar unter: https://www.bertelsmann-stiftung.de/
fileadmin/files/Projekte/Smart_Country/SCRegional_Juni2017_final.
pdf [Zugriff am: 19.5.2021].

[38] VKU Verband Kommunaler Unternehmen e.V. (2018): Umfrage zum
Thema ländlicher Raum, [online]. Verfügbar unter: https://www.vku.
de/fileadmin/user_upload/Verbandsseite/Presse/Pressemitteilun-
gen/180223_Auswertung_Umfrage_Landlicher_Raum_SPON.pdf
[Zugriff am: 19.5.2021].

[39] Ebd.

[40] Berlin-Institut für Bevölkerung und Entwicklung (Hrsg.) (2019):
Urbane Dörfer, [online]. Verfügbar unter:
https://www.berlin-institut.org/fileadmin/Redaktion/Publikationen/
PDF/BI_UrbaneDoerfer_2019.pdf [Zugriff am: 19.5.2021].

[41] Ebd., 21.

[42] Ebd.

[43] Ebd., 7.

[44] Bertelsmann Stiftung 2017, 8.

[45] Umbs C (2020): Arbeiten nach Corona: Ist Homeoffice das Modell
der Zukunft?, [online]. Verfügbar unter: https://link.springer.com/
article/10.1365/s35764-020-00272-0 [Zugriff am: 19.5.2021].

[46] ZEW Zentrum für Europäische Wirtschaftsforschung (2020): Unternehmen wollen auch nach der Krise an Homeoffice festhalten, [online]. Verfügbar unter: https://www.zew.de/presse/pressearchiv/unternehmen-wollen-auch-nach-der-krise-an-homeoffice-festhalten [Zugriff am: 19.5.2021].

[47] DAK (2020): Digitalisierung und Homeoffice in der Corona-Krise, [online]. Verfügbar unter: https://www.dak.de/dak/bundesthemen/sonderanalyse-2295276.html#/ [Zugriff am: 19.5.2021].

[48] Ebd.

[49] Ebd.

[50] BÄK Bundesärztekammer (2018a): Ärztestatistik zum 31. Dezember 2018, [online]. Verfügbar unter: https://www.bundesaerztekammer.de/fileadmin/user_upload/downloads/pdf-Ordner/Statistik2018/Stat18AbbTab.pdf [Zugriff am: 19.5.2021].

[51] BÄK Bundesärztekammer (2018b): Montgomery: Es ist höchste Zeit, den Ärztemangel ernsthaft zu bekämpfen, [online]. Verfügbar unter: https://www.bundesaerztekammer.de/ueber-uns/aerzte-statistik/aerztestatistik-2018/ [Zugriff am: 19.5.2021]; Landarztbörse (2016): Praxisabgabe: Warum junge Ärzte nicht aufs Land wollen, [online]. Verfügbar unter: https://www.landarztboerse.de/praxisabgabe-warum-junge-aerzte-nicht-aufs-land-wollen/mag-189 [Zugriff am: 19.5.2021]; Gesundheitsstadt Berlin (2018): Ärztestatistik 2017: Deutschlands Ärzte werden immer älter, [online]. Verfügbar unter: https://www.gesundheitsstadt-berlin.de/aerztestatistik-2017-deutschlands-aerzte-werden-immer-aelter-12217/ [Zugriff am: 19.5.2021]; KBV Kassenärztliche Bundesvereinigung (2020): Ärztemangel, [online]. Verfügbar unter: https://www.kbv.de/html/themen_1076.php [Zugriff am: 19.5.2021].

[52] KBV Kassenärztliche Bundesvereinigung (2019): Berufsmonitoring Medizinstudierende 2018, [online]. Verfügbar unter: https://www.kbv.de/media/sp/Berufsmonitoring_Medizinstudierende_2018.pdf [Zugriff am: 19.5.2021].

[53] Landarztbörse 2016.

[54] KBV 2020.

[55] Bertelsmann Stiftung (Hrsg.) (2015): Faktencheck Ärztedichte 2015, [online]. Verfügbar unter: https://www.bertelsmann-stiftung.de/fileadmin/files/BSt/Publikationen/GrauePublikationen/GP_Faktencheck_Gesundheit_Aerztedichte_2.pdf [Zugriff am: 19.5.2021].

[56] BMBF Bundesministerium für Bildung und Forschung (2017): Masterplan Medizinstudium 2020, [online]. Verfügbar unter: https://www.bmbf.de/de/masterplan-medizinstudium-2020-4024.

html [Zugriff am: 19.5.2021]; Burchard A (2017): Die Landarztquote kommt, [online]. Verfügbar unter: https://www.tagesspiegel.de/wissen/masterplan-medizinstudium-2020-die-landarzt-quote-kommt/19304346-all.html [Zugriff am: 19.5.2021]; LMS Leipzig Medical School (o. J.): Landarztquote, [online]. Verfügbar unter: https://leipzigmedicalschool.de/wiki/landarztquote/#in-welchen-bundeslaendern-gibt-es-eine-landarztquote [Zugriff am: 19.05.2021].

57 KV Hessen (2019): Medibus: die mobile Hausarztpraxis, [online]. Verfügbar unter: https://www.kvhessen.de/medibus/ [Zugriff am: 19.5.2021]; Ärzteblatt (2019): Medibus soll bis Ende 2020 in Nord- und Osthessen unterwegs sein, [online]. Verfügbar unter: https://www.aerzteblatt.de/nachrichten/107470/Medibus-soll-bis-Ende-2020-in-Nord-und-Osthessen-unterwegs-sein [Zugriff am: 19.5.2021].

58 Healthcare Mittelhessen (2020): »Landarzt« – wie der Beruf wieder attraktiv wird, [online]. Verfügbar unter: https://healthcare-mittelhessen.eu/landarzt-wie-der-beruf-wieder-attraktiv-wird [Zugriff am: 19.5.2021].

59 Berlin-Institut für Bevölkerung und Entwicklung (Hrsg.) (2011): Die Zukunft der Dörfer.

60 Ebd.

61 Henkel G (2019): Rettet das Dorf! Dörfer und Landgemeinden müssen gestärkt, statt weiter geschwächt werden, [online]. Verfügbar unter: https://www.netzwerk-buergerbeteiligung.de/fileadmin/Inhalte/PDF-Dokumente/newsletter_beitraege/4_2019/nbb_beitrag_henkel_191212.pdf [Zugriff am: 20.5.2021].

62 Frietsch M (2019): Perspektiven für das Dorf von morgen, [online]. Verfügbar unter: https://www.planet-wissen.de/gesellschaft/landwirtschaft/landleben_die_neue_lust_aufs_leben/pwieperspektivenfuerdasdorfvonmorgen100.html [Zugriff am: 20.5.2021].

63 Ebd.; Henkel (2019).

64 »Wolfe's Landgenuss« – Ein Dorfladen für Allmannsweiler, [online]. Verfügbar unter: https://www.leader-oberschwaben.de/projekte/details/198.html [Zugriff am: 24.5.2021]; Allmannsweiler Kinder haben nun einen Spielplatz, [online]. Verfügbar unter: https://www.schwaebische.de/landkreis/landkreis-biberach/bad-buchau_arid,11087267_artikel,-allmannsweiler-kinder-haben-nun-einen-spielplatz-_bildid,5778529.html [Zugriff am: 20.5.2021].

65 Zukunftsinstitut (2015): Das Comeback des Dorfes, [online]. Verfügbar unter: https://www.zukunftsinstitut.de/artikel/umwelt/das-comeback-des-dorfes/ [Zugriff am: 20.5.2021]

[66] Zukunftskommunen (o. J.): 74594 Gemeinschaft Schloss Tempelhof, [online]. Verfügbar unter: https://zukunftskommunen.de/kommunen/gemeinschaft-schloss-tempelhof/ [Zugriff am: 20.5.2021].

[67] Dorfgemeinschaft 2.0 (2020): Dorfgemeinschaft 2.0, [online]. Verfügbar unter: https://www.dorfgemeinschaft20.de/ [Zugriff am: 20.5.2021].

[68] ADAC (2018): Mobil auf dem Land: Die große ADAC-Umfrage, [online]. Verfügbar unter: https://www.adac.de/verkehr/standpunkte-studien/mobilitaets-trends/monitor-land/ [Zugriff am: 20.5.2021].

[69] IGES Institut (2018): Grenzen der Mobilität auf dem Land überwinden, [online]. Verfügbar unter: https://www.iges.com/kunden/mobilitaet/forschungsergebnisse/laendliche-mobilitaet/index_ger.html [Zugriff am: 20.5.2021].

[70] Ebd.; ADAC 2018.

[71] ADAC (2020): Mobilität auf dem Land, [online]. Verfügbar unter: https://www.adac.de/verkehr/standpunkte-studien/mobilitaets-trends/mobilitaet-land/ [Zugriff am: 20.5.2021]; Reek F (2020): Sieben Vorbilder für mehr Mobilität auf dem Land, [online]. Verfügbar unter: https://www.sueddeutsche.de/auto/mobilitaet-auf-dem-land-1.4755368 [Zugriff am: 20.5.2021]; Fromm K (2017): Fünf Ideen für mehr Mobilität auf dem Land, [online]. Verfügbar unter: https://www.nationalgeographic.de/umwelt/2017/07/fuenf-ideen-fuer-mehr-mobilitaet-auf-dem-land [Zugriff am: 20.5.2021].

[72] ADAC 2020; Schwietering C (2019): Wie die Verkehrswende auf dem Land gelingt, [online]. Verfügbar unter: https://www.zeit.de/mobilitaet/2019-11/verkehrspolitik-verkehrswende-land-mobilitaet-klimaschutz [Zugriff am: 20.5.2021].

[73] Für mehr Informationen: www.igbauernhaus.de

Kapitel 7: **Stadtflucht**

Tipps für Städter, die aufs Land ziehen

Wenn man als Städter die Entscheidung trifft, aufs Land zu ziehen, ist das sicherlich in den meisten Fällen wohlüberlegt. Dennoch sollte man sich dessen bewusst sein, dass die Vorstellung ländlicher Idylle im wahren Leben doch ganz anders aussehen kann. Es wird eine Umstellung sein, auf dem Land zu leben. Das kann ganz wundervoll werden, aber es gibt mit Sicherheit Tage und Momente, wo man das Stadtleben vermissen kann oder es als »besser« empfindet.

Mit dem Umzug aufs Land können die typisch urbanen spontanen Events etwas verloren gehen. In der Stadt sind Cafés, Restaurants, Supermärkte, Freunde meist um die Ecke oder schnell zu erreichen. Erledigungen zu machen, sich zu treffen oder essen zu gehen – das alles lässt sich geschwind machen und organisieren. Auf dem Lande ist das nicht immer ganz so einfach. Die Freunde wohnen oft nicht mehr in unmittelbarer Nähe, und wenn man sich dazu entscheidet, nicht nur in die nahe Umgebung einer Stadt zu ziehen, sondern wirklich in entlegenere Dörfer, kann man zuweilen auf eingefleischte Dorfgemeinschaften stoßen, die es Zugezogenen gar nicht so leicht machen, in den inneren Kreis aufgenommen zu werden. Es kann unter Umständen vorkommen, dass man als Städter in den Augen der dort geborenen und noch dort lebenden Dörfler immer ein »Zugereister« bleiben wird. Das muss aber nicht zwingend sein – auch hier können die Dörfer sehr unterschiedlich sein. Es viele Möglichkeiten, sich mit seinen Mitmenschen auf dem Dorf gut zu stellen und in die Gemeinschaft aufgenommen zu werden. Dörfer leben, wie wir wissen, von ihrer Gemeinschaft, ihrem bürgerlichen Engagement und ihren teils traditionsreichen Vereinen. Möchte man in den Kreis integriert werden, ist es förderlich, einem lokalen Verein beizutreten oder sich bei der Freiwilligen Feuerwehr und im Schützenverein zu engagieren. Bestehende Strukturen sollten immer respektiert und anerkannt werden. Ehemalige Stadtbewohner, die aufs Land ziehen, sollten darauf achten, dass die Vereinsstrukturen auf dem Lande tiefer gewachsen sind und eine elementar wichtige Sozialstruktur bilden, die man so in der Stadt nicht kennt.

Es ist ein allseits verbreitetes Vorurteil, dass Landbewohner kleinkariert, verschroben und spießig sind. Das mag in bestimmten Ausnahmen auch zutreffen, aber dennoch ist es ein Klischee. Doch bietet es sich als Tipp an, auf bestimmte Konventionen zu achten, denn auf den Dörfern geht es in den Alltagshandlungen oft geordnet und gesittet zu. So kann man beispielsweise dafür sorgen, dass der Bürgersteig regelmäßig gefegt und keine Sträucher und Äste über den Zaun in den Gehweg wachsen. So lassen sich unnötige Konflikte mit Nachbarn vermeiden. Mitunter kann ein solches »Delikt« zu einem gehörigen Streit ausarten. Sie lesen diesen Absatz eventuell mit einem Lächeln, weil Sie entweder selbst bereits die Erfahrung gemacht haben, dass es aufgrund überwuchernden Pflanzenwuchses zu Unstimmigkeiten kam, oder weil Sie denken, dass es übertrieben sei. Das mag mehrheitlich so sein, aber manch ungeschriebenen Gesetzen auf dem Land sollte man sich nicht widersetzen. Und da auf dem Dorf Anonymität quasi kaum vorhanden ist, kann alles schnell die Runde machen.

Wer mit dem Gedanken liebäugelt, in ländlichere Gefilde um-
zusiedeln, kann sich vorab informieren. Im Internet finden
sich Erfahrungsberichte von Städtern, die aufs Land gezogen
sind, und ihre Eindrücke, Probleme und dazugehörige Lösungen und Kompromisse schildern. Zudem gibt es Initiativen,
etwa die Raumpioniere[1], die ihr Wissen zur Verfügung stellen
und Beratung sowie Unterstützung anbieten, um das passende
Dorf und Haus zu finden. Wer nicht allein umziehen möchte,
kann sich überlegen, seine Freunde dafür zu begeistern, sich
anzuschließen, und eventuell ein innovatives Projekt in einem
Dorf zu begründen. Sofern man sich für eine Region entschieden hat, ist es ratsam, sich vorab mit den Gegebenheiten vor
Ort vertraut zu machen und auch mit zukünftigen Nachbarn
zu sprechen. Neue Dorfbewohner können auch von sich aus
aktiv werden und sich über Aktionen oder Veranstaltungen
bei den Dorfvertretern erkundigen.

Wer sich noch unsicher ist, kann vor der Entscheidung pro-
beweise ein verlängertes Wochenende oder seinen Urlaub auf
dem Land verbringen, um auszutesten, ob es den eigenen Vorstellungen entspricht.

Womöglich hegen Sie bereits seit Längerem den Wunsch, aufs
Land zu ziehen. Dies war aber aufgrund der Arbeitssituation
nicht möglich, und Sie hätten lange Pendlerwege in Kauf nehmen müssen. Eine neue Chance ergibt sich diesbezüglich vor
dem Hintergrund der aktuellen Corona-Pandemie. Denn wie
sich gezeigt hat, werden neue flexible und mobile Arbeitsmodelle möglich (und das schneller als gedacht), die es erlau-
ben, von überall aus zu arbeiten. Damit könnte man sich den
Traum vom Leben auf dem Land erfüllen. Hoffen wir, dass die
Krise, trotz all ihrer unsagbaren Schrecklichkeiten, als Motor
genutzt wird, um die ländliche Entwicklung in Bezug auf Digitalisierung und Infrastruktur voranzutreiben.

Tipps für Städter zur besseren Integration
in die Dorfgemeinschaft

Falls Sie nun tatsächlich den Schritt gehen und auf das Land ziehen, dann mögen Ihnen vielleicht folgende Tipps zur besseren Integration in die Dorfgemeinschaft Ihrer neuen Heimat helfen, die die Vorsitzenden der Dorfgemeinschaft Lückert, Andreas Hagen und Siam Schoofs, zusammengestellt haben:

- Offenheit und Interesse für das Landleben mitbringen.
- Im Dorf muss man sich grüßen. Also, im Zweifel jeden grüßen.
- Es ist wichtig, dass man sich im Dorf zeigt, will man integriert werden.
- Nehmen Sie, so oft es geht, an den Aktivitäten und Veranstaltungen teil.
- Beim Einzug als Dorfbewohner auf die Nachbarn zugehen, aber umgekehrt auch, sich als neuer Nachbar, am besten mit einem Begrüßungsgetränk, vorstellen, um warm miteinander zu werden.
- Beide Seiten sollten vorurteilsfrei aufeinander zugehen, das betrifft Städter wie Dörfler. Das Dorfleben ist anders als in der Stadt.
- Der Städter sollte zunächst Zurückhaltung üben und sich erst einmal ein Bild von der Lage machen.
- Es ist nicht immer einfach, in bestehende Strukturen aufgenommen zu werden; aber nicht in die Dorfgemeinschaft reinzwängen oder reinkaufen.
- Städtische Feiern oder Veranstaltungen sind im Dorf kaum möglich. Das war schon immer so ... auf alte Strukturen muss man achten, die sind nicht so leicht zu ändern.
- Überheblichkeit und Besserwisserei vermeiden.

- Erfahrungen aus der Stadt müssen nicht zwingend passen oder das Dorfleben bereichern.
- Vermeiden sollte man absolute Rückzugstendenzen.
- Sich Informationen über Aktivitäten im Dorf einholen.

Für die Alteingesessen ist es generell zu empfehlen, den ersten Schritt auf die neuen Bewohner zugehen. In unserem Dorf haben wir zum Beispiel einen Willkommens-Flyer erstellt mit den wichtigsten Informationen über den Ort und den Kontakten zu den Ansprechpartnern. Zudem können Zugezogene zu den nächsten Aktivitäten eingeladen werden, beispielsweise zu Wanderungen oder zur Ortsbildpflege. Dies erleichtert die Integration, und in der Regel bereichern Zugezogene das Dorfleben ungemein – wie wir das in unserem Dorf sehr schön sehen können.

Tipps von den Landes- und Bundesgolddörfern 2018/2019:

→ **Entschleunigung:** Die Hektik und die Schnelllebigkeit hinter sich lassen, sich der oftmals strapaziösen Reizüberflutung entziehen, indem Ausflüge oder Radtouren ins Grüne unternommen werden. Dörfliche Ruhe und ländliche Idylle verringern erfahrungsgemäß das individuelle Stresslevel. Dazu Laurenz Aselmeier, Einwohner von Räbke: »Als ehemaliger Städter (immerhin insgesamt fünfzehn Jahre lang, darunter Köln und Berlin) lebe ich nun seit zehn Jahren in Räbke. Und – sorry, Städter – ich möchte nicht mehr tauschen. Auch wenn ich mich gerne immer mal wieder in einer Großstadt aufhalte, leben möchte ich dort nicht mehr. Wie gern fahre ich nach Berlin und fühle mich dort wohl; doch nach ein paar Tagen bin ich froh, wieder aufs Land in mein kleines Dorf zurückzukehren. Geht so oft ins Grüne wie möglich, mindestens in einen Park. Und tut dort nichts, außer einfach wahrzunehmen, was gerade da ist. Und spürt in euch hinein, wie gut es tut, nichts tun zu müssen. Auf dem Land bekommt ihr das geschenkt, einfach so. In der Stadt müsst ihr euch das aktiv erschließen.

→ **Mithilfe des Urban Gardenings vermehrt kleine grüne Oasen auch in der Stadt erschaffen:** Als Urban Gardening bezeichnet man die gärtnerische Nutzung kleinräumiger Flächen inmitten von städtischem Siedlungsgebiet. Neben einer sinnstiftenden, erholsamen Tätigkeit mit Fokussierung auf den Moment des Gärtnerns schärft der Anbau von Obst, Gemüse und Kräutern den Blick für landwirtschaftliche Erzeugnisse. Kleine Blühwiesen dienen dabei Bienen und anderen Insekten als Lebensraum.

→ **Straßenbegrünung fördern:** In Zeiten hoher Emissionen kommt der Begrünung von Städten und Gemeinden eine besondere Bedeutung zu. Das unterfränkische Hellmitzheim wurde im September 2020 für seine vorbildliche öffentliche Straßenbegrünung ausgezeichnet, die auf einer gelingenden Verzahnung von privaten und öffentlichen Grünflächen fußt. Schon früh wurden politisch die Grundlagen für eine nachhaltige Gestaltungskultur gelegt, indem die Dorfstraßen in kontinuierlicher Beratung und Abstimmung mit den Anliegern geplant und gebaut wurden. Inzwischen sind alle Ortsstraßen von Grünstreifen gesäumt. Öffentliche Rasenflächen wurden in Gemeinschaftsaktionen so bepflanzt, dass nur wenig Bewässerung notwendig ist und die Pflegekosten insgesamt gering bleiben. Zugleich wurde auf Biodiversität und Artenvielfalt geachtet. Durch die Beteiligung der Hellmitzheimer an der öffentlichen Grüngestaltung und -pflege wird die Identifikation mit dem Ort gestärkt. Hellmitzheim kann damit als Vorbild für eine identitätsstiftende Stadtbegrünung dienen.

→ **Naturschutz, Artenvielfalt und Naturerlebnispädagogik in der Stadt?** Selbst das wäre möglich. Schaephuysen am Niederrhein hat in einer gut zweijährigen Arbeit eine alte Bahnstrecke in einen Naturlehrpfad verwandelt, den sogenannten »Wandelweg der Artenvielfalt«, der so manche Stadt zu einem ähnlichen Projekt inspirieren könnte. Neben vielen Einbauten und Pflanzungen für die Natur ins alte Gleisbett, wie etwa 60 neu angepflanzte Nährgehölze für Bienen, hat der Verein für Gartenkultur und Heimatpflege als Initiator des Projekts entlang des Pfades informative Lehrtafeln zur heimischen Tierwelt aufstellen lassen. Selbst ein ungenutzter Trafoturm wurde in das Projekt integriert: Nachdem im oberen Bereich spezielle Nisthilfen angebracht wurden, übernimmt er nun, frisch saniert und mit Naturmotiven bemalt, im Artenschutz eine neue Aufgabe. Der aktuell knapp 1,5 Kilometer lange Wandelweg soll in Zukunft noch mindestens auf die dreifache Länge ausgeweitet werden.

→ **Mit dem bewussten Einkauf wohnortnah geernteter und hergestellter Produkte den regionalen Wirtschaftskreislauf stärken.** Zum einen sind kurze Transportwege klimafreundlich, insbesondere dann, wenn der Einkauf regionaler Produkte zu Fuß, mit dem Fahrrad oder öffentlichen Nahverkehrsmitteln möglich ist. Zum anderen tragen wohnortnah hergestellte, regionaltypische Produkte zur Schaffung von Identität und zur Stärkung eines Wir-Gefühls bei.

→ **Und gerade dieses Wir-Gefühl ist es, das die befragten Dörfer als überaus wichtig erachten:** Sie alle empfehlen, nachbarschaftliche Gemeinschaft auch in den Städten zu pflegen, Mehrgenerationenhäuser zu bevorzugen und die Nachbarschaftshilfe auszubauen, wie es beispielweise im hessischen Orferode geschieht. Gegenseitige Hilfe wird hier großgeschrieben, insbesondere wenn es um die Mobilität der älteren Mitbürger geht. Da Orferode schlecht an den öffentlichen Nahverkehr angebunden ist, haben die Orferöder eine Mitfahrbank für ihre weniger mobilen Einwohner aufgestellt. Diese Erweiterung des Mobilitätsangebots beruht auf der freiwilligen Mitnahme eines Mobilitätssuchenden in einem Privatfahrzeug. Jeder, der auf dieser Mitfahrbank sitzt, signalisiert einen Mitnahmewunsch, zum Beispiel ins nächstgelegene Städtchen, um dort Besorgungen zu erledigen. Orferödern ohne eigenen fahrbaren Untersatz soll so mittels eines freiwilligen Nahverkehrsmodells die Möglichkeit gegeben werden, ihre Mobilität zu erweitern. Dieses ressourcenschonende Angebot leistet einen Beitrag zum Klimaschutz und eröffnet seinen Nutzern zugleich einen neuen sozialen Begegnungsraum.

Wie kann ich als Stadtmensch ein Stück Landleben in meine Stadt holen?

Die ländliche Idylle wird häufig als Inbegriff des »guten Lebens« und Gegenpol zum modernen Stadtleben verstanden, zumindest aus urbaner Sicht. Die daraus resultierende Sehnsucht der Städter nach dem Landleben schlägt sich in der Suche nach Möglichkeiten nieder, sich ein Stück Landleben in die Stadt zu holen, die sicherlich auch durch die aktuelle Pandemie intensiver wird.

In der Stadt zu leben bedeutet schon lange nicht mehr, von einem Event zum nächsten zu hechten und in verschwenderischem Konsum zu leben. Viele Städter wollen bewusster, grüner, naturnäher und nachhaltiger leben. Die Vorstellung vom ländlichen Leben wird immer mehr auf den urbanen Raum projiziert, sodass in Städten mitunter »dörflich anmutende Rückzugsräume«[2] entstehen, in denen sich die Strukturen und Lebensstile entsprechend anpassen.

Der Literaturwissenschaftler Werner Nell stellt fest:

>> Wie auf dem Dorf bilden sich in der Stadt Nachbarschaften, Kommunikations- und Interaktionszusammenhänge um Plätze und Geschäfte, Brunnen, Spielplätze und Cafés, in denen sich Formen dörflicher Vergemeinschaftung materialisieren, fassen und gestalterisch induzieren und verändern lassen.[3]

Einzelne Viertel, Kieze, Quartiere gewinnen also zunehmend an Bedeutung, indem sich in ihnen dorfähnliche Strukturen bilden. Werte, die auf dem Land von Bedeutung sind, finden in letzter Zeit Einzug in die urbanen Räume. Durch viertelspezifische Aktivitäten, die organisiert, kultiviert und gepflegt werden, wird die Gemeinschaft gefördert. So werden zum Beispiel kleine Wochen- oder Bauernmärkte zum Treffpunkt, auf denen man darüber hinaus dem Image gerecht werden kann, regional und nachhaltig einzukaufen. Die Bewohner bauen eine starke Bindung zu ihrem Viertel auf und identifizieren sich regelrecht damit. Man könnte mit Sigrun Langner, Professorin an der Bauhaus-Universität Weimar, sagen:

>> Das Ländliche ist nicht als ein räumlich zu verortendes Territorium außerhalb der Stadtmauern, der Stadtagglomerationen und Metropolen zu verstehen. Vielmehr ist das

Rurale als Handlungs- und Imaginationsraum Bestandteil einer urbanen Realität, etwa, wenn als ländlich geltende Praktiken und Lebensweisen in der Stadt gelebt werden oder Bilder, die mit dem Ländlichen verbunden werden, in den Städten auftauchen.[4]

Und genau das vollzieht sich in den zumeist immer hipper werdenden Stadtteilen, jedes für sich unterschiedlich, aber alle der Anonymität der Großstadt trotzend.

Neben der Viertelkultur entstehen »dörflich anmutende Rückzugsräume« auch durch die Adaption dörflicher Gemeinschaft in Form von generationenübergreifenden Wohnprojekten, auch Cohousing genannt. Wie der Name schon sagt, wohnen mehrere Generationen in einem gemeinsamen Haus oder einer Wohnanlage, in eigenen Wohnparteien. Allerdings entscheidet man sich dabei trotz eigenem privaten Rückzugsraum für ein gemeinschaftliches Leben. Jeder hilft jedem: von der Kinderbetreuung, Nachbarschaftshilfen wie Einkaufen bis zur Fürsorge und Betreuung älterer Bewohner. Je nach Projekt verfügen die Anlagen über Gemeinschaftsräume, -küche, -garten, -werkstatt oder ein Café, Gästezimmer und Büroräume, manchmal auch einen gemeinsamen Fuhrpark. Hier lebt es sich wie in einem Dorf in der Stadt. In der wachsenden Anonymität von Metropolen ist man zusammen weniger allein.[5]

Auch mit Urban oder City Gardening lässt sich ein Stück vom ländlichen Leben in die Stadt holen. Das Prinzip, das dahintersteckt, ist denkbar einfach: Gegärtnert wird da, wo die Stadt es zulässt. Sei es gemeinschaftlich auf ungenutzten Flächen, Parkgaragen, Dächern, in Gartenparzellen, Hinterhöfen oder privat auf dem eigenen Balkon. Jede verfügbare

Fläche wird zum Begrünen und Anpflanzen genutzt. Gerade für kleine Flächen wie Stadtbalkone lassen sich zahlreiche Tipps finden, wie der zur Verfügung stehende Platz am besten genutzt werden kann: von hängenden Kräuterregalen, Pflanzentaschen-, -leitern und -treppen bis hin zu Balkonkästen. Genauso zahlreich sind die Empfehlungen unkomplizierter und balkontauglicher Pflanzen oder Gemüse für Anfänger des Hobbygärtnerns in der Stadt.

Bei gemeinschaftlichen Urban-Gardening-Projekten gilt das Prinzip: Alle können mitmachen, und alle helfen sich gegenseitig. Gemeinsames Gärtnern hilft Städten nicht nur dabei, grüner zu werden, sondern schafft regelrecht eine Gemeinschaft: Sofern eine urbane Fläche durch gemeinsame Anstrengungen in einen Garten umgestaltet wird, schafft dies eine Verbindung zwischen den Beteiligten, die sich in dem Prozess gemeinschaftlich entwickeln und Herausforderungen, wie die Verteilung der Erträge, zusammen meistern.[6] Beim städtischen Gärtnern geht es vorrangig um die Weiterbildung persönlicher Erfahrungen in Bezug auf das Gedeihen der eigenen Nahrung. Die urbanen Hobbygärtner achten dabei auf Nachhaltigkeit und Umweltfreundlichkeit, dazu gehört aber auch der Konsum der selbst gezogenen und geernteten Produkte.[7]

Insbesondere in einer Zeit, in der ein Lebensmittelskandal den nächsten jagt, gewinnt die Nachhaltigkeit von Lebensmitteln immer mehr an Bedeutung sowie die Möglichkeit, mit den eigenen Händen für die Grundbedürfnisse des Überlebens sorgen zu können, indem man selbst etwas anpflanzt.

Aus diesem Grund mehren sich die Projekte, die über das Urban Gardening hinausgehen und als Urban Farming tituliert werden. Die Stadtfarmen haben einen kommerziellen Charakter, die Produkte werden verkauft, und es werden dort Arbeitsplätze geschaffen. Die Bepflanzung erfolgt aber genauso nachhaltig, also biologisch und nah an den Verbrauchern.[8]

Ein Beispiel dafür ist die Stadtfarm auf einem Pariser Dach des Messegeländes. Hier sollen und werden auf rund 14 000 Quadratmetern Obst und Gemüse pestizidfrei angebaut und bald alle möglichen Abnehmer aus dem näheren Umfeld beliefert. Dazu gibt es für Pariser die Option, sich auf dem Dachgelände ein kleines, abgetrenntes Hochbeet zu mieten, um sich selbst im Gärtnern und Anbauen versuchen zu können.[9] Man könnte es fast den modernen Schrebergarten nennen.

Auch entstehen immer mehr »essbare Städte«. Anders als beim Urban Farming darf sich dabei jeder Bewohner an dem Bepflanzten für den Eigengebrauch bedienen. So zum Beispiel im rheinland-pfälzischen Andernach. Hier wachsen auf urbanen Freiflächen Obst und Gemüse sowie Wildblumen, und alles darf geerntet oder gepflückt werden. Die Stadtverwaltung hat dieses Projekt 2007 angeregt, und seitdem wächst und gedeiht es in der Stadt. Inzwischen wurde am Stadtrand ein großzügig angelegtes Gelände in einen Permakulturgarten umgewandelt. Hier finden Langzeitarbeitslose eine sinnhafte Tätigkeit, die ihnen darüber hinaus bei der Wiedereingliederung ins Arbeitsleben helfen soll. Obst und Gemüse werden hier ökologisch angebaut. Alle Produkte können in einem Laden in der Stadt erworben werden.[10]

Für ein Stück Landleben in der Stadt wird aber nicht nur angebaut und gegärtnert. Mittlerweile versuchen sich Städter im Bienenzüchten und Imkern auf dem eigenen Balkon oder der Dachterrasse.[11] Der neueste Trend geht sogar über das Stadtimkern hinaus, so hält man sich in der Stadt neuerdings Hühner. Da weiß man, wo das Frühstücksei herkommt. Damit sich die Hühner – drei sollten es mindestens sein – auch in der Stadt wohl fühlen, braucht es gar nicht viel. Dazu aber ausreichend Platz für den Auslauf und Möglichkeiten zum Scharren sowie einen Stall, und natürlich Futter und Wasser sowie das tägliche Ausmisten des Ministalls. Bei kleinen Hühnerrassen funktioniert die Haltung sogar auf einem Balkon. Wichtig dabei ist jedoch, dass das Tierwohl im Vordergrund steht und man sich vorab gut informiert, ob auch alle Tierschutzkriterien erfüllt sind. Wer die Verantwortung auf Dauer nicht tragen möchte, aber die städtische Hühnerhaltung mal ausprobieren will, kann sich eine komplette Ausstattung samt Hühnern auch zeitweise mieten.[12]

In Köln wird sogar Wein hergestellt, um so dem Landleben Einzug in den urbanen Raum zu gewähren. Das dazugehörige Weingut liegt in der Pfalz, gekeltert wird in der Stadt. Und dabei können die Kölner mitmachen: Von der Traubenlese bis zur Weinprobe ist alles dabei und gewährt Einblicke in das Winzerhandwerk.[13] Einen städtischen Weingarten gibt es auch in Friedrichshain-Kreuzberg, aus dem regelmäßig Riesling und Spätburgunder gekeltert werden.

Die Ideen sind vielfältig, und was auf dem Land gang und gäbe ist oder war, wird in der Stadt neu interpretiert und als Lebensstil gefeiert, warum auch nicht? Techniken wie Fermentieren und Einmachen erleben eine Renaissance, und zwar über alle Altersgruppen hinweg.

Und ob Lifestyle-Bewegung oder nicht: Mit jeder Aktion wird der Stadt ein Stück Natur zurückgegeben. Für wen städtisches Gärtnern und Co. dann aber doch ein wenig zu viel des Land-

lebens sind, der kann sich in der Wohnung austoben – in Anlehnung an den Cottage-Style.

Aber viel mehr als Urban Gardening in all seinen Varianten
braucht es das Grün in der Stadt, um sich nicht nur das Landleben in die Stadt zu holen, sondern auch einen Beitrag im
Kampf gegen den Klimawandel zu leisten, wie ein Beitrag in
der *Frankfurter Allgemeinen Zeitung* treffend feststellte. Gemeint ist »Hortitecture«, eine Kombination aus den Worten
Garten (hortus) und Architektur, das wie ein Versprechen für
lebenswertere, menschenfreundlichere Städte klingt. Das Ur-
projekt jener Architektur befindet sich in Mailand, bekannt
unter dem Namen »Bosco Verticale«, was so viel heißt wie
»senkrechter Wald«. Die Außenfassaden der Gebäude bestehen tatsächlich aus 90 Bäumen, aber auch mehr als 2000 anderen Pflanzen, die nicht nur eine Augenweide sind.

Vielmehr regulieren die Pflanzen, deren Laub im Sommer das
Licht abschirmt und deren kahle Zweige es im Winter durch-
scheinen lassen, die Temperatur und das Klima in den Wohnungen; sie binden das Kohlendioxid, dämpfen den Lärm der
Stadt, speichern Feuchtigkeit.[14]

Damit entsteht eine völlig neue Strömung der Architektur, die
allerdings die Wissensaneignung über Pflanzen und Bäume
und deren Eigenschaften, Wachstum und Vegetationszyklen
erfordere. So bemerkt der Autor abschließend:

Wenn die Hortitecture jetzt langsam populär wird, wenn sich
dabei Häuser in Gärten, Pflanzen in Wände, Dächer in Parks
verwandeln, dann wird das nicht die Regression des urbanen
Lebens zu ländlicher Schlichtheit und bäuerlicher Einfachheit
sein, sondern das genaue Gegenteil. Mehr Vielfalt, mehr Zi-

vilisiertheit. Und bessere Luft und ein Klima, dem damit geholfen ist. Und so könnte, wenn nur konsequent alle Brachen und Ödflächen mit Hortitecture bebaut werden, tatsächlich ein urbanes Wunder geschehen: dass unsere Städte viel grüner werden und dichter zugleich.[15]

Und noch weitergehend, ein bisschen mehr Landleben in die Stadt einzieht ...

[1] Informationen unter: http://www.raumpioniere-oberlausitz.de.

[2] Demling P (2015): Städter entdecken die Lust am Landleben neu, [online]. Verfügbar unter: https://www.nordbayern.de/ressorts/szene-extra/stadter-entdecken-die-lust-am-landleben-neu-1.4595532 [Zugriff am: 20.5.2021].

[3] Nell W (2014): Die Stadt als Dorf – Über die Generalisierung von Nahräumen und ihre Grenzen, in: Nell W und Weiland M (Hrsg.): Imaginäre Dörfer: Zur Wiederkehr des Dörflichen in Literatur, Film und Lebenswelt. Bielefeld: transcript Verlag: 175–194, hier: 189.

[4] Langner S (2016): Rurbane Landschaften. Landschaftsentwürfe als Projektionen produktiver Stadt-Land-Verschränkungen, [online]. Verfügbar unter: https://www.bpb.de/apuz/236843/rurbane-landschaften?p=all [Zugriff am: 20.5.2021].

[5] Goethe-Institut (2020): Cohousing Zusammen ist man weniger allein, [online]. Verfügbar unter: https://www.goethe.de/de/kul/ges/20385163.html [Zugriff am: 21.5.2021].

[6] Haimann R (2015): Wie Urban Gardening in Problemvierteln hilft, [online]. Verfügbar unter: https://www.welt.de/finanzen/immobilien/article150133348/Wie-Urban-Gardening-in-Problemvierteln-hilft.html [Zugriff am: 21.5.2021].

[7] Gartenzauber (2016): Stadtgärtner, [online]. Verfügbar unter: https://www.gartenzauber.com/stadtgaertner/ [Zugriff am: 21.5.2021].

[8] Ebd.

[9] Tagesschau (2020): Gemüse ernten auf Pariser Dächern, [online]. Verfügbar unter: https://www.tagesschau.de/ausland/gemuesanbau-paris-101.html [Zugriff am: 20.5.2021].

[10] Niemann AE (2020): Eine Stadt wie ein Füllhorn, [online]. Verfügbar

unter: https://www.faz.net/aktuell/wirtschaft/wohnen/gruenflaechen-in-andernach-die-essbare-stadt-16801849.html [Zugriff am: 20.5.2021]; BZfE Bundeszentrum für Ernährung (2020): »Essbare Stadt« Andernach, [online]. Verfügbar unter: https://www.bzfe.de/inhalt/essbare-stadt-andernach-2900.html [Zugriff am: 20.5.2021].

11 NABU Naturschutzbund Deutschland e.V. (o. J.): Honig vom Balkon, [online]. Verfügbar unter: https://www.nabu.de/tiere-und-pflanzen/ insekten-und-spinnen/hautfluegler/bienen/13980.html [Zugriff am: 20.5.2021].

12 Arnu T (2020): Ich wollt', ich hätt' ein Huhn!, [online]. Verfügbar unter: https://www.sueddeutsche.de/panorama/huehner-corona-nachfrage-1.4926335 [Zugriff am: 21.5.2021].

13 Kreikebaum U (2020): Wein aus Ehrenfeld: Winzer wollen in Köln produzieren – jeder kann mitmachen, [online]. Verfügbar unter: https://www.ksta.de/koeln/ehrenfeld/wein-aus-ehrenfeld-winzer-wollen-in-koeln-produzieren---jeder-kann-mitmachen-36355374 [Zugriff am: 20.5.2021].

14 Seidl C (2020): Großstadtdschungel, [online]. Verfügbar unter: https://www.faz.net/aktuell/stil/drinnen-draussen/urbane-gaer-ten-so-werden-unsere-staedte-gruener-16788305.html [Zugriff am: 21.5.2021].

15 Ebd.

Schlussbetrachtung

Und jetzt aufs Land – ernsthaft?

Ja, das Landleben ist schon fantastisch. Die Natur, die herrliche Weite der Wiesen und Wälder, der eigene Garten, die Luft, die Stille, die Dorfgemeinschaft. Ich für meinen Teil würde meinen Platz im Dorf niemals tauschen wollen, und so geht es sicher auch vielen Leserinnen und Lesern dieses Buches, die auf dem Land leben. Aus gesundheitlicher Sicht ist es unstrittig, dass Dorfkinder beispielsweise seltener unter Allergien leiden, zweifelsfrei bieten sich auf dem Land Kindern mehr Möglichkeiten, sich draußen zu bewegen. Zudem ist die Belastung durch Lärm im Allgemeinen auf dem Land geringer, was das Risiko für bestimmte Erkrankungen reduziert. Darüber hinaus mehren sich Hinweise, dass Aktivitäten in der Natur der psychischen Gesundheit zuträglich sind.

Aber Landleben ist nicht gleich Landleben. Gesundheitliche Beeinträchtigungen gibt es auch jenseits der Stadt, wenn am Dorf industrielle Landwirtschaft betrieben wird, die das Grundwasser belastet und die Massentierhaltung große Mengen an Feinstaub in die Umwelt absondert. Das Landleben hat zweifelsfrei seine gesundheitlichen Vorteile, ganz zu schweigen von der grünen Umgebung, dem Wald, der buchstäblich vor der Haustür liegt. Aber intensive Landwirtschaft und Massentierhaltung können diese Vorzüge wieder zunichtemachen.

Die dörflichen Strukturen stellen sich in Deutschland sehr heterogen dar. Es gibt Dörfer mit einer sehr guten digitalen

Infrastruktur, guten Mobilitätskonzepten und einer offenen und attraktiven Dorfgemeinschaft, in der sich Zugezogene sofort wohl und integriert fühlen. Andere Regionen wiederum sind Digitalisierungswüsten, leiden unter einer schlechten Anbindung, mangelhaften Einkaufsmöglichkeiten und einer unzureichenden gesundheitlichen Infrastruktur sowie einer Dorfgemeinschaft, die praktisch nicht existiert.

Was ist eigentlich besser? Das Leben auf dem Lande oder das Leben in der Stadt? – Sie erinnern sich noch an diese Frage zu Anfang dieses Buches? Die beiden Welten »Stadtleben« und »Landleben« sind nur sehr schwer vergleichbar. Studien zu derlei Fragestellungen sind extrem aufwendig und schwierig. Eine pauschale Aussage, was nun besser ist, das Land- oder das Stadtleben, ist aus meiner Sicht nicht möglich und wäre sachlich nicht richtig. Selbst innerhalb einer Stadt differiert, je nach Wohnviertel, Infrastruktur und Anbindung, die Lebensqualität. Aus wissenschaftlicher Sicht kann daher nicht zweifelsfrei behauptet werden, dass die Menschen auf dem Lande gesünder und länger leben, auch wenn es vermeintlich viele Vorzüge gibt, die das Landleben zu bieten hat.

Eine wichtige Komponente gilt es dabei zu berücksichtigen, die einen entscheidenden Einfluss auf die Lebensqualität am Wohnort hat: die individuelle Priorisierung, die eigenen Bedürfnisse und Einstellungen. Die gefühlte Bestimmung eines Landeis oder eben eines Stadtmenschen spielt eine ganz zentrale Rolle. Niemals wird man aus einem bekennenden Stadtmenschen ein glückliches Landei machen. Die Antwort auf die Frage also, ob das Land- oder Stadtleben »besser« ist, kann nur jeder für sich persönlich beantworten. Ich für meinen Teil bin sehr froh und glücklich, auf dem Lande zu leben, das bedeutet aber nicht zwangsläufig, dass es Ihnen genauso gehen muss. Jeder muss für sich überprüfen, ob sich seine persönlichen Vorstellungen und Wünsche realistischerweise umsetzen lassen. Traum und Wirklichkeit können oft weit auseinanderliegen. Daher sind für mich kategorische Aussagen, dass Menschen auf dem Land glücklicher sind als in der Stadt, zu hinterfragen.

Von relevanter Bedeutung für die Wahl des Wohnortes ist ganz sicher der Arbeitsplatz und der Weg dahin. Die neu entdeckte Arbeitsvariante Homeoffice hat das Potenzial, die Anzahl der Arbeitsfahrten zu reduzieren, sodass auch der Wohnort in entlegeneren Gegenden in Betracht gezogen werden kann.

Erwägen Sie nun ernsthaft, aufs Land zu ziehen, dann sollten Sie, neben den üblichen Überlegungen, also Finanzplan, Kauf oder Bau eines Hauses, folgende Aspekte in Ihren Entscheidungsprozess einbeziehen: Existiert an dem potenziellen Wohnort eine leistungsstarke Internetanbindung? Falls nicht, wären Sie bereit, auch noch in den nächsten Jahren auf einen optimalen Internetanschluss zu verzichten? Sind Sie außerdem bereit, das Auto zu nutzen, das zweifelsfrei das Mobilitätsinstrument Nummer eins ist? Sind Sie bereit, auch längere Strecken zu Versorgungsmöglichkeiten, Freunden und Bekannten und dem Arbeitsplatz zurückzulegen?

Neben diesen rein rationalen Argumenten sollten Sie sich Gedanken machen, inwiefern Sie sich in Ihrem neuen Wohnort einbringen wollen. Von nicht zu unterschätzendem Einfluss auf das eigene Wohlergehen ist die Dorfgemeinschaft. Eine gut funktionierende Nachbarschaft ist die entscheidende Triebfeder für ein gutes Leben auf dem Lande. Trotz schönem Haus und tollem Garten kann ein garstiger Nachbar einem das Landleben ganz schön vermiesen. Man muss ebenfalls berücksichtigen, dass nicht wenige Dörfer tief verwurzelte Strukturen haben, in die von außen einzudringen nicht einfach ist. In manchen Dörfern wird man immer der Zugezogene bleiben, was in keinem Makler-Exposee vermerkt ist. Selbstverständlich gibt es auch Dörfer, in denen die Einbindung von Nicht-Einheimischen in das Dorfleben problemlos und unaufgeregt vollzogen wird. Aus meiner Sicht sind neue Bewohner für das Dorf eine echte Bereicherung. Sie sorgen nicht nur für Dynamik und Atmosphäre im Dorfleben – nicht zuletzt vergrößern sie die schiere Überlebenschance vieler Dörfer.

Das aktive Neumitglied einer Dorfgemeinschaft hat gute Chancen zur schnellen Integration, wenn alle Beteiligten sich mit Toleranz und Offenheit gegenübertreten, auch wenn manche Eigenarten Neuankömmlinge verwundern werden. Ein Dorf ist oftmals ein Sammelsurium unterschiedlichster Charaktere und Persönlichkeiten, und das ist absolut bereichernd, wenn dies akzeptiert und toleriert wird. Als zukünftiges Landei müssen Sie im Integrationsprozess geduldig bleiben, und es ist selbstverständlich hilfreich, wenn auch die Dorfgemeinschaft auf den neuen Bewohner zugeht. Machen Sie dabei nicht den Fehler, Dorfstrukturen, die über eine lange Zeit gewachsen sind, sofort ändern zu wollen. Toleranz, Anpassungsfähigkeit und Geduld sind Tugenden, die Ihnen den Einstieg in eine Dorfgemeinschaft erleichtern.

Jeder, der sich fürs Landleben entscheidet, muss akzeptieren, dass nicht alles zu berücksichtigen, nicht alles planbar sein wird. Auch Glück spielt eine Rolle – bei der Wahl des Dorfes, der Nachbarschaft und Dorfgemeinschaft. Soziale Bindungsmöglichkeiten können vorab nicht wirklich geprüft werden.

Und dennoch: Es gibt sie, die Dörfer, die ein kleines Paradies sind für Kinder und auch für Erwachsene. Ohne Zweifel bietet das Land eine hervorragende Lebensqualität für viele. Insbesondere unsere Gesundheit, das Schwerpunktthema dieses Buches, kann davon profitieren, sollten sich die eigenen Bedürfnisse mit den realen Gegebenheiten decken. Auf diese Weise habe ich mich bemüht, in diesem sehr subjektiven Buch das sehr komplexe Themengebiet »Landleben und Gesundheit« aus verschiedenen Blickwinkeln zu beleuchten, da es meiner Meinung nach nicht nur spannend und interessant ist, sondern dazu führen kann, die Lebensweise von Menschen zu Gunsten eines gesünderen Lebens – und wenn nur ein klein wenig – zu verändern.

So wünsche ich mir, dass sich Städter auf diese Weise ein kleines Stück Landleben in ihre Lebenswelt holen können und Dörfler ihre Lebenswelt weiterentwickeln und erhalten, um das zu fördern, was unser höchstes Gut ist: unsere Gesundheit!